中国近现代中医药期刊续编

第一辑

中华医学杂志（一）

王咪咪◎主编

2019年度北京市古籍整理出版资助项目

北京科学技术出版社

图书在版编目（CIP）数据

中华医学杂志：全4册 / 王咪咪主编. —北京：北京科学技术出版社，2020.3
（中国近现代中医药期刊续编. 第一辑）
ISBN 978－7－5714－0673－8

Ⅰ. ①中… Ⅱ. ①王… Ⅲ. ①中国医药学—医学期刊—汇编—中国—近现代 Ⅳ. ①R2-55

中国版本图书馆 CIP 数据核字（2019）第300101号

中国近现代中医药期刊续编·第一辑　中华医学杂志（全4册）

主　　编： 王咪咪
策划编辑： 侍　伟　白世敬
责任编辑： 侍　伟　白世敬　陶　清　刘　佳　王治华
责任印制： 李　茗
责任校对： 贾　荣
出 版 人： 曾庆宇
出版发行： 北京科学技术出版社
社　　址： 北京西直门南大街16号
邮政编码： 100035
电话传真： 0086-10-66135495（总编室）
0086-10-66113227（发行部）　0086-10-66161952（发行部传真）
电子信箱： bjkj@bjkjpress.com
网　　址： www.bkydw.cn
经　　销： 新华书店
印　　刷： 北京捷迅佳彩印刷有限公司
开　　本： 787mm × 1092mm　1/16
字　　数： 1008千字
印　　张： 134.75
版　　次： 2020年3月第1版
印　　次： 2020年3月第1次印刷
ISBN 978－7－5714－0673－8/R · 2727

定　　价：3200.00元（全4册）

《中国近现代中医药期刊续编·第一辑》编委会名单

序

2012年上海段逸山先生的《中国近代中医药期刊汇编》（下文简称“《汇编》”）出版，这是中医界的一件大事，是研究、整理、继承、发展中医药的一项大工程，是研究近代中医药发展必不可少的历史资料。在这一工程的感召和激励下，时隔七年，我所的王咪咪研究员决定效仿段先生的体例、思路，尽可能地将《汇编》所未收载的新中国成立前的中医期刊进行搜集、整理，并将之命名为《中国近现代中医药期刊续编》（下文简称“《续编》”）进行影印出版。

《续编》所选期刊数量虽与《汇编》相似，均近50种，但总页数只及《汇编》的1/4，约25000页，其内容绝大部分为中医期刊，以及一些纪念刊、专题刊、会议刊；除此之外，还收录了《中华医学杂志》1915—1949年所发行的35卷近300期中与中医发展、学术讨论等相关的200余篇学术文章，其中包括6期《医史专刊》的全部内容。值得强调的是，《续编》将1951—1955年、1957年、1958年出版的《医史杂志》进行收载，这虽然与整理新中国成立前期刊的初衷不符，但是段先生已将1947年、1948年（1949年、1950年《医史杂志》停刊）的《医史杂志》收入《汇编》中，咪咪等编者认为把20世纪50年代这7年的《医史杂志》全部收入《续编》，将使《医史杂志》初期的各种学术成果得到更好的保存和利用。我以为这将是对段先生《汇编》的一次富有学术价值的补充与完善，对中医近现代的中医学术研究，对中医整理、继承、发展都是有益的。医学史的研究范围不只是中国医学史，还包括世界医学史，医学各个方面的发展史、疾病史，以及从史学角度谈医学与其关系等。《续编》中收载的文章虽有的出自西医学家，但提出来的问题，对中医发展有极大的推进作用。陈邦贤先生在

《中国医学史》的自序中有“世界医学昌明之国，莫不有医学史、疾病史、医学经验史……岂区区传记遽足以存掌故资考证乎哉！”陈先生将其所研究内容分为三大类：一为关于医学地位之历史，二为医学知识之历史，三为疾病之历史。医学史的开创性研究具有连续性，正如新中国成立初期的《医史杂志》所登载的文章，无论是陈邦贤先生对医学史料的连续性收集，还是李涛先生对医学史的断代研究，他们对医学研究的贡献都是开创性的和历史性的；范行准先生的《中国预防医学思想史》《中国古代军事医学史的初步研究》《中华医学史》等，也都是一直未曾被超越或再研究的。况且那个时期的学术研究距今已近百年，能保存下来的文献十分稀少。今天能有机会把这样一部分珍贵文献用影印的方式保存下来，将是对这一研究领域最大的贡献。同时，扩展收载1951—1958年期间的《医史杂志》，完整保留医学史学科在20世纪50年代的研究成果，可以很好地保持学术研究的连续性，故而主编的这一做法我是支持的。

以段逸山先生的《汇编》为范本，《续编》使新中国成立前的中医及相关期刊保存得更加完整，愿中医人利用这丰富的历史资料更深入地研究中医近现代的学术发展、临床进步、中西医汇通的实践、中医教育的改革等，以更好地继承、挖掘中医药伟大宝库。

李经纬 九十老人

2019年11月于中国中医科学院

前　言

《汇编》主编段逸山先生曾总结道，中医相关期刊文献凭藉时效性强、涉及内容广泛、对热门话题反映快且真实的特点，如实地记录了中医发展的每一步，记录了中医人每一次为中医生存而进行的艰难抗争，故而是中医近现代发展的真实资料，更是我们今天进行历史总结的最好见证。因此，中医药期刊不但具有历史资料的文献价值，还对当今中医药发展具有很强的借鉴意义。

本次出版的《续编》有五六十册之规模，所收集的中医药期刊范围，以段逸山先生主编的《汇编》未收载的新中国成立前50年中医相关期刊为主，以期为广大读者进一步研究和利用中医近现代期刊提供更多宝贵资料。

《续编》收载期刊的主要时间定位在1900—1949年，之所以不以1911年作为断代，是因为《绍兴医药学报》《中西医学报》等一批在社会上很有影响力的中医药期刊是1900年之后便陆续问世的，从这些期刊开始，中医的改革、发展等相关话题便已被触及并讨论。

在历史的长河中，50年时间很短，但20世纪上半叶的50年却是中医曲折发展并影响深远的50年。中国近代，随着西医东渐，中医在社会上逐步失去了主流医学的地位，并逐步在学术传承上出现了危机，以至于连中医是否能名正言顺地保存下来都变得不可预料。因此，能够反映这50年中医发展状况的期刊，就成为承载那段艰难岁月的重要载体。

据不完全统计，这批文献有1500万～2000万字，包括3万多篇涉及中医不同内容的学术文章。这50年间所发生的事件都已成为历史，但当时中医人所提出的问题、争论的焦点、未做完的课题一直在延续，也促使我们今天的中医人要不断地回头看，思考什么才是这些问题的答案！

中医到底科学不科学？中医应怎样改革才能适应社会需要并有益于中医的发展？120年前，这个问题就已经在社会上被广泛讨论，在现存的近现代中医药期刊中，这一类主题的文章有不下3000篇。

中医基础理论的学术争论还在继续，阴阳五行、五运六气、气化的理论要怎样传承？怎样体现中国古代的哲学精神？中医两千余年有文字记载的历史，应怎样继承？怎样整理？关于这些问题，这50年间涌现出不少相关文章，其中有些还是大师之作，对延续至今的这场争论具有重要的参考价值。

像章太炎这样知名的近代民主革命家，也曾对中医的发展有过重要论述，并发表了近百篇的学术文章，他又是怎样看待中医的？此类问题，在这些期刊中可以找到答案。

最初的中西医汇通、结合、引用，对今天的中西医结合有什么现实意义？中医在科学技术如此发达的现代社会中如何建立起自己完备的预防、诊断、治疗系统？这些文章可以给我们以启示。

适应社会发展的中医院校应该怎么办？教材应该是什么样的？根据我们在收集期刊时的初步统计，仅百余种的期刊中就有五十余位中医前辈所发表的二十余类、八十余种中医教材。以中医经典的教材为例，有秦伯未、时逸人、余无言等大家在不同时期从不同角度撰写的《黄帝内经》《伤寒论》《金匮要略》等教材二十余种，其学术性、实用性在今天也不失为典范。可由于当时的条件所限，只能在期刊上登载，无法正式出版，很难保存下来。看到秦伯未先生所著《内经生理学》《内经病理学》《内经解剖学》《内经诊断学》中深入浅出、引人入胜的精彩章节，联想到现在的中医学生在读了五年大学后，仍不能深知《黄帝内经》所言为何，一种使命感便油然而生，我们真心希望这批文献能尽可能地被保存下来，为当今的中医教育、中医发展尽一份力。

新中国成立前这50年也是针灸发展的一个重要阶段，在理论和实践上都有很多优秀论文值得被保存，除承淡安主办的《针灸杂志》专刊外，其他期刊上也有许多针灸方面的内容，同样是研究这一时期针灸发展状况的重要文献。

在中医的在研课题中，有些同志在做日本汉方医学与中医学的交流及互相影响的研究，这一时期的期刊中保存了不少当时中医对日本汉方医学的研究之作，而这些最原始、最有影响的重要信息载体却面临散失的危险，保护好这些文献就可以为相关研究提供强有力的学术支撑。

在这50年中，以期刊为载体，一门新的学科——中国医学史诞生了。中国医学史首次以独立的学科展现在世人面前，为研究中医、整理中医、总结中医、发展中医，把中医推向世界，再把世界的医学展现于中医人面前，做出了重大贡献。创建中国医学史学科的是一批忠实于中医的专家和一批虽出身西医却热爱中医的专家，他们潜心研究中医医史，并将其成果传播出去，对中医发展起到了举足轻重的作用。《古代中西医药之关系》《中国医学史》《中华医学史》《中国预防思想史》《传染病之源流》等学术成果均首载于期刊中，作为对中医学术和临床的提炼与总结，这种研究将中医推向了世界，也为中医的发展坚定了信心。史学类文章大都较长，在期刊上大多采用连载的形式发表，随着研究的深入也需旁引很多资料，为使大家对医学史初期的发展有一个更全面、连贯的认识，我们把《医史杂志》的收集延至1959年，为的是使人们可以全面了解这一学科的研究成果对中医发展的重要作用。《医史杂志》创刊于1947年，在此之前一些研究医学史的专家利用西医刊物《中华医学杂志》发表文章，从1936年起《中华医学杂志》不定期出版《医史专刊》。（《中华医学杂志》是西医刊物，我们已把相关的医学史文章及1936年后的《医史专刊》收录于《续编》之中。）这些医学史文章的学术性很强，但其中大部分只保存在期刊上，期刊一旦散失，这些宝贵的资料也将不复存在，如果我们不抢救性地加以保护，可能将永远看不到它们了。

上述的一些课题至今仍在被讨论和研究，这些文献不只是资料，更是前辈们一次次的发言。能保存到今天的期刊，不只是文物，更是一篇篇发言记录，我们应该尽最大的努力，把这批文献保存下来。这50年的中医期刊、纪念刊、专题刊、会议刊，每一本都给我们提供了一段回忆、一个见证、一种警示、一份宝贵的经验。这批1500万～2000万字的珍贵中医文献已到了迫在眉睫需要保护、研究和继承的关键时刻，它们大多距今已有百年，那时的纸张又是初期的化学纸，脆弱易老化，在百年的颠沛流离中能保留至今已属万分不易，若不做抢救性保护，就会散落于历史的尘埃中。

段逸山、王有朋等一批学术先行者们以高度的专业责任感，克服困难领衔影印出版了《汇编》，以最完整的方式保留了这批期刊的原貌，最大限度地保存了这段历史。段逸山老师所收载的48种医刊，其遴选标准为现存新中国成立前保留时间较长、发表时间较早、内容较完备的期刊，其体量是现存新中国成立前期刊的三分之二以上，但仍留有近三分之一的期刊未能收载出版。正如前面所述，每多保留一篇文献都是在保留一份历史痕迹，故对《汇编》未收载的期刊进行整理出版有着重要意义。北京科学技术出版社秉持传承、发展中医的责任感与使命感，积极组织协调本书的出版事宜。同时，在出版社的大力支持下，本书入选北京市古籍整理出版资助项目，为本书的出版提供了可靠的经费保障。这些都让我们十分感动。希望在大家的共同努力下，我们能尽最大可能保存好这批期刊文献。

近现代中医可以说是对旧中医的告别，也是更适应社会发展的新中医的开始，从形式上到实践上都发生了巨大的改变。这50年中医的起起伏伏，学术的争鸣，教育的改变，理论与临床的悄然变革，都值得现在的中医人反思回顾，而这50年的文献也因此变得更具现实研究意义。

《续编》即将付梓之际，恰逢全国、全球新冠肺炎疫情暴发，在此非常时期能如期出版实属难得；也借此机会向曾给予此课题大量帮助和指导的李经纬、余瀛鳌、郑金生等教授表示最诚挚的感谢。

王咪咪

2020年2月

目　录

中国近现代中医药期刊续编·第一辑

中华医学杂志

提要　王咪咪

内容提要

【期刊名称】中华医学杂志。
【创　　刊】1915年。
【主　　编】伍连德。
【发　　行】中华医学会。
【刊物性质】西医学术期刊。
【说　　明】该刊以西医类文章为主，此次收载方式为摘取其中与中医相关的文章按刊发年代依次排列，因此不对该刊的办刊宗旨、主要栏目等予以说明。

一、该刊概况

《中华医学杂志》创刊于1915年，西医期刊，中英双语刊物。每年1卷，1915—1925年每卷4期，1925—1935年每卷6期，1935年后每卷12期，是新中国成立前创刊至今尚在连续出版且有影响力的医学期刊之一。大概统计，从1915—1949年共发行35卷，近300期，约2000余篇学术文章。本次收载涵盖了200余篇与中医发展、中医学术及中国医学史相关的学术文章。

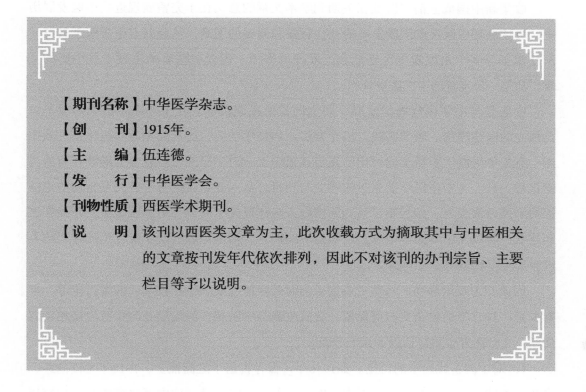

二、该刊主编

伍连德，公共卫生学家，医学博士，中国检疫、防疫事业的先驱，北京协和医院和北京协和医学院的主要创办者，1935年诺贝尔生理和医学奖的候选人。1915年，伍连德创办了中华医学会，并被任命为该学会会刊《中华医学杂志》的主编。1936年，伍连德力促成立了中华医史学会。

三、本次收载文章的文献与学术意义

收集新中国成立前中医及相关期刊学术文章的意义在于完整展现近代中医发展历史，真切展现中医在此阶段发展的社会背景和遇到的困难，从公共卫生、医学教育、医疗水平等多个角度看中医在社会上发挥的作用。因此有些看似主题不是中医的文章，却是一份宝贵的中医医史资料。

中医是与中华民族繁衍发展、同生同长的民族医学。几千年来中医学形成了自己独立的医学理论、医学实践、治疗方法。1915年前后，已有完整的西医体系进入中国，有关中医科学不科学的讨论已逐步甚嚣尘上，对中医能否在社会上继续存留的讨论日甚一日。《中华医学杂志》的建立与刊行，从一开始就把与中医关系密切的论题推到了风口浪尖上。1919年，该刊的撰稿人陈邦贤先生所著《中国医学史》开始在该刊连载，所以《中华医学杂志》虽不是中医期刊，却是记载近代中医在生死存亡的关键时刻生存状态的重要刊物。

因该刊为双语刊物，每期主要记录当时的西医发展、诊疗技术、病案讨论等，且有大量广告，不适合全文扫描保留，故只收载与中医相关的议题及与中医发展相关的文章。文章内容主要包括以下几个方面。

1．对中国古代医学的讨论。如1916年《保存古医学之商榷》、1918年《读内经、伤寒论之感言》、1926年《发展中华医业说》、1928年《西评中医典籍考》、1931年《上海胡展堂先生论国医馆书草稿》、1944年《中国上古医学的起源与演变》等。

2．中西医汇通。如1916年《陆海军参用中西医论》《中西医学之沿革》、1936年《中国人常患的几种营养不足病简考》等。

3．医学教育。如1916年《论医学课本之译辑》、1919年《医学教育进步之先声》、1931年《中国医学教育应用语文之我见》、1932年起陆续刊登对奥地利、瑞士、荷兰、丹麦、印度、美国及中国的医学教育介绍，对思考、发展中医的医学教育具有很多启发作用。中医教育在民国之前主要是以师带徒的方式开展，民国之后陆续有了中医学校，在这一发展过程中，对西医医学教育的模仿和学习是很明显的。1933年《中国女子医学教育》、1934年《医学教科书》《卫生教育浅说》、1935年《中国医学保障与医学教育之我见》、1941年《对于我国今日医学教育之管见》，这些学术文章足以显示那一时期业内人士对医学教育的重视程度。20世纪20～30年代的上海、北京等地都建立了一些国医学院（或学校）。这些学校在课程上纷纷设立了生理、病理、生物等课程，体现了受西方医学教育系统的影响，而这些内容在中医杂志上登载较少，在西医期刊上较为丰富。

4．新医学。中西医学在社会中并存之时，许多人意识到中西医学各有所长，但也都存在不足，对能够发展一种新医学充满憧憬，并发表了一些相关文章。如1930年《现在我国医学应采之过渡办法》《现在我国医界应有之觉悟》、1934年《医学科学化之真谛》、1935年《吾国新医人才分布之概观》等。

5．公共卫生。这不是中医名词，好像也不是中医所长，但实际上中医一直有这方面的论述。这一时期有很多公共卫生方面的学术文章，对认识中医亦有所帮助。如1916年《公共卫生学之纲领》、1926年《北京之公共卫生》、1927年《中国卫生刍议》、1936年《中国公共卫生行政之癥结》等。

6．中国医史学研究。在20世纪初，中国医学史尚未形成独立学科，但这方面的研究已陆续开展。1919年该刊所载陈邦贤的《中国医学史》问世以后，这方面的文章日益显现，如1924年《中华旧医结核病观念变迁史》、1925年后多期连载的王吉民的《中国历代医学之发明》、1930年《我国西医眼科之起源及现状》、1937年《中国糖尿病考》《我国之回归热病》、1943年《中国历代名医及其著作简表》等。

7．疫病研究。由于主编伍连德是检验、防疫方面专家的原因，这一时期有关防疫考证的文章还是很丰富的，这些防疫文章留下了那一时期疫病的发病过程和治疗的宝贵记录。如1929年《鼠疫之流行及御防总论》《一九一七年至一九一八年山西疫症流行沿革》《通辽一带腺型鼠疫流行之沿革》、1931年《民国十九年上海市霍乱流行之报告》、1934年《镇江住血虫病调查报告书》等。

除此之外，该刊在这一时期刊登的文章还包括对一些相关中医病证的讨论、对医德的讨论、对医事制度的讨论。该刊所收载的中医相关学术文章对中医的研究考证具有重要的文献价值。

四、该刊中的医史学文章

1936年，由伍连德先生提议，成立了“中华医史学会”，提出了“中国医学史”这一概念，建立了“中国医学史”这一学科。虽说当时的主要参与人大都是西医学家，但很快就吸引了一批对此有浓厚兴趣的中医知名人士参加，如范行准、耿鉴庭、宋大仁等知名中医，并展现了众多有创建性的学术成果。不可否认的是，这一组织的成立对中国医学史学科的发展发挥了重要作用。

医学史专业不只是研究中国医学史，还包括世界医学史，医学各个方面的发展史、疾病史，从史学角度谈医学与史学关系等。这些文章虽出自西医学家之手，但提出来的问题对中医发展有极大的推进作用。陈邦贤先生在《中国医学史》的自序中有“世界医学昌明之国，莫不有医学史、疾病史、医学经验史……岂区区传记遽足以存掌故资考证乎哉！”陈老将其所研究内容分为三大类：一为关于医学地位之历史；二为医学知识之历史；三为疾病之历史。《中国医学史》洋洋洒洒十多万字，给了当时一些持“取缔中医”“中医不科学”等论调者以响亮的回答。新的“医学史”学科不但得到了自己应有的位置，也为中医人整理和继承中医宝库打开了一扇门，让所有的中医人、社会人都看到了中医宝库中蕴藏的价值。而《中华医学杂志》数十年来登载了大批医学史方面的文章，更好地为总结中医开辟了思路，也为中医正确地总结和认识自己展开了更广阔的思维视野。

“中华医史学会”成立以后，《中华医学杂志》刊登研究中医史的文章就更多了，内容也更加广泛。从1936年始不定期出版了数期《医史专刊》，以1936年发行的《医史专刊》为例，有余云岫的《撰述医学史之我见》、侯祥川的《中国食疗之古书》、伍连德的《中国之鼠疫病史》、周济的《我国传来印度眼科术之史的考察》、来生的《中国眼镜的历史》、鲁德馨与张锡五合著的《新医来华后之医学文献》、范行准的《胡方考》、宋大仁的《中国法医学简史》、王吉民的《中国医史文献索引》等。由此，深入展现中医历史的文章越来越多，通过这一窗口，让更多的人、更多的西医认识了中医。后来成为该刊编辑部核心人物的王吉民、陈邦贤、李涛等，都是中国医学史研究的创始人、奠基人，他们都是西医界的知名人士，但他们热爱中医，愿意以一种更科学的方法，研究中医发展的历史，研究医学史发展的框架，研究中医领域尚未开发的处女地。王吉民在20世纪20年代末发表了《中国历代医学之发明》，该文章通俗易懂，列举了历史上中医在发展过程中符合“科学”的一桩桩发明，证明了中医为维护中国人民健康做出了巨大贡献，对当时社会上的“中医不科学”论调给予了沉重打击。

可以这样说，《中华医学杂志》就是《医史杂志》的前身，该刊不仅登载了许多医学史研究的专业文章，而且从医事制度、医学教育、对外医学交流等诸方面为中医提供了更多的学术论点。

五、该刊的风格和特点

该刊为西医期刊，且为中英双语，故而早期没有引起中医人的注意。这是早期从另一个角度研究如何整理、发掘中医宝库的一本期刊，是最早系统记载“中国医学史”的发生发展并深入研究医学史的启蒙期刊。因为是西医期刊，所以更多是相关西医的理论、临床问题讨论及卫生制度、西医发展、医学教育的文章，这些内容对中医研究同样有着重要的借鉴作用。从医学史的角度而言，该刊所载的很多文章都具有重要的前瞻性，如金宝善的《三十年来中国公共卫生之回顾与前瞻》、李振翩的《中国民族的血属》及《中国医事事业前途》《抗战中之救护事业》《黑热病历史上之回顾》等。这些文章中无不渗透着西医对整理中医的示范作用。

在《中华医学杂志》20世纪20～40年代的期刊中可见多篇余云岫的署名文章。余云岫是该刊的重要撰稿人，同时也是这一时期争议极大的一个人物，尤其在中医界，他是第一个向当时的卫生部门提议要取缔中医的人，并多次写文章诋毁中医，宣称中医不科学，应该取缔。余云岫是位西医学者，但在中国古文化方面也同样有很好的造诣，曾有《中华旧医结核病观念变迁史》《旧医学校系统案驳议》《撰述医学史之我见》《释名病解》等文章在该刊发表，其作品此次也保存在书影中，使读者也有机会直面近代中医发展过程中出现的不同意见。

六、该刊的学术地位与贡献

过去在研究中医近代文献时，虽然不会忘记期刊这一重要领域，但很少注意到西医期刊在中医发展过程中的作用。如《中华医学杂志》，几乎是“中国医学史”专业的摇篮，一直关注着中医，影响着中医。在西医期刊上登载的许多有关中医的学术文章，是以一种全新的体例在总结、诠释中医数千年的辉煌历史，并在早期就把中医介绍给西医同道，甚至国外的医学朋友，也由此拓展了中医人对中医这一重要阵地的捍卫方式，这是肯定会被记录在历史史册中的。

我们在前言中就定下此次收载原则为新中国成立前中医相关期刊。《中华医学杂志》作为与中医相关的西医杂志，提供了丰富的学术文章，在讨论中医近代发展史中具有重要价值，自然不应该被我们忽略。

王咪咪
中国中医科学院中国医史文献研究所

醫學現在之取締及將來之挽救商榷書　伍連德

品流之龐雜畛域之高深無有過於中國現時之醫界雖鼓吹改革發起謀進者固不乏人均未見稍收效果曷觀中西醫設立會社已無處蔑有所標之宗旨非不純正不曰聯合研究促進新學則曰互相討論聯絡感情窺其內容中醫立會實藉以抵制西醫西醫立會固亦有意謀改中醫因而此擊彼攻儼如勢不相立欲作調和者則思聯爲一氣期可感化而就陶鎔亦曾合中西而組織矣不旋踵亦積成意見相與傾軋而破壞我政府則莫衷一是對於醫學政策無可指方針惟有敷衍目前一聽國中之自爲風氣而已嗟夫長此不變欲望醫學改良縱俟石爛海枯猶恐悠悠莫覩關心世道者能不惄焉茲先就醫界之各積不相能者而道之

留學界亦分爲東西兩派留學歐美者則視日本爲後進之邦謂留學東瀛多圖便捷而就簡易恐未深窺堂奧而留學日本者則以日本醫學間有駕於歐美之上且與中國同種同文較無閡隔因此亦成爲畛域

本國西醫大抵分爲四項一爲政府醫校畢業二爲教會醫院三爲德法日本所立四爲個人傳授政府醫校畢業者程度各殊課程文字亦不一致而教會醫院則自成爲宗教團體法與德之所設寥若晨星日本醫院與個人傳授者品類更爲紛雜矣

尤有一種或在醫院或在藥房及醫寓供使令之役從旁認識數種西藥亦樹一幟以營業此

輩汚玷西醫名譽尤堪側目獨我國亦無法律以取締之中醫品類之雜更爲世界所僅有讀書不成學賈不就去而爲醫者有之九流三教假借鬼神托而爲醫者有之僞造丹藥妄採草木鳴鑼持械折骨捶胸挾詐稱醫者又有之故有所謂世醫儒醫神巫醫江湖醫種種名目百出淆人聽聞取締業醫之風聲一播則狼狽合爲魔梗而一般業西醫而無資格者亦慮苟一澄清於己亦必不利更從之吹波助瀾而增其阻力衆奸鼓釁聚蚊猶可成雷寥寥西醫奚足敵此強大障礙

夫西醫中熱心爲國欲謀全國醫學進步者固亦有人而分爲彼界此疆交相詆毀徒競權利者亦比比皆是焉能提攜而圖進中醫之不適用於今日已成爲不可掩之事實雖上流社會人物迷信中醫者猶居多數而贊成當行改革者亦實繁有徒祇以處勢困難無可措手耳有急進派者謂國脈危如懸絲緩斷不足濟急非施迅雷不及掩耳手段將中醫卽行禁止以與列國大同國家萬難振起提此說者滿腔熱血用意固不可厚非但大多數之中醫無可安置或演出風潮且姑無論西醫中自必亦當嚴加去取而去取是否以有無文憑爲標准亦一問題而中醫中富有學識者無謂一概無人彼將不服曰西醫中多有僅在醫院中供換藥奔走數載英文尚不會切音漢文則之無僅認內科則診斷無方外科則手術缺乏藥品尚不知原

雜佐反之質身體更不以臟腑骨格之經穉學化學電學光學諸理尤不待問看護尙不能稱職何足爲西醫在西人不過循資計年酬以一紙憑證如此文憑有何足貴中藥功效單弱猶可敷衍以俟人身疾病自愈之機而西藥差之毫釐謬在千里小則損害人體功用大則立足戕殺生機較之中醫草菅人命殆尤有甚則此等亦必淘汰而後可言之透闢欲爲辯護而無詞和平者無已惟有調和兩可使中西醫並行不悖而已然使無限止之法再沿千百年之舊襲於胡底此更爲醫界之大不幸也何則優勝劣敗天演昭然現時吾全國心目中所最激刺者非日本乎當五十年前維新伊始非以改革醫學爲入手何有今日吾國不欲圖強則已苟欲圖強萬不能不謀改革醫學使再永永淆亂無有窮期不徒醫學無進步之日而國是且均受其影響與圖強之策何異南轅北轍風馬背馳乎中西兩醫如鑿枘之不相入如冰炭之不相匀中醫之道不消西醫之道不長斷難一國有各分門戶不倫不類之兩種醫界存夫其間

然則據以上所述種種難題不幾束手無策再四思維祇有施行逐漸減殺之一法以取締現在而挽救將來則阻力不至橫生羣情又悉踴躍庶醫業得以漸放光明而政府之設施亦不形掣肘請更進之而商榷焉

擬請內務部通飭全國警廳將所有中西業醫人數售藥鋪號限若干時日悉數調查呈報西

醫有文憑者着令繳驗如無文憑當與中醫一律受試此次考格不妨從寬除過於背謬令其改業餘經考取給予證書自此次考試之後不再開試非由學校畢業經官廳認可者不准業醫違者科罰更有所稱神巫醫江湖醫等類實行永禁藥鋪亦詳與調查無假造僞藥者着令報名備案嗣後增設者亦必呈請官廳核准始許營業

一面詳請教育部急定甲乙兩種普通醫校課程及管理員教員資格分行各省分飭各道各縣設立限期開辦甲種純用西法文字用漢用英均無不可乙種參用中醫課程以免執幻及售中藥者藉口況以兩種之醫學相形更足以顯優劣而促趨向詎有肯就暗昧而舍光明之理經濟充裕省分以次籌設或高等或專門醫校醫院從前各處所設之醫學研究會所各名目亦無庸取消以多煩攪祇准經考取者入而研究餘則作爲無效

如此雖未即澄清於目前亦不無小補數年之後劣者逐漸淘汰優者逐漸培生必有佳果之收穫醫者操生殺人民之權負強弱種族之任吾國人詎不盡知非率衆操觚者所克寄此重任祇以積重難返處勢綦難今施此策已操醫業者豈僅不失其生途矧可維持其利益勢必羣起而贊助游手好閑之徒亦莫能藉醫爲逃藪有志業醫者始甘以數載光陰專心致志於醫校矣顧有患各地方醫校成立之疲緩舊醫漸底消亡恐不足以敷布而經營中藥者亦不

足謀生夫舊業不能存在者豈僅業藥一途故當急思謀改況中藥頗多有用苟能認眞製造豈僅足供本國之需且可輸售海外祇患不謀進步耳至於慮醫不足支配尤類杞憂蓋此次爲開業截止試驗投考者必倍澎漲且患人浮於事雖歷十年不形缺乏況各地方西醫已多如鯽而東西洋留學回國及公私醫校畢業者年且絡繹不絕卽使不若前此之充斥閭閻夫醫極貴重極尊嚴之品格與其匪驢匪馬者均得濫厠其間以疾病爲利源視人命爲兒戲何如寧闕毋濫猶可免玷國害民至無窮極尤有奇者海陸軍醫爲何等鄭重亦以中西兩醫相爲混亂更屬吾國所特出覩玆狀況苟非醫界諸君不自爲計不自爲謀終各本熱誠而同起挽救則吾國醫業將永淪黑暗哀莫大於此已

論中國當籌防病之方實行衞生之法

伍連德

中國醫學最先發明溯黃帝迄今已四千餘年卽以周朝而計亦遠距三千餘載嘗稽周禮考醫篇云邦之有疾病者使醫分而治之歲終則稽其醫事以制其食十全爲上十失一次之失二失三又次之失四爲下並區醫官爲食醫疾醫瘍醫三等食醫調護於未疾之前疾醫內科也瘍醫外科也更有醫師總其成比其術之高下而奠其食祿且有衞生之語取潔淨之義疏

導溝澮於汚水之旁栽以樹木當是時也歐洲所崇拜一摩而病愈之耶穌尙未降生醫道更茫如滄海今則歐美醫學一躍千丈日抵精微而我中國舊學既失其精華新學復懵不加意藉詞遵古實較之數千年前轉形退步間有如周朝之考醫乎無有也間有食醫調護於未病之前乎無有也既少學校之敎育又無醫官之考驗略誦數篇歌訣卽可挾其術以衒鬻日以古方爲口譫叩其古法則啞無以應其輕視醫學爲地球上所罕覯日本當風氣未開時其醫學悉本中國之內經靈素各古方藥近五十年以來殫精竭慮日圖進步城鎭鄕村醫校林立非經考驗註册得有政府文憑者不准業醫海陸軍人均有專醫看護按段分區衛生醫官時與勸導俾家喻戶曉上下社會男女婦孺莫不俱知所以醫學可與列強並駕齊驅國勢蒸蒸日上我國四萬萬人民官設醫校統計尙不及六所餘皆爲外國敎會所設立雖然不得謂無俾益蓋學業風俗半自染濡有一西醫可信能產出百西醫於中國惜杯水車薪仍無濟事而一般頑固中醫既不愧不學無術以人命爲草菅而反加謠謗大有不與西醫兩立之勢夫優勝劣敗天演難逃應在淘汰之列尙能存在者不過暫時已斷不能徒懷忌妒卽可爲公例所優容吾國人缺乏公益之心數千年來習爲通病偶有所得卽祕守不宣日久無傳漸就湮沒而各國則反是凡有發明新理惟恐人不之知朝得一方夕徧全國不旬日而傳布環球我有

所得既不以告人人有所得而告我又如聾瞶英國醫士(邏輝)於三百年前發明人身血脈之流行係由心上房到心下房入肺由肺復入心左房運出總血管分入衆血管至微絲血管旋到迴血管復還心上房週身之血脈照此流行不息而我國迄今猶指迴血管爲青筋血脈之跳動謂爲六淫六氣作妄誕不經之揣測而迷信中醫者又十居七八聽其按脈說症信口雌黃間有目不識丁者亦懸壺市井而通經博古者則以誤承誤雖極有確據之事亦執成見妄肆譏評茲且將顯而易見者分列而比較之

西醫謂人骨二百零六塊牙不在內

中醫則謂爲三百六十五塊

西醫謂肺五葉

中醫則謂八葉

西醫謂肝在前脾在後

中醫則謂肝在後脾在前

西醫謂肝居右脾居左

中醫則謂肝居左脾居右

西醫切脈不過爲診病中之一法更有聽筒寒暑表顯微鏡照骨鏡並察驗大小便及血質與痰等法然後始能定症

中醫雖有望聞問切之語均係臆度而臨症祇以三指按脈謂爲寸關尺三部凡皮膚臟腑骨節諸病無不一按而知

西醫謂傳染病係由於微生物或從呼吸飲食而得或由蟲類吮侵並經分認核疫由鼠蚤瘧疾由蚊下痢由不潔不熟之水及蒼蠅之濁其治法首重滅稚隔離病人射入攻稚血精以殺病菌在血中蘊釀之毒質

中醫則謂爲狐鬼作祟或地氣所生其治法則側重禳醮行儺打鑼擊鼓種種顚倒難以枚舉

現各國新奇之法如理腦剖腹湔腸折碎之骨能以銀絲紮繫尤中醫歷古所未聞西醫則時施其技術非如漢華陀爲曹操理腦乃徒託於寓言人身猶機器也凡工匠必知機軸之搆造安設並其質料或屬五金或屬膠木瞭然於心而後有所損壞方能施法修整何況生理之微苟味臟腑骨肉質素功用其能以擬度之見而醫其疾病乎現我政府已頒解剖人體條例不若從前之阻礙若集一般之守舊中醫及稍爲通達者於一方解剖實驗一一指證而說明之則守舊者或悟所抱之虛謬而通達者亦得資以研究中醫時以西藥劇烈爲口實當更導以

化學之理使知西藥之製法悉本人身需要之質凡身體必各部所含之質適合則疾病不生其有病者非何質缺乏卽何質澎漲服藥卽以增減病時缺乏與澎漲之質使藥石無功效何足以資治療東哲曾云若藥不瞑眩厥疾弗瘳中藥多用蟲類骨類人溺獸糞陳腐朽敗之物謂可生死人而肉白骨豈有是理泰西百年以前卽發明生理物理微生物諸理凡有教育之國無不本之以治病如戰爭之礮彈艇艦愈出愈幻舊藥已成淘汰我何故步自封執迷不返以致疾疫時乘無法拯救良堪痛惜各國咸謂傳染病起於中國聞之不勝憂憤嘗考西經有載(法力才人)在(亞夕度格夕愛畨)等處疫病死有五萬人之衆更有可畏之病如痲瘋等類言爲耶蘇治愈可證泰西各國有史以來亦卽多傳染之病祗以近知注重衛生漸就漸滅而我國未能設法除此災厲致冒不韙近數年來各地方固亦舉辦衛生事務但無經驗之醫官悉假手於巡警致多費金錢未克實收效果更有數處區域街道蓄穢時經飭除較之十年之前實形潔淨但人民之習慣依然最關緊要之吸水亦不知擇潔隨地亂唾痰涎居處閉塞塵穢不除礙人身體康強傳染病因之綿延不絕吾國上流社會人物尙不如美國數齡兒童知講衛生患癆病者閉處房中畏避日光任意咳唾家人爲其傳染則歸咎遺傳各國人民從幼時卽知吐痰爲污劣之性及長則痰自減少當二十年前美國死亡表屬癆症者七居其一

今則十中尙不及其一可徵衛生之效果現時中國欲辦衛生實不極端困難我國人人天姿聰穎苟有人指導如草被風捷於影響甚惜辜負聰明數百年應舉之事迄今尙置之度外法人(拔士德)發明微生物德人(高告)發明留存微生物以供試驗英人(力士德)更本以上兩人之學而求進境發明防備微生物不令侵入割症傷口之三人者名震環球有光歷史拯救億兆生靈繼起者亦時有所發明卽我先哲亦非寂然無聞創製寒暖適宜之衣服烹飪熟食卽殺除微生物之意更知作息有時不可毁傷膚體迄今成爲不易之文化所以我國除大小腸炎症霍亂痧病之外他若心腎肝臟各病及各種酒病癲狂等症較諸列國獨少縱以未能研究病菌外科新法及蟲類傳染之理爲缺點然列強此理亦由逐漸發明苟我國人嗣後能各自樹一幟對於新理隨有研進之機安見新所發明者不層見疊出何至陳陳相因落人之後現時無上政策莫大於革改醫學謀進衛生之法著者所不厭贅繁者無非欲爲國家人民增福利耳蓋欲建事業必藉精神苟身體病弱則精神缺乏豈能更圖建樹然使徒以衛生二字爲談柄而衛生之實理漠不講求於己於人有何增益故惟畎畝農夫責任稍微對於斯理或可從緩餘宜力加注意而縣令爲親民之官巡警有地方之責教習員培養義務學生爲異日模範更非知之有素不足以化俗移風茲就切要應知者簡單列之於左

（一）傳染病皆由微生物而來此種惟藉顯微鏡可以窺驗並可養之玻管種於人身獸體中

（二）此微生物謂之病種傳染之原因有由人直接而傳染有蟲類間接而傳染癆病白喉天花痘種多由人而來核疫由鼠蚤瘧疾由於蚊小腸發炎洩瀉由於蠅黃熱由於虱瘟熱由於臭蟲

（三）傳染病防範得法原可滅除故凡寢食居處之間務求潔淨各種害病之蟲除之務盡隨時查驗鼠子有無疫氣並設法除滅之

（四）吐痰於地上最爲污濁害人之事幼時卽宜習慣不吐肺病癆病尤爲劇烈在學校之中一人可波及於全校

（五）天花痘症雖危若預種牛痘卽可防免一室之中有起此症者急宜施行隔離之法

（六）飲水必擇清潔而污穢者亦不堪沐浴因能令人生出劇烈蟲病及脾體變大血薄下痢等症極宜互相告誡不可傾倒污水於汲飲河中

（七）黑溼塵埃爲滋生微生物之處光亮乾潔爲殺除微生物之區可知人所居處之地必須日光常及淨潔通敞方爲適宜

（八）辦理衛生事宜必須地方官廳與紳商贊助使上下流品悉遵所立規則辦理方免扞格

而收良效

（九）痲瘋毒瘤皮膚種種惡症防備得法本不至遺傳後人各國均謂中國爲地球上最不清潔之國相傳成爲話柄若能急起痛除諸弊則國家與個人之名譽不難恢復數十年之內全國成爲淨土可以拭目俟之

現時泰西醫學實駕乎東亞前代猶如鎗彈之勝弓矢若猶不知改革何能更在世界占一地位中國幅員廣大倘望醫校林立盡人均具有普通衞生知識固非指顧之事但使鼓吹有人毅力提倡未必不能達到目的民國三年三月間著者曾上改良醫道意見書於　大總統（已登載中國醫學報）並說明當在教育部專設管轄全國醫學機關已得教育部同意如果見諸實行則一切應辦醫學事宜方有進境我國對於衞生之道有急不容緩者數端更爲詳擬之於下

（甲）初等學校爲啓發童蒙知識陶鑄學生德性之始基故爲男女教習者皆當具有普通衞生之學識

（一）應知潔淨之道時常沐浴早晚刷牙勤換裏衣戒止亂吐痰寢處房屋必求通暢

（二）食物必擇有益並當知動植物之關係及運動之法

(三)當明一切病穉爲害如痧疹天花痘白喉肺病小腸發炎熱下痢等病之原及可由蚊蠅蚤虱之類傳染以籌預防之法

(四)宜以懇摯之詞牖啓學童生理之學使青年時卽知堤防各種危險之事不至妨礙身體健康

(乙)各地方設立衞生局官廳紳商聯絡之外更須有名譽學識者臂助並當聘請精於醫學之人督理庶能實收效果經費宜就地方籌畫近來人民對於已經辦理之地方業已具有觀感知此舉實足以保人類之康寧增進營業之發達不至如何掣肘其辦法略有數端

(一)潔淨街衢收拾汚穢之物而消滅之最不可以鄰國爲壑及徒事掩飾目前

(二)查驗房屋及工場礦廠等處

(三)實行責令人民報告生死此法不特便於調查戶口如逢意外之事亦易措施政策且生死之實在人數不至錯誤可與各國無異

(四)凡屬傳染病均當報衞生局俾便實施防備之法（天花痘亦在其列小兒非施種不可）並當設立養病院以資療治

(五)市場屯倉均宜查驗有無腐敗臭爛各種之食物

(六)取締製藥賣藥之鋪以防作僞以免嗎啡鴉片各種毒藥攙和害人

(七)取締大小客棧查驗上下娼寮該兩處實爲傳染病之藪前東省患疫時最爲劇烈者卽在工人團聚之處竟至殘害六萬人之生命殊堪借鑑

(八)宜供給民間日用所需之清潔水飲自來水最佳

(九)隨地掩埋棺柩最爲惡習且大礙衛生故當取締購賣墳地之人非經准許之地不得任意私相買賣

(丙)地方公益會社多係有勢力才學者所組織但必先明瞭衛生之理始足以救助窮困之人病穉不仁何分貧富惟視防衛有方與否一人能防尤貴人人能防庶不受其波累現我國男女兩界頗有多數欲講衛生協力相助以除滅地方穢汚果能積極進行斷可達到國人共知衛生之目的故社會辦理公益人員務引此舉爲責任湖南長沙地方辦理公益頗有成效實足爲各處之模範然所屬望於該團體者尤有兩種之義務第一亟應拯救窮苦之人使知如何防病之法俟畢業看護隨時過從探望爲其助理生產之事及導以普通衛生之知識並覓空曠之地有益之食物給其孩童遊戲及飲食次則勸誡不事生業之男女戒除賭博並爲之演講癆病夭壽之理俾知警惕然尤必代籌消遣之事如小說圖畫影戲

博物標本新聞紙之類以抵其喝雉呼盧思想以上兩舉屬於慈善性質青年會會員頗多踴躍資助若與之協商辦理更見事半功倍

(丁)中央宜設衞生總機關蓋衞生之道必使全國週知庶能實收效果京城消息靈通既可先立模範復能隨地指揮監察成效而全國生死之表亦有所專屬更能逐漸籌備設一機關自行調查化驗製造中西藥品凡瘟疫白喉小腸發炎牛痘瘈獸蛇蝎咬傷所用射入肉膶之藥漿均可由牛馬之身種出製成以供全國之用不必仰給外洋豈但挽保利權且可發揚我國亦能製藥之名譽惟當開辦五年之內所用器皿藥料需款頗鉅以後製出各種藥料藥漿則不必再資公款斯時民風丕變國是發皇各省之醫校廣開地方之穢濁悉滅厲疫不作種族壯強則列國之譏評自無形而消滅矣

歐洲戰中之外科醫學談

鄧松年

英京 British Medical Journal 並 Laneet 兩醫學報近載有戰事上之記錄頗堪參考茲撮譯如左

醫術之進行

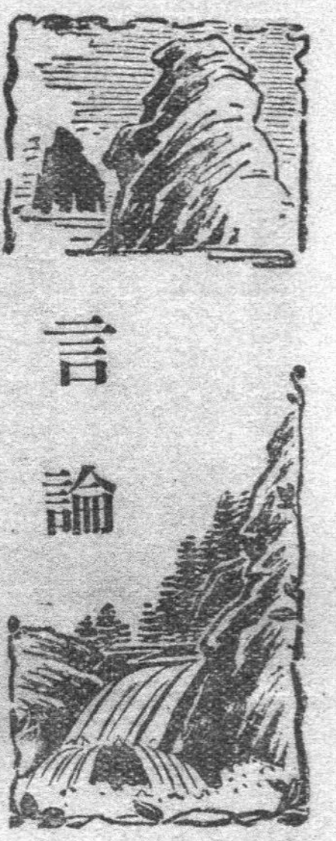

言論

陸海軍參用中西醫論

伍連德

慨自歐戰發生以來。震天撼地。空前絕後。演成第一慘劇矣。惟戰爭愈烈。斯軍事之研究愈精。即以軍醫一事道之。已足令人驚駭不可幾及。尤爲吾國軍醫上所宜翻然圖改者也。蓋舉凡列強前此所稱爲最完備之軍醫者。一若臨此戰場。猶多棘手。試舉一二事言之。鎗彈射入肢體。檢取之法。能以電機按聽尋之。應如影響。防備毒氣侵入口鼻。能製一蒙頭蓋面之具。裝藥其中。以疏呼吸而消毒氣。種種新奇。難以殫述。皆爲軍醫研究而得。無論我國歷史所未見未聞。即西醫中亦僅聞而乍覩耳。可見世界潮流。日趨新異。守舊者不足以競存。淆亂者更難以圖進。此亦我國軍界素知之明。早計之稔矣。不觀訓練行伍。步伐正齊。問猶有株守舊制乎。無有也。編列艦隊。駕駛指揮。問猶有沿用古法乎。無有也。推之器械也。鎗彈也。機軸也。舵帆也。無

陸海軍參用中西醫論　二

一不孜孜謀達最新最良之目的。獨至最爲關係之軍醫。偏以中西混淆。新舊並用。須眞令人不能強解。爲九洲萬國所獨無而僅有也。茲且就參用中西軍醫之阻礙。約略陳之。(一)職務綦重也。軍醫非專爲軍人偶抱采薪之憂河魚之患而設。舉凡一師之衆。一艦之中。食飲寢處水土起居。衛生之法。防病之方。皆爲軍醫之責任。臨陣則冒險救護。動至戕身。遇傷則湔腸理腦。續骨截肢。外科手術。筆難盡罄。使非平日學習有素。臨事盡克措施。中醫旣未涉躐此種科學。又未經歷。凡此效驗無裨戎行。確爲不可掩飾之事實。(二)虛糜財政也。無論經濟困難。卽國帑裕如。亦不欲擲金錢於虛牝。以何等鄭重之軍醫位置。不識職務之人物。爲人擇事。充數濫竽。良爲可惜。苟能將此一分財力。審愼選充於軍旅。豈曰小補。(二)辦事掣肘也。中西兩醫之不相投合。猶如鑿枘冰炭。新舊衝突。共濟維難。惟有各存放任而已。卽使稍有熱心爲國者。欲鐲意見。但求政策能行。無如動懸猜疑。羣起反對。終歸失敗。相率敷衍職此之由。以上數弊。均屬顯然。昭昭在人心目。惟彼列強之軍醫。時日不遑。衆志一心。期臻精妙。而我之軍醫則聚訟搗亂。進步甚難。儼然判若兩種眼光。一則往前直追。欲造絕域。一則望後留戀。故步自封。背道相馳。優劣因之牽轉。況軍醫爲最尊嚴之資格。西醫中猶必詳加遴選。方爲適合。何況夫中醫。所以凡百機關。或爲保存國粹。或爲習慣相沿。皆不妨參酌中西。並行新舊。祇此軍醫斷不容夾雜混亂。貽誤無窮。所願有心國是。飭整戎行者。以毅然果決之心。不徇情面。積極淘汰。為軍界放一光明。為國家新一氣象。使軍醫之名。克副軍醫之實。以為軍人之後盾。斯則記者無任跂盼於我國之尊崇之軍醫矣。

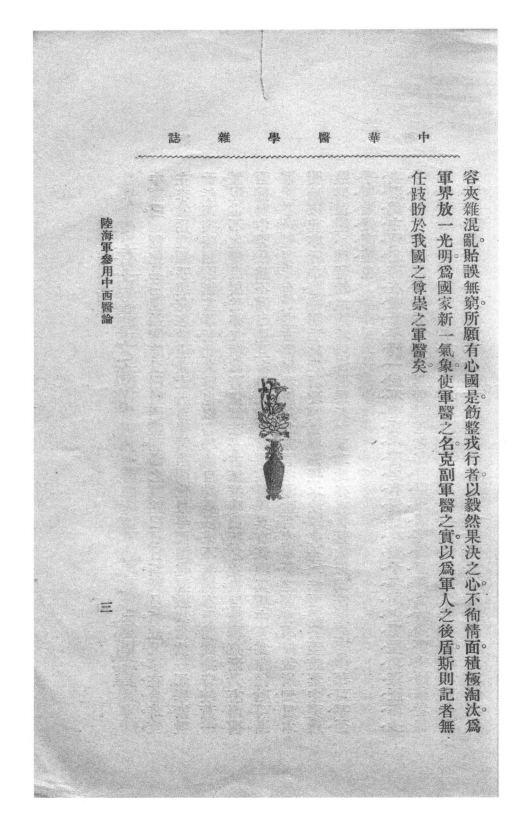

保存古醫學之商榷

四 俞鳳賓

中庸曰變則化易曰變通趣時又曰變通盡利湯之盤銘曰日日新又日新故凡事在合時宜在求適用在順乎進化之軌道在止於至善吾國開化最早而進化遲緩異常故一切學術數千年來陳陳相因無甚革新此大弊也以醫學論自神農以來不無間有發明然拘守岐黃一派泥古不化藥品製法亦欠精當蓋僅師法乎古無推陳出新之道也自歐學東漸乃有西醫西醫與中醫截然不同自是互有得失惟西醫根據科學具有條理其較中醫爲完備殆可斷言因之一般青年有欲廢古醫學者以爲此亦國家圖強百度維新之應有事以我所知日本明治以前亦行中醫迨明治勵行新政醫藥界乃根本改革完全取法西洋甚至破棄中藥燒燬醫書絕不稍留餘地論者以爲其維新之成功此亦有力然欲以同法施之吾中華可乎否乎則頗費商榷也

我以爲中醫之弊在數千年間一成不變而中醫之有價值在數千年間之閱歷功深正不少精確處凡應驗良方莫不爲名醫窮智竭慮之作故可謂國粹的而非偶然的研求國學者每覺中醫學之可寶誠以其中有的確不磨之論理間有衛生方法與西洋所現行者相脗合也若徒以其舊而全廢之則將昔人所閱歷者掃盪盡淨喪失國粹豈不可惜乎若日本則本無

所謂醫學其舊醫學由我國傳入不能謂爲彼之國粹況非其國粹則自無保存之必要其舍舊而謀新也固宜然彼邦至今尙有漢醫爲一部分人民所信賴則非絕端排斥漢醫也又可知而謂吾中華可廢除國粹所在之舊醫學其可乎哉且西洋醫學至十九世紀而始發明而中醫則數千年來之舊物不能謂西醫皆善而中醫皆不善又事理之極明者然則古醫學果當保存乎曰是在舍短取長汰其糟粕留其精華斯得之矣

吾國人心理約分新舊兩派而新中有太新者舊中有太舊者太舊與太新各迷於一往各趨於極端如水火之不相容冰炭之不能合實則意氣用事爲感情所驅役俱無當於事理也吾觀於今之醫界亦不免此弊欲保存舊醫者泰半爲固陋之中醫生其心理以中醫爲萬能而以西醫爲詬病實則奉一部湯頭歌訣爲圭臬呆用舊方不知其他世界醫學之趨勢如何更不問聞也欲廢舊醫者泰半爲淺嘗之西醫士此輩徒學西醫之皮毛學識經驗兩不足取而驟侈然曰中醫陳腐當廢除之而將其有價值處一概抹煞焉此二者皆一得自封儼如對敵遠不足語於正當之競爭欲求醫學之進步其可得乎故不以中醫前途如何可臻於完善爲解決之點則拘守者迂腐厭棄者浮躁兩失之也

愚見以爲古醫學理當保存要在得其法耳其一須去其腐敗存其精華所謂腐敗者卽種種

粗劣穢濁之藥品而與衛生之道相背馳者也。其事繁重。姑置不論。其二、須用科學的技術化驗中藥。務使每一藥品明析其成分。斷定其功用。與生理作用相合否。又集數種藥料為一藥劑。則須研究各分劑之量。是否適中。有過與不及之弊否。凡此疑難之點。如一一得圓滿之解決。則中醫正不嫌其舊也。且我國領土廣大。特產藥材甚富。頗有為泰東西所無而功用特著者。是當利而用之。烏可棄置耶。誠能去舊醫之短。採西醫之長。折中至當。則我國醫學。行將雄飛於世界矣。

古醫說之不正確者甚多。如癆瘵重症也。宜如何鄭重醫治。慎其飲食起居。而習俗則以童便治之。視為靈方。其穢臭而害衛生不顧也。又如以犀角羚羊角等堅硬異常之物。為退熱之主要藥劑。往往貽害病者。而中醫迄未悟其非。如謂癆蟲六足而能飛。殊屬不經。且有託醫者意也之說。以藥名牽附病理。如以陳皮桂皮等皮補脾虛。以石類壓氣。以金屬寧神等。皆穿鑿附會。不得為正當之醫治法也。其他種種診斷法。欠缺亦多。往往危難重症。無特別之驗病器具。此可為病者危也。故欲保存古醫學。當先廢其謬說。去其弊端。補其缺點。宣其精蘊。然後有當於事理。中西醫界諸君。當不河漢斯言。

論醫學課本之輯譯

唐乃安

學術之流通。以迻譯爲媒介。亦近世一種公例也。日本人有恆言曰。帝國維新之業。首賴譯書。吾國淸季。政界通人。有鑒於此。故光緒丙丁之際。對於譯書。亦視爲要政。惜遭變故。猝焉中止。然此後學界中。雖乏提倡。仍視爲救國之要圖。或直譯西籍。或轉譯和文。而新學課本。遂陸續出現。然核其種類。不外乎政法歷史雜文之屬。並非文明國所視爲正當切要之科學。以理化格致之學。尙付闕如。而醫學一科。更鳳毛麟角矣。何也。醫科必注重物質上實驗。與理化格致有密切之關係。且對於吾人之生死存亡。更有直接之關係。非僅如政法史文之僅尙理想。故對於醫學譯本。便又畏難而無所措手矣。

雖然。試迴顧教會中來華傳道醫士之撰著。尤足令人忻慰。故特舉鄙人平日調查所及者。不辭煩贅。表列其目。咸豐中葉。英國醫士合信氏在粵之著述。有西醫論略。內科新說。婦嬰新說。全體新論諸書。是爲醫學譯本之起點。繼起者美國醫士嘉約翰氏。有化學初階。體質窮源。體用十章。割症全書。西藥略釋。婦科精蘊。內科全書。內科闡微。炎症新論。裹紮新法。眼科撮要。花柳指迷。皮膚新篇。衛生要旨。英漢藥名表諸書。他若江南製造局傅蘭雅氏。與吾國趙元益氏合譯之西醫大成。內科理法。法律醫學。儒門醫學。濟急法。保全生命論。而尹端模氏又有醫理略述。病理撮要。兒科撮要諸書。直至光緒辛庚之際。英國醫士洪士提反氏。有萬國藥方之著。綜計七十年已來。陸續出版。流行學界之醫書。洵繁且博矣。顧何以吾國醫學。篤守古法。無從改良如故。西國醫術。社會未能信用也如故。殊爲吾黨所百思而不得其解者矣。

鄙人竊以爲一般作者之主義。大都不外乎開通風氣。灌輸智識。又藉以表白其博施濟衆之隱衷。並非爲推廣學術起見。希圖預備正式完整之醫學課本也。然果欲達正式完整之目的。則對於譯輯。鄙人不揣冒昧。姑假設簡例。（一）規定準確名詞。編輯醫科辭典。（二）特別集合團體。專擔譯輯責任。（三）博採現行原著。彙訂完全系統。（四）籌辦充分經濟。供給譯輯開支。具此四端。庶幾成立。雖然。就吾黨現象而論。其種種爲難情形。爲鄙人所預料者。請約略陳之。名詞者。譯輯之元素也。舊訂之不敷應用。杜撰之莫衷一是。種種弊端。豈勝枚舉。試問規定名詞。吾黨有何能力乎。吾黨同人。既散處四方。對於社會。各擔應有之職務。設其間一般放棄職務。專任譯輯。於箇人事業。社會利益上。當有何影響乎。歐美醫學。隨各科學之潮流。而日益進步。故教授資料。大都推陳出新。未嘗固定。現行新著。何法蒐羅。且所謂完全系統者。必具有Physics 物理 Chemistry 化學 Biology 活物學 Histology 人體組織學 Anatomy 全體學 Physiology 體功學 Materia Medica & Pharmacy 藥劑學 Pathology 病理學 Therapeutics 藥性學 Medicine 內科 Surgery 外科 Midwifery 產科 Forensic Medicine 法醫學 Vaccination 牛痘科 Hygiene 衞生學 Mental Diseases 神經病科 Tropical Diseases 熱帶病科 Diseases of the Eye & Ear 耳目科 Bacteriology 黴菌學諸部分。始克有濟。果爾則手續既不勝繁重。時間又期諸遼遠。完全出版。當卜何時。綜之名詞問題。是爲第一難關。已無從下手。至經濟一端。更奚俟鄙人喋喋爲哉。雖然鄙人對此。猶非全然失却希望也。試借一籌聊供甄採。(一)先采購現行醫學辭典。◎由吾黨陸續迻譯。訂定時間。完全告竣。先行出版。以備應用。(二)譯輯責任。由吾黨酌量分任義務。各盡所長。(三)全稿既竣。宜再訂彙齊。審定手續。(四)具此三端。則經濟問題。可免重大擔負。事既簡而易行。功應期諸速奏。勉竭區區。用質吾黨。

按譯輯醫學名詞之事已經中國醫藥學會江蘇省教育會博醫會與本會會同進行閱者請參觀紀事欄　編輯員注

中西醫學之沿革

俞鳳賓

凡一學術之發達必由漸而生其初恆受天然之驅策以成其胚胎之形繼以人事之需求則苦思冥索之士人乃為殫心竭慮之研究最後益求精進於是舍理想之推測而為實際之講求至此而學術始見其成立他術如是醫學亦然原夫狉獉之世鴻荒初闢民智未啓人受風露雪霜之侵以有疾疫病痛之苦以為造物降殃罹茲災難故欲求多福不得不還以乞諸上蒼是其時降福降殃悉以委之天帝固無所謂醫學也其後世愈進而民智日啓則知疾病或不盡由於天譴而祈天或無益於災殃於是岐黃術興素問以見左氏傳為六氣六疾之說史記有六不治之言循是以降談醫術者多喜為形而上之之論凡此皆足證上古以來醫學之研究恆囿於推理而已也迨近世物質文明日進而醫學亦因之勃興學者立說悉本於科學的觀念而不慢為理想的武斷積以歲月以有此日其由來固有自矣由此觀之處今之世講學術而求知其所自興則非有歷史上之研究不為功爰攷古史而略述醫學源流之大概

中國醫學源流

神農嘗草究脈岐伯典醫療病為中華醫學之發軔俞跗割皮解肌洗腸湔胃扁鵲望氣知疾砭石礪針倉公善決生死巫彭始製藥丸和醫聞淫生六疾之理緩氏有病入膏肓之談皆古

之良醫善攻腠理者漢有二醫聖一曰張仲景博通羣書而善治傷寒一曰華陀精鍼灸刳割之術昔用痲醉刮骨縫合諸法者晉之王叔和皇甫謐皆沈靜而精於醫隋之孫思邈學殫數術唐之王燾去鍼取灸宋有通貫難經之術者龐安時也啓發內經之祕者錢仲陽也夢悟醫理者許叔微也善守法度者嚴用和也金有好用涼劑之醫劉守眞與張子和也資性高奪之李東垣酷類東垣之羅天益該博羣書之成無已學參性命之朱震亨志在澤物之戴原理皆元之良醫也明代李時珍之廣增草本吳又可之發明瘟疫亦有功於世之醫家淸之醫有達而且仁者葉天士也用藥如神者徐靈胎也鉤深索隱者陳修園也幽閑恬淡者尤在京也改良舊醫者王勳臣也首先游歐習醫者黃綽卿也首先繙繹醫書者趙靜涵也近世交通便利游學歐美日本得活人之術而返國者更僕難數又有歐美人士之僑華者立醫院編醫書今之因此畢業者亦復不少第望不棄國粹不等市儈則增祖國之光造蒼生之福當媲美前賢也

外國醫學源流

西洋醫學以希臘國之歇撲克拉斯 Hippocrates 氏爲鼻祖氏生於紀元前四六〇年卽周貞王九年歇氏不僅區別疾病之種類提倡臨牀之實驗抑且證明醫業之高貴旣不可居奇

射利又不當祕術欺人其後亞歷山大之世埃及剖尸之學流傳於歐洲臟腑之部位形式得見其眞紀元後二世紀有梭雷納斯 Soranus 者首著婦科有瑕雷 Galen 者研究解剖生理自十世紀至十三世紀亞拉比亞之醫學流入歐洲自十二世紀至十五世紀外科之學勃然興於意大利法蘭西英吉利一四九〇至一五四一年派來賽式斯 Paracelsus 排斥舊醫建樹化學十七世紀哈維 Harvey 發明血液循環之理弁迺 Bennet 著作虛勞肺病之書雪維思 Sylvius 精化學而兼病理惠利司 Willis 治解剖而兼化學十八世紀中精藥物學者霍夫孟 Hoffmann 也攻病理解剖者毛蓋尼 Morgani 也其時維也納 Vienna 城中醫學之緒延綿不絕今日實際之醫胚胎於此也洎夫十九世紀巴斯德 Pasteur 與郭霍 Koch 細菌學之健將也派克司 Parkes 與李却生 Richardson 衞生學之鼻祖也近世歐立區氏 Ehrlich 精於化學專攻免疫之理發明六百零六其爲醫聖無待贅言今西洋醫學之盛實由於精益求精實事求是其歐氏之遺訓使然歟日本向無醫學初習漢醫後宗德派

中西醫學之源流既已略述如上反而觀此兩系發達之程序則慨然不能無所感矣中國學者不競學術衰敝而醫術爲尤甚談醫之士或以見地不高祕其一得之長而不樂舉以示人則研究縱有心得而致用祗限一身無普濟衆生之願無集思廣益之功幸則及身行之而有

效不幸則誤於自信而無成或以科學知識之乏缺而專恃理想之虛構以意爲之以誤傳誤毫釐千里如人命何或以門戶之見排斥異己不知道可並行而不悖理有雙解而俱通意見用事者每置病者於不顧徒詬藥石之無靈今者歐風東漸學派頻增吾醫家亟宜認定方針以保存正確之國粹而吸收新穎之學理合今古之長匯中西之美陶鑄於一爐集成以壽世則中華醫學之革新其在斯乎其在斯乎

北京中央醫院之緣起及規畫

伍連德

吾國醫學遲滯。無可諱言。全國之中。稍覺完善之醫院。均爲外人所創設。北京首善之區。中外觀瞻所注。求一美備之醫院。亦不可得。當前清季年。東省鼠疫盛行。死亡六萬餘人。旋經救止。當局方悟新醫之急須謀進。業經鳩集鉅款。先就都門建一模範醫院。旋因革命風潮。捐款復散。民國成立。建設伊始。羣以醫學必先改革。無如守舊人物。盤踞要津。庶政均呈黯淡之象。何况醫學。醞釀直迄去冬。始由周君緝之、曹君潤田、施君省之諸君發起。在京建設中央醫院。當時在中央公園開籌備會。卽日經衆認捐十餘萬元。並由內務部撥地址。建築由美國沙德河工程公司承建。雷虎公司標領構造。於本春動工。所有建築材料。純用中國啓新公司之洋灰。及漢冶萍之鐵器。惟窗戶、門匡、瓦椽選用木料。以保火險。現已蓋至房頂。明年夏季定可完全落成。秋日卽能開辦。茲將所規畫之內容。分列陳之。以供存注者之瀏覽焉。

一　地址在北京阜成門大街帝王廟隔壁。阜成市場舊址。地基寬曠。空氣清佳。東可憑眺景山。西可遠臨西岫。

一　房式中橫一段。兩頭作乂翼形。寬約二十六丈。深約十丈。高約六丈五尺。大門向南。倣美國極新醫院。構法期適中國之用。計分四層。

第一層、東隅於翼角之間爲尋常出入之處。掛號室在焉。中有引道。寬八尺。可達西隅。引道之南分男女候病室。可坐二百人。挨過爲內科室、皮膚室、產科室、牙科室、消毒更換沐浴室、電氣摩挲浴室、存儲室、西餐廚房、大廚房。（可供給二百人之膳）引道之北。分藥劑室、藥儲庫、外科室、綁帶室、眼科室、急需手術室、急需試驗室、熱汽管並裝煤室、愛夕電光室、撮影室、看護室（可住四十人）中與廚房相隔之室爲膳堂。第一層安設有三處樓梯、一自動升降電機。

第二層、大門朝南。進內爲客廳。東邊爲事務所。西邊爲總梯。過引道座北爲會議廳、辦公廳。東半段設二等病室三間。每間住二人。附設有沐浴之室。翼角處爲三等模範病區。可容二十五人。該病房之側爲曝日室、浴室、濯穢室、存儲室、試驗室、小廚房、（可通下大廚房傳遞食品）隔離室、（爲病危者移住）正看護室、（專管此段）西半段所有設備。與東半段無異。

第三層、客廳之上。向南之處爲頭等病室。每人一室。其中設備周全雅緻。較之外國客寓有加無已。外有晾台。過引道。中間爲手術區。計分正看護室、更衣室、蒙藥室、洗濯室、消毒室、手術房（西北闢兩大窗）候醒室、東西兩半段亦爲二等三等病室。與第二層相同。

第四層、兩翼角爲大晒台。周圍種植花卉。以爲應需陽光。醫治之病人由電梯而上。在此常曝。居中有六間頭等病室。東半段爲院長及醫員住室。西半段爲試驗微菌室。化學製藥研究所。

全院之中滿設熱水汽管。廚房烹調均用汽力。廁所盥濯悉安水洒器機。統計建築費約需十五萬元。器械藥料約需十萬元。頭等二等三等病室計可容納住院養病者一百五十人。餘地尚多。另日可以籌築。需用醫員遴選留學各國及中國畢業者。看護能佐醫員所不逮。尤必擇良。現已預派數人在各完全醫院經習。以增學識。如能酌用女看護尤佳。中國頗多特別病情有用藥料。擬聘二三專門西人互相研究。期可發明奇疑病症。製成可用藥材。種種設備。期臻盡美盡善。以副模範名實。吾國各界熱心公益者。頗不乏人。由京提倡於先。則各人士必克接踵於後。庶幾醫學昌明。可與列強並駕矣。

公衆衛生學之綱領

俞鳳賓演講
葉蓁速記

公衆衛生之界說

人與人相羣豈能老死不相往來實有聯帶之關係存乎其間也故研究衛生必非各人門雪自掃卽能得完善之效果宜注意於一羣之衛生公衆衛生卽所以謀一羣之幸福保公衆之康健者也

公衆衛生之成績

人民不知公衆衛生爲必要初欲行之難免阻礙然能日臻完善者有可驚之成績在也茲就西洋調查所得之成績揭櫫於後有提倡之責者觀之其亦憬然而悟躍然以起歟

欲知公衆衛生有效無效須覘成績而致察三種調查也

(一)加增平均年齡　得少數人之遐齡未足謂公衆衛生之優點亦無補國家於萬一欲求種族團體之鞏固必以加增平均年齡爲急務

人類平均年齡隨文明程度之高下而分長短蓋文明程度愈高者其衛生之道必愈注重也

西洋之平均年齡

十六世紀　十八至二十歲

十八世紀　三十歲

十九世紀　三十八至四十歲。(瑞典國一八九一至一九〇〇平均年齡五十一歲)

觀右表可知西人注重公衆衛生而其平均年齡之加增異常迅速卽可知其享上壽者之多。夫人歷世愈久經驗彌豐其經營事業啓迪後進必大過於人是其影響國家爲何如乎。西人平均年齡如是其增加而印度於一九〇一年僅二十三歲吾國且無確實之調查不可得知當亦不能較勝印度也開化最早進化最遲詎不大可羞哉。

(二)減少死亡總數　西人於戶口之多少增減異常精密故能得確實之統計吾國則未足以語此也茲以各國之報告列爲左表。

地名	時代(西歷紀元)	每千人之死亡總數
倫敦	一六八〇	五〇・〇
	一七八〇	四〇・〇
	一九〇五	一五・一
柏林	一七五一至一七八〇	三九・三四

	一八四一至一八七〇	二八・七八
	一八七一至一九〇〇	二六・二三
美國(都會中之白種)	一八〇四至一八二五	二四・六
	一八六四至一八七五	二三・四
	一八八九至一九〇一	二一・〇
紐約(白人)	一八八六	二五・九九
	一九〇八	一六・五二

(三)減少傳染病之死亡總數　傳染病菌爲人類之勁敵。非特減少人口。竟能漸滅種族。西人研究撲滅之法而日漸減少成績列左。

病症	地名	時代(西歷紀元)	每十萬人中之死亡數
傷寒症	亨堡	一八八〇至一八九二	三九・七
		一八八九至一八九九	七・二
	苗熱	一八五六	二九一・〇
		一八八七	一〇・〇

	勞蘭	一八九二	一〇五・〇
		一八九六	二二・〇
天花	普羅士	一八四六至一八七〇	二四・四
		一八七五	一・五
黃熱病	哈佛那	一八七〇	三〇〇・五
		一九〇一	〇

西人之對於傳染病也犧牲性命以研究之。（如哈佛那之黃熱病爲害殊烈、而莫知其因、後有醫生、親處其地、竟爲毒蚊所吮、患黃熱病以死、遂發見病因、於以知撲滅之方焉）故其成績斐然可觀。

公衆衛生之範圍

公衆衛生關係人類既如是其大。成績又如是其優。吾國之公衆衛生。復如此其幼稚。豈可不急起直追。冀與歐美同享幸福乎。然欲研究公衆衛生。宜先定其範圍。公衆衛生之範圍可分三類。

（甲）關於國家者

(1)禁港　當此交通時代。傳染病之散佈甚易。故於異地人民入口時。宜詳加攷驗。有無疾病。俾免傳染。如有疾病。宜暫爲逗留阻止其進行也。

(2)禁烟　吾國人嗜吸鴉片。宜速行禁絕。

(3)水陸軍衛生　軍隊艦隊之飲食起居。與居民異。最易傳染疾病。吾國水陸軍衛生。雖已初具萌芽。更宜格外注意。否則一旦有事。殊難效命疆場也。

(4)調查人口　吾國人口無確實調查。爲一大缺點。致各種手續。因以不能實行。

(5)生死統計　人口之總數既得。則生死統計。亦爲要務。

(6)製造痘苗血清　二者爲國民不可一日或缺之藥品。現皆仰給於他國。一旦斷絕。則祇可坐以待斃耳。是宜先爲預防。由政府製成而專售也。

(7)醫生藥劑師之註册　醫生及藥劑師關係人民之生命。吾國往往有不解醫理。輒懸壺問世。傷人生命。良可慨也。是宜由政府攷驗而定去取。

(乙)關於一省者

(1)檢查旅客　最宜注意者。爲傳染病。

(2)檢驗貨物　如有不衞生之物品。不能任其轉運。倘能消毒。以免病菌之繁殖。尤爲妥法。

(3)死因之統計　施預防疾病方法之先務也。

(4)學校之衞生　光線之合否。空氣食品之良否。桌椅之精粗否。皆宜注意。

(5)職業之衞生　宜觀其職業之難易而定其工作時間之長短。其有傷身體者。并宜注意於預防之法。

(丙)關於地方者

(1)建立傳染病院　隔離傳染病人。使不散播。

(2)清潔街道　使黴菌不易發生。

(3)掃除糞穢　宜注意其搬運之遲速及方法。

(4)醫生之攷試　以免魚目混珠而草菅人命。

(5)水政　飲水不潔。最易傳染。水多則便於掃除汚穢。

(6)建築衞生　如造屋宜合法。窗牖宜有標準。

(7)檢查肉食　以免細菌與寄生蟲之傳染。

(8)檢查牛乳　在西洋甚爲注意。吾國每飲牛乳。必煑至沸度。故細菌均除。

(9)痨病之預防　此爲地方上之要務。宜用印刷品散布四方。或請演說員分期宣講。
(10)佈種牛痘　天花可懼。惟種牛痘者免之。宜設法佈種。或籌款施種。不取分文。亦爲普及之一法。
(11)撲滅花柳病　維持社會之道德。禁不正當之營業、小說、灘簧、與戲劇。
(12)保嬰兒扶老者　地方上宜提公款。或由捐款。實行扶幼安老之舉。
(13)組織研究細菌機關　衛生要道。大半由細菌學家之研究而得。
(14)組織救火機關　火災可懼。宜先事預防。
(15)驅除一切便藥以及秘製藥品　所以杜絕欺人惑衆之事業。

總之地方之公衆衛生。宜視地方之缺點而增減。不可謂伯莽三矢。盡於是也。

公衆衛生實行法

實行公衆衛生。先宜具三要素。曰權力。曰經濟。曰人才。三者缺一。必無優良之效果。吾輩略具新智識者。宜助政府而爲之。然其入手方法。殊非易易。茲舉其應行注意之端於左。

(一)灌輸衛生知識。(二)造成輿論。(三)得社會之信用。(四)以身作則。(五)事前事後之調查。而求其結果。

以上諸端。皆行公共衛生所宜注意者。而以學校入手爲最佳。逮乎稍有把握。則預備經費。亦其先務。蓋事事仰求於人。而全屬義務。必減少其責任心也。

今夫衛生家之慈善事業。宜與向之所謂慈善家異其志趣。與今之進化家殊。舊派慈善家之主張。救恤貧困是也。進化家之事業。汰其劣而植其優也。而衛生家以執中爲貴。救人類之疾病。保社會之康強。以助人爲要務者也。提倡衛生。在矯正社會之弱點。宜與教育並進。前既言之矣。然言之匪艱。行之維艱。一舉手、一投足、而阻力來矣。當其事者。非具熱心毅力。必無成效之足云。有志竟成。宜盡吾力而行之。肩斯任者。舍吾輩其誰哉。

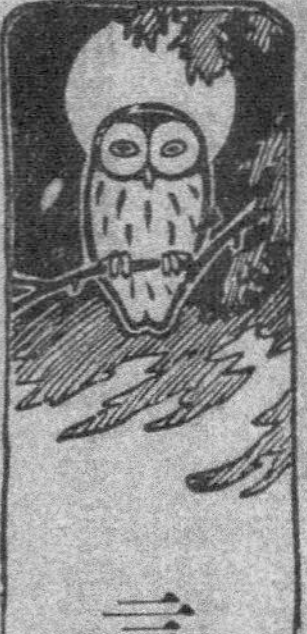

言論

警告嗎啡之危險

伍連德

此篇係本會與博醫會於本年一月間同時假廣東省垣開會時本會會長伍博士連德在塲演講嗎啡危險問題頗資警覺。茲特詳爲紀載以供本會會員及留心烟禁者之參考焉。

本年爲中國脫離七十五年烟害之期。屆計中英十年條約屆滿之期卽在三月。無論廣東江蘇最後肅清之省當行禁絕。卽上海各租界禁運禁售禁吸亦宜實行。迴憶十載之前中外同聲無不以鴉片爲我國家滅亡之兇器。今幸轉瞬屏絕。欣慰奚如。惟難保奸商遠無私販情弊。苟失覺察。仍恐烟毒綿延不絕。查廣東烟膏每兩値價十五六元。各省尤有昂貴者。利令智昏。若輩祇知圖利。遑恤害人。調查私運之途在俄國、土耳其斯坦、西伯利亞三處爲最盛。深望我政府振刷精神。設法絕其來源。不使再流入中國。庶全國鴉片之害可以禁絕矣。吾知此時舉國人心咸相額手以慶曰烟害將次肅清矣。不知猶有甚於鴉片之害者。接踵而至。苟不急於痛除。為禍更不知伊於胡底。此物維何。即鴉片之精。嗎啡是也。常覽報告。近來嗎啡之入中國者日多一日。且就出產嗎啡最多之英國而論。英國製此嗎啡之藥廠。計有三處。一在倫敦。二在愛丁堡。將英國遞年農商報告表而揭曉之

一千九百十一年（即宣統末年）由英國出口嗎啡二十萬〇八千五百四十兩。合五英噸半。即九千八百四十一斤。

一千九百十二年（即民國元年）出口嗎啡二十七萬六千五百七十二兩。合七英噸半。即一萬二千一百一十四斤。

一千九百十三年（即民國二年）出口嗎啡四十萬六千一百五十四兩。合十一英噸餘。即一萬九千一百七十六斤。

一千九百十四年（即民國三年）出口嗎啡五十萬四千零二十兩。合十四英噸。即二萬三千九百七十九斤。

照此遞加。則前年去年極多出產嗎啡。將有十六英噸之譜。所用以入藥者每次極多半釐。乃竟售至十餘英噸。令人駭聞孰甚。買賣嗎啡吾國本有嚴令。凡有進口。海關即須緝獲。而此物竟遍佈中國。果何原因。蓋為英國售賣嗎啡。一出口岸皆由日本商人經理。嘗調查日本所需

中国近现代中医药期刊续编・第一辑

鴉片以配藥者。每年統計祇須十箱。每箱約一担。十箱合一千斤之鴉片。一百斤之嗎啡。一千九百十一年。英國售與日本之嗎啡一英噸〇半。約合二千五百斤。十四年竟增至十二噸。約合二萬餘斤。日本東京有一藥廠。專代倫敦藥廠經理嗎啡。據查一千九百十三年東京代理處收到倫敦藥廠嗎啡二英噸半。愛丁堡二廠二英噸。德國一英噸〇三。刻全年嗎啡計入日本六英噸餘，均由郵務局遞送而來。製造大宗嗎啡機器。爲費頗巨。故日本德國尚少此機。出產最多者。即在英國三處廠場。更查此物寄入日本。則將其分別配裝。記號標題。種種假名藥品。分由大連、安東、台灣。寄入中國。大連各藥鋪均存有嗎啡。自不必論。而各種負販日人亦多有夾帶此物。海關警察難於干涉。中國不肖奸徒與之秘密授受。裝置藥針。或在勞動者聚處。或下流旅館各處注射。中國人民犯此而就破獲者。尚有兩年禁錮之罪名。而日本人販賣者則不能與以相當之處罰。可憾殊甚。嗎啡之害。人盡知之。乃竟明知而故犯之。南洋星加坡汕頭等處。罹此患者實繁有徒。鄙人於此五年之中。常見東三省人民受此荼毒。尤難勝計。在哈爾濱屢罹法網之徒。在監獄中每百人不啻半數射此毒藥。吉林、長春、黑龍江省垣各地方窮而爲丐者。入冬則凍飢而斃者。年以數千計。無非此癮所致。查此業日盛之由。因注射嗎啡需費較廉。而抵癮且尤神速。而售此者入款甚豐。故計在英國每兩嗎啡之價不及五元。售入中國可値五六十元左右。以民國元二年而論。日本在中國嗎啡一項。可得一千餘萬之盈餘。現山東地方近兩年亦大受此影響矣。該處人材本極強碩。亦中此害。尤爲可憫。

今宜如何設法而芟除之。當從前發起禁烟時。我醫界中人對我政府大具熱誠。而盡佽助義務。若此嗎啡不急起協力驅除。不幾前功盡歸泡影。使我全國愈成萎靡之人種乎。查海牙萬國禁烟會條約一千九百十一十二兩年之間。並十三十四兩年在海牙計開會三次。首會爲中、德、美、法、英、意、日、荷蘭、波斯、葡萄牙、俄國、暹羅、十二國。簽允互相嚴禁鴉片、嗎啡、高根、及同等害之毒藥。次會則地球上四十六國。而到會簽允竟有四十四國之盛。不意三次之會。中、美、荷蘭、同意積極進行。而英國當次會時其代表已允。及此未諳因何而存觀望。倘英國當時始終完全應允。則此數年何得任意製賣。我中國何致鴉片之害未除。而嗎啡之害旋至哉。茲將首會海牙條約中第九條第十四條。專爲取締製賣嗎啡各毒藥。重申之。其全文載在宣統條約。

第九條云。締約各國應頒布法律或章程。以施諸製藥業。限制嗎啡、高根、及其化合質料之製造售賣使用。但可供醫藥正當之需。其已有法律或章程以規定本條所指事項者。不在此例。各國並應彼此協力。以阻止此等藥物之供他用。

第十四條云。締約各國應施行嗎啡、高根、及其化合質料之製造輸入售賣輸出一切法律及章程。

甲　施行於藥料鴉片。

乙　施行於一切調藥品內含嗎啡千分之二以上或高根千分之一以上。（凡在藥鋪中及不在藥鋪中並所稱戒烟藥一併在內）

丙　施行於安洛因及其質料並內含安洛因千分之一以上之調藥品。

丁　施行於新出品之從嗎啡高根及其化合質料中取出者。或其他從鴉片中取出之要質。此等物爲科學所發明。大概須經公認。能傳播與鴉片相等之痼習。並有同一之害人結果。

設當日能實行此條約則製造買賣取締極嚴安有目前困難之景象深惜逾時未允歐洲之戰爭發生。未克繼續進行。致不特中國受嗎啡之毒害。且影響於各國戰地矣英法各國正在嚴厲取締。不准軍士私用嗎啡。高根注射。英國亦已有令禁止鴉片入伊口岸。如果成爲事實。英國缺乏嗎啡原料則出產無多。中國免被其害。況中國若按海牙條約限制買賣使用各法。而行禁止嗎啡。亦非難事。因嗎啡爲禁品。一般人均已週知。不若從前之鴉片儼然營業上之一種貿易。且政府亦有能力禁止外人不得異詞。卽英國亦本不許隨意售賣。果使法律章程辦理適當。則用此嗎啡者均爲正當醫藥之需。私相買賣者。則無自啓其弊竇矣。

我政府固亦早佈此項章程。聞由海關修正。但其中未盡完全。而有缺點。恐未能臻成效。且對於正當醫藥之用。遇事拘牽。轉令營私者遂其奸計。如宣統二年十二月所訂禁運高根章程云。禁止在中國製造高根及刺高根之藥針等器。除外國醫生外國藥鋪及各省地方醫院軍醫醫院軍醫並各項醫務學堂。其餘華洋各人一概禁止輸運進口云云。若按此辦法。是永使中國無製藥及製藥用器械之權利。且無論中國人在各國留學醫道如何優長。均無從覓嗎啡高根及藥針以救人生命。直視此射針爲殺人兇器。抑知醫療新法。由於肌胭注射者多借重此針。不知取締。無怪醫生及正當藥鋪反見其掣肘耳。茲有二事要求同會贊成。一請政府迅即除此嗎啡危險。當從根本上剷除。於出產售賣之處。絕其來源。二請政府將舊章程修正。嚴定法令。以取締製賣嗎啡高根各毒藥。且條約上已有成文。可以採擇而行。我兩會務宜全體協力佽助。以求達到淨除嗎啡爲害之目的。所惜者中央猶無專管醫學機關。若已成立。對於以上所言種種事實。尤易企圖。深望各會員於此問題提前討論。積極進行。无任切盼。

傳染病一夕談

王完白

傳染病之所以能傳染。昔人多不得確解。近今細菌學大爲昌明。乃將從前黑幕一概揭開。大凡危重之症。詳究其原。幾無不因感染病菌所致。故細菌學在醫學中實佔最高位置。茲依細菌學之理。略述傳染病之大意如左。

一傳染病之種類　醫學書上所記傳染之症。約四五十種。惟中多不常見者。據英國紐約衛生局章程所列。則指定二十四種。吾國政府今春新頒傳染病豫防條例。乃根據日本法律。規定八種。卽

(1)虎列剌　(霍亂)　(2)赤　痢　(痢疾)

(3)腸窒扶斯　(傷寒)　(4)天然痘　(天花)

(5)發疹窒扶斯　(瘟熱)　(6)猩紅熱　(紅痧)

(7)實布的里　(白喉)　(8)百斯篤　(鼠疫)

以上皆常見之急性傳染病也。尙有慢性者多種。爲害實更甚於急性病。如肺癆梅毒等症皆是。

二傳染病之危險　人類病敵雖多。然蔓延之速。死亡之衆。未有如傳染病之劇烈者。試舉百

斯篤一病言之。西歷一千三百年。歐洲大疫。歐人死於此症者四分之一。又一六六五年。倫敦大疫。死者達七萬人。數年前吾國滿洲之役。死數亦五萬有餘。然此猶急性之症。盛行於一時而不久卽消滅者。若慢性之傳染症如肺癆病。則死亡之率佔全世界人類死數七分之一。僅就吾國計算。每年死於肺癆者在八十五萬以上。較滿洲難逢之疫。死數尚增十七倍也。可不懼哉。

三傳染病之原因　舊時科學未興。疫癘之來。人皆諉之於天災鬼祟。今日得細菌學家之苦心研究。已確知傳染病之原因在細微已極之病菌也。今請略言細菌之形性及處置之方法。

甲形狀　有球形、桿形、螺形各種。小者長約一英寸十二萬五千分之一。甚至一針尖之微。可容細菌百萬也。

乙性質　其發育必在潮濕、幽暗、温熱之處。孳生極易。以裂體法一化二。二化四。以至千萬。如虎列刺病菌一分時一枚可化生二萬枚。

丙檢查　須用染色法。置千餘倍之顯微鏡下。始能見之。若欲察其動作。可用育質培養法。及動物接種法試驗之。

丁殺滅　普通用熱力及藥力二種。蓋細菌不耐高熱。大概經沸度後卽死。藥物則石炭酸。昇汞等。皆足毀滅之。

四傳染病之媒介　傳染病發生於病菌。已如上述。而病菌之何以進入人身。則必有下列各物爲之紹介。如蠅能傳染霍亂、瀉痢、傷寒等症。蚊則黃熱症、瘧疾。蚤則鼠疫。虱與臭蟲則再歸熱症。又咯痰之於肺癆。指甲之於眼病、皮膚病。皆絕好之媒介物也。餘如公共用物之手巾茶杯等。及病人之用品。不潔之飲食。均易傳染疾病。例如日本某玩物舖主人。身患梅毒。彼售喇叭於孩童。多先爲試吹。其結果有一百餘之孩童。由其吹過之喇叭感染梅毒云。

五傳染病之豫防　約舉四條於下。

甲隔離　病者務必獨居一室。禁止親友探視。衣食器用。愼爲分別。勿與家人通用。護病者進出病室。須更換衣服。并以藥水洗手。若工場學校等公衆處所。發生急性傳染病。應立卽停閉。以免傳播。

乙消毒　病者用物。凡可經水者。均宜煮沸。笨重之器。則洗以消毒藥水。房屋則待病愈後。嚴封窗戶。以硫黃熏之。

丙接種　近時細菌學家發明多種敵毒素。當某病流行時。或接近病人時。可預爲注射。以抵抗病毒。理與接種牛痘相似。

丁衞生　大抵衣食清潔。則病菌無機侵入。身體健康。則雖偶遇病菌。亦多抵抗之力。故平時講求衞生。亦卽爲預防之法也。

六傳染病之治療　傳染病種類不一。療治之法。自不能以數言概括之。然既知其原因由於病菌。則僅依舊醫法之以寒熱風邪立說者。自難見效。細菌學上有各種敵毒素。療病血清等發明品。對某症則用某品。皆針對本症之病菌而發生效力。病菌既滅。則各種因病菌而起之病狀。亦皆隨之而退。傳染病之根本解決。蓋莫善於斯矣。

讀內經傷寒論之感言

宋健

世傳內經爲黃帝之書。年代湮遠。莫能稽考。春秋戰國中有扁鵲倉公者。均以醫術噪名於一時。而其治病方法。以及診察等術。皆莫傳。至漢季有張仲景氏著傷寒論及金匱。剖晰病理。幷詳療法。是爲言治療者之鼻祖。顧其議論多本於靈素。不能出內經之範圍。故世又疑內經爲漢代人之僞作。其實際究莫能明也。內經分十八篇。推測病機。不無通論。但嫌其多憑於理想。如臟象篇。以金木水火土五行生尅。比之心肝腎脾肺五臟。譬喻紛紜。居然言之成理。殊不知此外更有所謂膵臟者。掛一漏萬。則其說終亦不能圓滿。經絡篇分全身脈絡。爲一十有二。近據解剖實驗。人身幷無此種脈絡。其他空談臆測。尤爲不可勝數。仲景因襲其說。故傷寒論一書。其理論與之大同而小異。夫仲景以曠代之奇才。彼豈不知理想之難切於事實。顧醫道艱深。一人精力難探其奧。仲景富於經驗。創方立法。備極精妙。其所謂汗吐下三法者。卽近代西醫亦莫之能外。使後世更詳加研究。其善者因之。其空泛者更改之。簡略者補充之。則今日我國醫術昌明。久已冠絕於大地矣。乃後世不知精益求精。其下焉者不必論。其上焉者。輒奉內經傷寒金匱等爲金科玉律。以爲能讀是書。則醫道之能事已畢。更詡詡然持以驕人曰。遵聖經也曰、循古法也。嗚呼惑矣。夫科學與道學異。科學尚新。道學尚舊。故科學不厭精求。道學則千百年以上之陳言。可以遵守。科學尚博。道學尚約。故科學須博採旁徵。道學則恪守一家之格言。可以畢生受用。科學者爲人之學。藉辨論積累而始成。隨社會文明程度而進化。道學者爲己之學。無中外古今之別。無彼優此劣之殊。界線分明。不容淆混。今乃誤以講求道學者研究科學。拘守古法。不求精新。則宜乎漢法治病之無進步。且每況而愈下也。

湯山溫泉水化驗報告

此水化驗以炸挪塔林底性甚微。以百度之熱蒸而乾之。測定質被含之總數。約每百萬分含421分。

鹽礬質分析之成分

硫氰四（硫強礬類）	每百萬分	含	67.2分
氯（綠鹽類）	〃	〃	26.8〃
碳氰三（碳強礬類）	〃	〃	156.7〃
砂氰二（砂強礬類）	〃	〃	35.2〃

第二章　兩漢之醫學

第一節　兩漢之醫政（三國之醫政附）

漢書百官志公卿表。奉常屬官。有太醫令丞。

應劭漢官儀。太醫令周官也。秩千石。丞三百石。

後漢書桓譚傳。董賢風太醫令眞欽、使求傅氏罪過。

漢書王嘉傳。侍醫伍宏等、侍內案脈。

漢書貢禹傳。侍醫臨治。顏師古注、侍醫、天子之醫也。

漢書藝文志。侍醫李柱國校方技。

漢書百官公卿表。少府屬官。有太醫令丞。

太平御覽。少府太醫令丞。無員。多至數千人。

王應麟玉海。少府太醫令。太常復有令丞。蓋禮官之太醫。司存之所。少府之太醫。通乎王內。

漢書外戚傳。上官桀妻父所幸充國、爲太醫監。

按西漢太醫令丞有二。一屬太常。一屬少府。史不言其分置之由。以王應麟所言核之。其屬太常者。蓋如後世太醫院之職。其屬少府者。則如後世藥房官之隸於內務府也。至侍醫、乃承秦舊稱。當如後之御醫。而王嘉傳之侍醫伍宏。董賢傳又稱爲醫待詔。疑爲一官而兩名。又李杜國亦侍醫。而隋書載其官又作太醫監。疑亦以侍醫遷爲此職。如後之御醫升補院判之比。又外戚傳有女醫淳于衍。得入宮侍皇后疾。因搗附子合太醫大丸以飲皇后。霍光傳則稱爲乳醫淳于衍。師古曰視產乳之疾者。殆漢時又有此等女醫。同隸於太醫令。以備諸科之一。特史未詳其制耳。

後漢書百官志太醫令一人。六百石。掌諸醫。藥丞方丞各一人。藥丞主藥。方丞主方。右屬少府。

劉昭後漢志注漢官曰。員醫二百九十三人。員吏十九人。

通典。漢有醫丞。有醫工長。

徐堅初學記司馬彪續漢書曰。東平王蒼到國。病。詔遣太醫丞將高手醫視病。

後漢書方術傳。郭玉和帝時爲太醫丞。

裴松之三國志注。魚豢魏略曰。脂習除太醫令。與孔融親善。

太平御覽。典論曰。中常侍張讓子奉爲太醫令。

後漢書蓋勳傳。京兆高望爲尚藥監。

按東漢太常屬官無太醫令。惟少府有之。蓋視西京舊制。已有減省。而尚藥監一官。百官志亦不載。當卽西漢之太醫監也。

史記倉公列傳。齊太醫先診病。

按倉公傳有齊太醫。又有齊王侍醫。蓋漢世諸侯王國。其設官多準天朝。今並附識於此。又據劉昭補志注、引漢官所載。當時百官府皆有官醫員額。疑其人雖分隸諸司。而考選補用。當亦由太醫主之。自唐以後。其法久廢。惟清刑部設醫士二人。由院簡送。六歲一更易之。日稽其醫事之優劣。優者升吏目、劣者斥之。似與漢制頗爲相近云。

通典。漢太醫令丞。屬少府。魏因之。三國時醫政

第二節　兩漢之著名醫學家

一　前漢之著名醫學家

一　淳于意

淳于意曾爲太倉長及其家居人尙呼爲倉公司馬遷立傳不稱姓名而從世之所稱猶樗里子萬石君也○董份曰意傳尤奇奧非精方書不能解又曰其文亦古間有訛字○倉公傳中之醫案文簡古而理精奧非太史公所能況褚先生耶其詔問以下倉公所自錄上之史氏者太史公修飾之而爲之傳愚儒動疑醫案爲後出不知若無醫案何以見倉公與扁鵲同傳之意乎

太倉公者。齊太倉長。臨菑人也。姓淳于氏。名意。少而喜醫方術。高后八年。更受師同郡元里公乘陽慶。慶年七十餘。無子。使意盡去其故方。更悉以禁方予之。傳黃帝扁鵲之脈書。五色診病、

知人死生、決嫌疑、定可治、及藥論甚精。受之三年。爲人治病、決死生、多驗。然左右行遊諸侯、不以家爲家。或不爲人治病、病家多怨之者。文帝四年中。人上書言意以刑罪、當傳西之長安。意有五女隨而泣。意怒罵曰生子不生男緩急無可使者。於是少女緹縈傷父之言。乃隨父西上書曰、妾父爲吏。齊中稱其廉平。今坐法當刑。妾切痛死者不可復生、而刑者不可復續。雖欲改過自新。其道莫由終不可得。妾願入身爲官婢以贖父刑罪。使得改行自新也。書聞上悲其意。此歲中亦除肉刑法。意家居詔召問所爲治病、死生驗者幾何人、主名爲誰。詔問故太倉長臣意、方使所長及所能治病者有其書無有、皆安受學、受學幾何歲、嘗有所驗何縣里人也、何病醫藥已其病之狀皆何如。具悉而對。臣意對曰。自意少時喜醫藥。醫藥方、試之多不驗者。至高后八年、得見師臨菑元里公乘陽慶。慶年七十餘。意得見事之。謂意曰。盡去而方書非是也。慶有古先道遺傳黃帝扁鵲之脈書五色診病、知人生死、決嫌疑、定可治、及藥論書甚精。我家給富。心愛公。欲盡以我禁方書悉教公。臣意卽曰。幸甚非意之所敢望也。臣意卽避席再拜謁受其脈書上下經、五色診奇咳術、揆度陰陽外變、藥論石神接陰陽禁書、受讀解驗之。可一年所。明歲卽驗之有驗。然尙未精也。要事之三年所。卽嘗已爲人治診病決生死有驗。精良。今慶已死十年所。臣意年盡三年年三十九歲也。齊侍御史成自言病頭痛。臣意診其脈。告曰、君之病惡。不可言也。卽出。獨告成弟昌曰、此病疽也。內發於腸胃之間。後五日當癰腫。後八日嘔膿死。成之病、得之飮酒且內。成卽如期死。所以知成之病者。臣意切其脈得肝氣。肝氣濁而靜。此內關之病也。脈法曰、脈長而弦。不得代四時者。其病主在於肝。和卽經主病也。代則絡脈有過。經主病和者、其病得之筋髓裏。其代絕而脈賁者、病得之酒且內。所以知其後五日而癰腫、八日嘔膿死者。切其脈時、少陽初代。代者經病。病去過入。人則去。絡脈主病。當其時少陽初關一分。故中熱而膿未發也。及五分、則至少陽之界。及八日、則嘔膿死。故上二分而膿發。至界而癰腫。盡泄而死。熱上則熏陽明、爛流絡。流絡動則脈結發。脈結發則爛解。故絡交。熱氣已上行至頭而動。故頭痛。齊王中子諸嬰兒小子病。召臣意診。切其脈。告曰、氣鬲病。病使人煩懣食不下。時嘔沫。病得之少憂。數忔食飮。臣意卽爲之作下氣湯以飮之。一日氣下。二日能食。三日卽病愈。所以知小子之病者、診其脈、心氣也。濁躁而輕也。此陽病也。脈法曰、脈來數、病去難而不一者、病主在心。周身熱。脈盛者爲重陽。湯心主。故煩懣食不下。則絡脈有過。絡脈有過、則血上出。血上出者死。此悲心所生也。病得之憂也。齊郎中令循病。衆醫皆以爲蹷中而刺之。臣意診之曰、涌疝也。令人不得前後溲。循曰、不得前後溲三日矣。臣意飮以火齊湯。一飮得前溲。再飮大溲。三飮而疾愈。病得之內。所以知循病者。切其脈時、右口氣急、脈無五臟氣。右口脈大而數。數者中下熱而湧。左爲下。右爲上。皆五臟應。故曰湧。疝中熱。故溺赤也。齊中御府長信病。臣意入診其脈。告曰熱病氣也。然暑汗。脈少衰。不死。曰、此病得之、當浴流水而寒甚。已則熱。信曰。唯。然。往冬時。爲王使於楚。至莒縣陽周水、而莒橋梁頗壞。信則擥車轅、未欲渡也。馬驚。卽墮。信身入水中幾死。吏卽來救。信出之水中。衣盡濡。有間而身寒。已、熱如火。至今不可以見寒。臣意卽爲之液湯火齊逐熱。一飲汗盡、再飲熱去、三飲病已。卽使服藥。出入二十日。身無病者。所以知信之病者。切其脈時。并陰。脈法曰。熱病陰陽交者死。切之不交。并陰。并陰者。脈順清而愈。其熱雖未盡。猶活也。腎氣有時閒濁。在陰脈口而希。是水氣也。腎固主水。故以此知之。失治一時。卽轉爲寒熱。齊王太后病。召臣意入診脈。曰、風癉客脬。難於大小溲。溺赤。臣意飲以火齊湯。一飲卽前後溲。再飲病已。溺如故。病得之流汗出滫。滫者。去衣而汗晞也。所以知齊王太后病者。臣意診其脈。切其太陰之口。濕然風氣也。脈法曰、沈之而大堅、浮之而大緊者、病主在腎。腎切之而相反也。脈大而躁。大者、膀胱氣也。躁者、中有熱而溺赤。齊章武里曹山跗病。臣意診其脈。曰、肺消癉也。加以寒熱。卽告其人曰。死不治。適其共養。此不當醫治。法曰、後三日而當狂。妄起行欲走。後五日死。卽如期死。山跗病得之盛怒而以接內。所以知山跗之病者。臣意切其脈。肺氣熱也。脈法曰。不平不鼓。形弊。此五藏高之遠數以經病也。故切之時不平而代。不平者。血不居其處。

代者。時參擊並至。乍躁乍大也。此兩絡脈絕。故死不治。所以加寒熱者。言其人尸奪。尸奪者形弊。形弊者、不當關灸鑱石。及飲毒藥也。臣意未往診時。齊太醫先診山跗病。灸其足少陽脈口而飲之半夏丸。病者即泄注。腹中虛。又灸其少陰脈。是壞肝剛絕深。如是重損病者氣。以故加寒熱。所以後三日而當狂者。肝一絡連屬、結絕乳下陽明。故絡絕開陽明脈。陽明脈傷、即當狂走。後五日死者。肝與心相去五分。故曰五日盡。盡即死矣。齊中尉潘滿如病少腹痛。臣意診其脈、曰遺積瘕也。臣意即謂齊太僕臣饒、內史臣繇曰。中尉不復自止於內。則三十日死。後二十餘日、溲血死。病得之酒且內。所以知潘滿如病者。臣意切其脈、深小弱。其卒然浮合也、是脾氣也。右脈口氣至緊小。見瘕氣也。以次相乘。故三十日死。三陰俱摶者、如法。不俱摶者、決在急期。一摶一代者近也。故其三陰摶。溲血如前止。陽虛侯相趙章病。召臣意。衆醫皆以為寒中。臣意診其脈。曰迵風。迵風者。飲食下嗌而輒出不留。法曰五日死。而後十日乃死。病得之酒。所以知趙章之病者。臣意切其脈、脈來滑。是內風氣也。飲食下嗌而輒出不留者。法五日死。皆為前分界法。後十日乃死。所以過期者、其人嗜粥。故中藏實。中藏實故過期。師言曰、安穀者過期。不安穀者不及期。濟北王病。召臣意診其脈。曰風蹶胸滿。即為藥酒。盡三石。病已。得之汗出伏地。所以知濟北王病者。臣意切其脈時、風氣也。心脈濁。病法過入其陽。陽氣盡而陰氣入。陰氣入張。

則寒氣上而熱氣下。故胸滿。汗出伏地者。切其脈氣陰。陰氣者。病必入中。出及瀺水也。齊北宮司空命婦出於病。衆醫皆以爲風入中。病主在肺。刺其足少陽脈。臣意診其脈曰、病氣疝。客於膀胱。難於前後溲。而溺赤。病見寒氣則遺溺。使人腹腫。出於病得欲溺不得。因以接內。所以知出於病者、切其脈大而實。其來難。是蹶陰之動也。脈來難者、疝氣之客於膀胱也。腹之所以腫、者、言蹶陰之絡結小腹也。蹶陰有過、則脈結動。動則腹腫。臣意卽灸其足蹶陰之脈。左右各一所。卽不遺溺而溲清。小腹痛止。卽更爲火齊湯以飲之。三日而疝氣散。卽愈。故濟北王阿母自言足熱而懣。臣意告曰、熱蹶也。則刺其足心各三所。案之無出血。病旋已。病得之飲酒大醉。濟北王召臣意診脈諸女子侍者。至女子豎。豎無病。臣意告永巷長曰、豎傷脾。不可勞。法當春嘔血死。臣意言王曰、才人女子豎何能。王曰、是好爲方。多伎能。爲所是案法新。往年市之民所。四百七十萬。曹偶四人。王曰。得毋有病乎。臣意對曰。豎病重。在死法中。王召視之。其顏色不變。以爲不然。不賣諸侯所。至春。豎奉劍從王之廁。王去。豎後。王令人召之。卽仆於廁。嘔血死。病得之流汗。流汗者。同法病內重。毛髮色澤。脈不衰。此亦關內之病也。齊中大夫病齲齒。臣意灸其左陽明脈。卽爲苦參湯。日嗽三升。出入五六日。病已。得之風及臥開口。食而不嗽。菑川王美人懷子而不乳。召臣意。臣意往。飲以莨碭藥一撮。以酒飲之。旋乳。臣意復診其脈、而脈躁。躁者有餘病。卽飮以消石一齊出血。血如豆比五六枚。齊丞相舍人奴從朝入宮。臣意見之食閨門外。望其色、有病氣。臣意卽告宦者平。平好爲脈學臣意所。臣意卽示之舍人奴病。告之曰、此傷脾氣也。當至春鬲塞不通、不能食飮、法至夏、泄血死。宦者平卽往告相曰、君之舍人奴有病。病重死期有日。相君曰。卿何以知之。曰君朝時入宮。君之舍人奴盡食閨門外。平與倉公立。卽示平曰病如是者死。相卽召舍人而謂之曰。公奴有病不。舍人曰。奴無病。身無痛者。至春果病。至四月。泄血死。所以知奴病者。脾氣周乘五臟。傷部而交。故傷脾之色也。望之殺然黃。察之如死青之茲。衆醫不知。以爲大蟲。不知傷脾也。所以至春死病者。胃氣黃。黃者土氣也。土不勝木、故至春死。所以至夏死者。脈法曰、病重而脈順淸者曰內關。內關之病、人不知其所痛。心急然無苦。若加以一病、死中春。一愈順、及一時。其所以四月死者。診其人時愈順。愈順者人尙肥也。奴之病。得之流汗數出。灸於火而以出見大風也。菑川王病。召臣意診脈。曰蹶上爲重。頭痛身熱。使人煩懣。臣意卽以寒水拊其頭。刺足陽明脈。左右各三所。病旋已。病得之沐髮未乾而臥。診如前、所以蹶。頭熱至肩。齊王黃姬兄黃長卿家有酒召客。召臣意。諸客坐。未上食。臣意望見王后弟宋建。告曰、君有病。往四五日。君要脅痛。不可俛仰。又不得小溲。不亟治、病卽入濡腎。及其未舍五藏。急治之。病方今客腎濡。此所謂腎痺也。宋建曰。然。建故有要脊痛。往四五天雨。黃氏諸倩。

見建家京下方石。卽弄之。建亦欲效之。效之不能起。卽復置之。暮、要脊痛。不得溺。至今不愈。建病得之好持重。所以知建病者。臣意見其色。太陽色乾。腎部上及界要以下者。枯四分所。故以四五日知其發也。臣意卽爲柔湯使服之。十八日所而病愈。濟北王侍者韓女病要背痛、寒熱。衆醫皆以爲寒熱也。臣意診脈曰。內寒。月事不下也。卽竄以藥。旋下病已。病得之欲男子而不可得也。所以知韓女之病者。診其脈時、切之、腎脈也。嗇而不屬。嗇而不屬者。其難堅。故曰月事不下。肝脈弦。出左口。故曰欲男子不可得也。臨菑氾里女子薄吾病甚。衆醫皆以爲寒熱篤。當死不治。臣意診其脈曰。蟯瘕。蟯瘕爲病。腹大。上膚黃麤。循之戚戚然。臣意飲以芫華一撮。卽出蟯可數升。病已。三十日如故。病蟯得之於寒、溼。寒溼氣宛篤不發。化爲蟲。臣意所以知薄吾病者、切其脈。循其尺。其尺索刺麤。而毛美奉髮。是蟲氣也。其色澤者。中藏無邪氣及重病。齊淳于司馬病。臣意切其脈。告曰。當病迵風。迵風之狀。飲食下嗌、輒後之。病得之飽食而疾走。淳于司馬曰。我之王家食馬肝。食飽甚。見酒來。卽走去。驅疾至舍。卽泄數十出。臣意告曰。爲火齊米汁飲之。七八日而當愈。時醫秦信在旁。臣意去。信謂左右閣都尉曰。意以淳于司馬病爲何。曰以爲迵風。可治。信卽笑曰。是不知也。淳于司馬病。法當後九日死。卽後九日不死。其家復召臣意。臣意往問之。盡如意診。臣卽爲一火齊米汁、使服之。七八日病已。所以知之者。診其脈時。切之。

盡如法。其病順。故不死。齊中郎破石病。臣意診其脈。告曰。肺傷不治。當後十日丁亥溲血死。卽後十一日、溲血而死。破石之病。得之墮馬僵石上。所以知破石之病者。切其脈。得肺陰氣。其來散。數道至而不一也。色又乘之。所以知其墮馬者。切之得番陰脈。番陰脈入虛裏。乘肺脈。肺脈散者、固色變也乘之。所以不中期死者。師言曰。病者安穀卽過期。不安穀則不及期。其人嗜黍。黍主肺。故過期。所以溲血者。診脈法曰。病喜養陰處者順死。喜養陽處者逆死。其人喜自靜不躁。又久安坐。伏几而寐。故血下泄。齊王侍醫遂病。自練五石服之。臣意往過之。遂謂意曰、不肖有病。幸診遂也。臣意卽診之。告曰、公病中熱。論曰、中熱不溲者。不可服五石。石之爲藥精悍。公服之不得數溲。亟勿服。色將發癰。遂曰、扁鵲曰。陰石以治陰病。陽石以治陽病。夫藥石者有陰陽水火之齊。故中熱。卽爲陰石柔齊治之。中寒。卽爲陽石剛齊治之。臣意曰、公所論遠矣。扁鵲雖言若是。然必審診、起度量、立規矩、稱權衡、合色脈表裏有餘不足順逆之法。參其人動靜與息相應。乃可以論。論曰、陽疾處內。陰形應外者。不加悍藥及鑱石。夫悍藥入中、則邪氣辟矣、而宛氣愈深。診法曰、二陰應外、一陽接內者。不可以剛藥。剛藥入則動陽。陰病益衰。陽病益著。邪氣流行。爲重困於俞。忿發爲疽。意告之後百餘日。果爲疽發乳上。入缺盆死。此謂論之大體也。必有經紀。拙工有一不習。文理陰陽失矣。齊王故爲陽虛侯時。病甚。衆醫皆以爲蹶。臣意診脈、以爲痺。根左右脅下。大如覆杯。令人喘逆氣。不能食。臣意卽以火齊粥且飲。六日氣下。卽令更服丸藥。出入六日。病已。病得之內。診之時。不能識其經解。大識其病所在。臣意常診安陽武都里成開方。開方自言以爲不病。臣意謂之病苦沓風。三歲四支不能自用。使人瘖。瘖卽死。今聞其四支不能用、瘖而未死也。病得之數飲酒、以見大風氣。所以知成開方病者。診之其脈法奇咳言曰、藏氣相反者死。切之得腎反肺。法曰三歲死也。安陵阪里公乘項處病。臣意診脈曰牡疝。牡疝在鬲下。上連肺。病得之內。臣意謂之愼毋爲勞力事。爲勞力事則必嘔血死。處後蹴踘。要蹶寒。汗出多。卽嘔血。臣意復診之曰。當旦日日夕死。卽死。病得之內。所以知項處病者。切其脈、得番陽。番陽入虛裏。處旦日死。一番一絡者。牡疝也。臣意曰、他所診、期決死生、及所治已病衆多。久頗忘之。不能盡識。不敢以對。問臣意所診治病、病名多同而診異、或死或不死。何也。對曰。病名多相類。不可知。故古聖人爲之脈法。以起度量。立規矩。懸權衡。案繩墨。調陰陽。別人之脈。各名之。與天地相應。參合於人。故乃別百病以異之。有數者皆異之。無數者同之。然脈法不可勝驗。診疾人以度異之。乃可別同、名命病主在所居。今臣意所診者。皆有診籍。所以別之者。臣意所受師方適成。師死。以故表籍所診。期決死生。觀所失所得者、合脈法。以故至今知之。問臣意曰、所期病、決死生、或不應期。何故。對曰。此皆飲食喜怒不節。或不當飲藥。或不當針灸。以故不中期死也。問臣意、意方能知病死生、論藥用所宜、諸侯王大臣有嘗問意者不。及文王病時。不求意診治何故。對曰、趙王、膠西王、濟南王、吳王。皆使人來召臣意。臣意不敢往。文王病時。臣意家貧。欲為人治病。誠恐吏以除拘臣意也。故移名數。左右不修家生。出行游國中。問善為方數者事之。久矣。見事數師。悉受其要事。盡其方書意。及解論之。身居陽虛侯國。因事侯。侯入朝臣意從之長安。以故得診安陵項處等病也。問臣意知文王所以得病不起之狀。臣意對曰。不見文王病。然竊聞文王病喘。頭痛目不明。臣意心論之。以為非病也。以為肥而蓄精。身體不得搖。骨肉不相任。故喘。不當醫治。脈法曰。年二十。脈氣當趨。年三十。當疾步。年四十。當安坐。年五十。當安臥。年六十已上。氣當大董。文王年未滿二十。方脈氣之趨也。而徐之。不應天道四時。後聞醫灸之。卽篤。此論病之過也。臣意論之。以為神氣爭而邪氣入。非年少所能復之也。以故死。所謂氣者。當調飲食。擇晏日。車步廣志。以適筋骨肉血脈。以瀉氣。故年二十。是謂易貿。法不當砭灸。砭灸至氣逐。問臣意師慶安受之。聞於齊諸侯不。對曰。不知慶所師受。慶家富。善為醫。不肯為人治病。當以此故不聞。慶又告臣意曰。愼毋令我子孫知若學我方也。問臣意師慶何見於意而愛意。欲悉教意方。對曰。臣意不聞師慶為方善也。意所以知慶者。意少時。好諸方事。臣意試其方。皆多驗精良。臣意聞菑川唐里公孫光善為古傳方。臣意卽往謁之。得見事之。受方化陰陽及傳語法。臣意悉受書之。臣意欲盡受他精方。公孫光曰、吾方盡矣。不爲愛公所。吾身已衰。無所復事之。是吾年少所受妙方也。悉與公。毋以教人。臣意曰、得見事侍公前。悉得禁方。幸甚。意死不敢妄傳人。居有間。公孫光閒處。臣意深論方。見言百世爲之精也。師光喜曰、公必爲國工。吾有所善者、皆疏。同產處臨菑。善爲方。吾不若。其方甚奇。非世之所聞也。吾年中時。嘗欲受其方。楊中倩不肯。曰、若非其人也。胥與公往見之。當知公喜方也。其人亦老矣。其家給富。時者未往。會慶子男殷來獻馬。因師光奏馬王所。意以故得與殷善。光又屬意於殷。曰、意好數。公必謹遇之。其人聖儒。卽爲書以意屬陽慶。以故知慶。臣意事慶謹。以故愛意也。問臣意曰、吏民嘗有事學意方。及畢盡得意方不。何縣里人。對曰。臨菑人宋邑來學。臣意教以五診。歲餘。濟北王遣太醫高期王禹學。臣意教以經脈高下及奇絡結。審論俞所居及氣當上下出入邪逆順、以宜鑱石定砭灸處。歲餘。菑川王時遣太倉馬長馮信正方。臣意教以案法逆順、論藥法定五味、及和齊湯法。高末侯家丞杜信喜脈、來學。臣意教以上下經脈五診。二歲餘。臨菑召里唐安來學。臣意教以五診、上下經脈奇咳、四時應陰陽重。未成。除爲齊王侍醫。問臣意診病決死生。能全無失乎。臣意對曰。意治病人、必先切其脈乃治之。敗逆者不可治。其順者乃治之。心不精脈。所期死生、視可治。時時失之。臣意不能全也。史記本傳

二　後漢之著名醫學家

一　張機

丁先生福保案後漢書無張仲景傳醫林頗引爲憾事元和陸九芝先生故作此以補之傳中無一杜撰語字字皆有來歷其引用諸書如晉王叔和傷寒論序例皇甫謐甲乙經自序梁陶宏景別錄自序隋巢氏病源候論唐孫思邈千金方王燾外臺秘要甘伯宗名醫錄宋林億新校進千金方疏林億等外臺祕要注唐愼微證類本草李濂醫史太平御覽王氏玉海鄭樵志馬端臨文獻通考陳振孫書錄解題四庫全書目錄河南通志凡十八種通

張機、字仲景。南郡涅陽人也。靈帝時舉孝廉。在家仁孝。以廉能稱。建安中官至長沙太守。在郡亦有治迹。博通羣書。潛樂道術。學醫於同郡張伯祖。盡得其傳。總角時同郡何永稱之。許爲良醫。果精經方。有寒食散論。解寒食散寒食藥者。世莫知焉。或言華陀。或曰仲景。考之於實。陀之精微。方類單省。而仲景有侯氏黑散。紫石英方。皆數種。相出入。節度略同。然則寒食草石二方。出自仲景。非陀也。且陀之爲治。或刳斷腸胃。滌洗五臟。不純任方也。仲景雖精不及於陀。至於審方物之候。論草木之宜。亦妙絕衆醫。昔神農嘗草而作本經。爲開天明道之聖人。仲景、元化起而述之。故仲景黃素。元化綠帙、並有名稱。而仲景論廣伊尹湯液爲數十卷。用之多驗。既至京師。爲名醫。於當時稱上手。見侍中王仲宣、時年二十餘。曰君有病。四十當眉落。半年而死。令服五石湯可免。仲宣嫌其言忤。受湯勿服。居三日。見仲宣謂曰、服湯否。仲宣曰、已服。仲景曰、色候固非服湯之診。何輕命也。仲宣猶不信。後二十年。果眉落。一百八十七日而死。終如其言。美哉。乎仲景之能候色驗眉也。居嘗慷慨歎曰、凡欲和湯合藥鍼灸之法。宜應精思。必通十二經脈。知三百六十孔穴。榮衛氣行。知病所在。宜治之法。不可不通。古者上醫相色。色脈與形、不得相失。黑乘赤者死。赤乘青者生。中醫聽聲。聲合五音。火聞水聲。煩悶干驚。木聞金聲、恐畏相形。脾者土也。生育萬物。迴動四傍。太過則四肢不舉。不及則九竅不通。六識閉塞。猶如醉人。四季運轉。終而復始。下醫診脈。知病原由。流轉移動。四時逆順。相害相生。審知藏府之微。此乃爲妙也。又曰。欲療諸病。當先以湯藥滌五藏六府。開通諸脈。治道陰陽。破散邪氣。潤澤枯朽。悅人皮膚。益人氣血。水能淨萬物。故用湯也。若四肢病久。風冷發動。次當用散。散能逐邪。風氣溼痺。表裏移走、居無常處者、散當平之。次當用丸。丸藥者。能逐風冷。破積聚。消諸堅癖。進飲食。調和榮衛。能參合而行之者。可爲上工。故曰醫者意也。又曰、不須汗而強汗之者、出其津液、枯竭而死。須汗而不與汗之者、使諸毛孔閉塞、令人悶絕而死。不須下而強下之者、令人開腸洞泄、不禁而死。須下而不與下之者、令人心內懊憹、脹滿煩亂。浮腫而死。不須灸而強與灸之者。令人火邪入腹。干錯五藏、重加其煩而死。須灸而不與灸之者、令人冷結重凝、久而深固、氣上衝心。無地消散、病篤而死。以宗族二百餘口。死者三之二。傷寒居其七。迺引陰陽大論云、春氣溫和。夏氣暑熱。秋氣清涼。冬氣凜冽。此則四時正氣之序也。冬時嚴寒。萬類深藏。君子固密、則不傷於寒。觸冒之者、乃名傷寒耳。其傷於四時之氣者。皆能爲病。以傷寒爲毒者、以其最成殺厲之氣也。中而卽病者、名曰傷寒。不卽病者、寒毒藏於肌膚。至春變爲温病。至夏變爲暑病。暑病者、熱極重於温也。是以辛苦之人。春夏多温熱病。皆由冬時觸冒寒冷所致。非時行之氣也。凡時行者、春時應煖而反大寒。夏時應熱而反大涼。秋時應涼而反大熱。冬時應寒而反大温。此非其時而有其氣。是以一歲之中、長幼之病多相似者。此則時行之氣也。又引素問黃帝曰、夫熱病者、皆傷寒之類。及人之傷於寒也。則爲病熱。五百餘言。爲傷寒日數部。著論二十二篇。證外合三百九十七法。一百一十三方。自序之。其辭曰、余每覽越人入虢之診。望齊侯之色。未嘗不慨然歎其才秀也。當今居世之士。曾不留神醫藥、精究方術。上以療君親之疾。下以救貧賤之厄。中以保身長全。以養其生。而但競逐榮勢、企踵權豪。孜孜汲汲、惟名利是務。崇飾其末、而忽棄其本。欲華其外、而悴其內。皮之不存、毛將安附。進不能愛人知物。退不能愛躬知己。卒然遇邪風之氣、嬰非常之疾。患及禍至、而後震慄。身居危地、蒙蒙昧昧、戇若游魂、降志屈節、欽望巫祝。告窮歸天。束手受敗。賫百年之壽命、將至寶之重器、委付庸醫。恣其所措。咄嗟喑嗚、厥身已斃。神明消滅、變爲異物。幽潛重泉。徒爲涕泣。舉世昏迷、莫能覺悟。自育若是。夫何榮世之有哉。哀乎趨世之士、馳競浮華、不固根本、忘軀殉物、危若冰谷、至於是也。余宗族素多。向餘二百。建安紀元以來、猶未十稔。其死亡者、三分有二、傷寒居其七。惑往昔之淪喪。傷橫夭之莫救。乃勤求古訓、博采衆方。撰用素問九卷。八十一難。陰陽大論、胎臚藥錄、并平脈辨證。爲傷寒雜病論合十六卷。雖未能盡愈諸病。庶可以見病知源。若能尋余所集、思過半矣。夫天布五行以植萬類。人稟五常以爲五藏。經絡府輸。陰陽會通。元冥幽微。變化難極。易曰、非天下之至賾、其孰能與於此。自非才高識妙、豈能探其理致哉。上古有神農、黃帝、岐伯、伯高、雷公、少俞、少師、仲文。中世有長桑、扁鵲、公乘陽慶、及倉公。下此以來、未之聞也。觀今之世、不念思求經旨、以演其所知。各承家技、始終循舊。省疾問病、務求口給。相對斯須、便處湯藥。按寸不及尺。握手不及足。人迎趺陽、三部不參。動數發息、不滿五十。短期未知決候。九部、曾無髣髴。明堂闕庭、盡不見察。所謂窺管而已。夫欲視死別生、固亦難矣。此皆醫之深戒。病者可不謹以察之、而自防慮也。孔子云、生而知之者上。學則亞之。多聞博識、知之次也。余宿尚方術、請事斯語。其文辭簡古奧雅。凡治傷寒。未有能出其右者。其書推本素問之旨。爲諸方之祖。華陀讀而善之、曰此眞活人書也。靈獻之間、俗儒末學、醒醉不分。而稽論當世、疑誤視聽。名賢睿哲。多所防禦。至於仲景、特有神功。鄉里有憂患者。疾之易而愈之速。雖扁鵲倉公、無以加之。時人爲之語曰、醫中聖人張仲景。江南諸師。祕仲景要方不傳。所傳於世者、傷寒雜病論十卷。或稱方十五卷。或又稱黃素藥方二十五卷。辨傷寒十卷。評病要方一卷。療婦人方二卷。五藏論一卷。口齒論一卷。弟子衞汎。有才識。

論曰。凡言成事者。以功著易顯。謀幾初者。以理晦難昭。漢自中世以下。太官太醫。異端紛紜。泥滯舊方。互相詭駁。張機取諸理化。以別草木之性。高志確然。獨拔羣俗。言之者雖誠。而聞者未譬。其爲雷同者所排。固其宜也。豈幾慮自有明惑。將期數使之然歟。夫利不在身。以之謀事則智。慮不私己。以之斷義必厲。誠能釋利以循道。使生以理全。死與義合。也不亦君子之致爲乎。孔子曰。危而不持。顚而不扶。則將焉用彼相矣。左邱明有曰。仁人之言。其利溥哉。此蓋道術所以有補於世。後人皆當取鑒者也。機撰著篇籍。辭甚典美。文多。故不載。原其大略。蠲去復重。亦足以信意而感物矣。傳稱盛德必百世祀。語云。活千人者。子孫必封。信哉。

贊曰。塗分流別。專門並興。千載不作。淵源誰澂。（元和陸懋修撰）

傳。凡引伸處。承接處。多攎後漢書列傳中語。以相聯屬。篇首倣左雄傳。冠南郡於涅陽之上。以漢之涅陽縣屬南陽郡。隋開皇初改爲課陽。唐武德初屬鄧州。貞觀元年省入穰縣。金末始置鎭平縣。屬中州。元屬南陽府。明洪武二年省入南陽縣。淸因之。仲景生於涅陽。傷寒論序尾自署南陽者。書郡不書縣也。縣則前明始以南陽稱。在漢則當稱涅陽。故河南通志書張機涅陽人。

大成。此爲吾國醫學方書之鼻祖也。華佗精外科手術。凡疾發於內。鍼藥所不能及者。乃令先以酒服痲沸散。既醉無所覺。因刳破腹背。抽割聚積。若在腸胃、則斷截湔洗。除去疾穢。既而縫合。傅以神膏。四五日創愈。一月之間皆平復。其醫法如庖丁解牛。揮刀而肯綮無礙。此爲吾國外科手術之嚆矢也。當漢時醫學之昌明、有一日千里之勢。其進化之盛、固周秦間所未及。抑豈後世所能望其項背也哉。故漢代爲吾國醫學極盛之時期也。

第四節　疾病史

一　疫癘

說文曰、疫、民皆疾也。

釋名曰。疫、役也。言有鬼行役也。

張華博物志曰。漢武帝時。西域月氏國貢返魂香三枚。大如燕卵。黑如桑椹。値長安大疫。西使請燒一枚辟之。宮中病者聞之卽起。香聞百里。數日不歇。疫死未三日者、薰之皆活。

太平御覽七百四十二卷、載曹植說疫氣曰、建安二十二年、癘氣流行。家家有僵尸之痛。室室有號泣之哀。或闔門而殪。或覆族而喪。或以爲疫者鬼神所作。夫罹此者、悉被褐茹藿之子、荊室蓬戶之人耳。若夫殿處鼎食之家、重貂累蓐之門。若是者鮮焉。此乃陰陽失位。寒暑錯時。是故生疫而愚民懸符厭之。亦可笑也。

襄陽府志。張仲景宗族二百餘口。自建安以來、未及十稔、死者三之二。而傷寒居其七。

傷寒例曰、中而卽病、名曰傷寒。不卽病者、寒毒藏於肌膚。至春變爲温病。至夏變爲暑病。暑病者。熱極重於温病也。

後漢書馬援列傳曰、援在交趾嘗餌薏苡實。云能輕身省欲。以勝瘴氣也。

二　瘧痢

說文曰。瘧、熱寒休作也。痁、熱瘧也。痎、二日一發瘧也。

金匱要略五藏風寒積聚條。師曰、大腸有熱者、便腸垢。

釋名曰、泄痢、言少漏泄而利也。

三　霍亂

傷寒論辨霍亂條。嘔吐而利。名曰霍亂。

漢書曰、淮南王上書、云南越多霍亂之病。

四　中風

金匱要略曰、夫風之爲病。當半身不遂、或但臂不遂者、此爲痺。又曰、邪在於絡、肌膚不仁。邪在於經、卽重不勝。邪入於府、卽不識人。邪入於藏、舌卽難言。
傷寒論平脈法曰、言遲者風也。
說文曰。痱、風病也。
東觀漢記曰。明帝行幸諸國、勅執金吾馮魴。將緹騎宿元武門複道上。詔曰、複道多風寒。左右老人且病痱。多取帷帳東西完塞窗牖。皆令緻密。

五　暑證 附火證

傷寒論傷寒例曰、脈虛身熱、得之傷暑。
金匱要略曰、太陽中熱者、暍是也。
淮南子曰、暑氣多夭。又曰、武王蔭暍人於越下。左擁而右扇之。而天下懷其德。
後漢書曰、有婦人長病經年。世謂寒熱注病者也。冬十一月中、佗令坐石槽中、且用寒水汲灌。云當滿百。始七八灌、戰欲死。灌者懼欲止。佗令滿數。至將八十灌、熱氣乃蒸出。囂囂高二三尺。滿百灌、佗乃然火溫牀、厚覆良久。汗洽出。著粉汗糝、便愈。

六　濕證 附痺證

金匱要略曰、腎著之病。其人身體重、腰中冷、如坐水中。形如水狀。反不渴。小便自利。飲食如故。

又曰、酒痺下之久久爲黑痺。愼不可犯此戒。不若令上下分消其濕。

淮南子曰、谷氣多痺。

漢書曰、馮野王弟立爲東海太守。下濕病痺。天子聞之。徙爲平原太守。

說文曰、痺、𤸷病也。

七 喘咳 肺痿 痰飲

華元化曰、盛而爲喘。

東觀漢記曰、東平王蒼到國後、病水氣喘逆。上遣太醫丞相視。小黃門侍疾。置驛馬傳起居、以千里爲程。

釋名曰、咳、刻也。氣奔至出入不平調、若刻物也。嗽、促也。用力急促也。

金匱要略肺痿條曰、熱在上焦者、因咳爲肺痿。

又痰飲咳嗽條曰有痰飲。有懸飲。有溢飲。有支飲。

八 關格

漢書曰、西域有大小頭痛坂。令人嘔吐。

後漢書曰、華佗見一人病噎食不得下。令取餅店家蒜虀大可二升。飲之。立吐一蛇。病者懸蛇於車。造佗家。見壁北懸蛇數十。乃知其奇。

續漢書曰、三老五更仲秋之月。賜以玉杖。端以鳩爲飾。鳩者、不噎之鳥。欲老人不噎也。

淮南子曰、有以噎死者。而禁天下之食。不亦悖哉。

九　疝氣

釋名曰、心痛曰疝。疝、詵也。氣詵詵然而上也。

後漢書、太醫皮巡從獵上林。還暮宿殿門下。寒疝病發。時鄧訓直事。聞巡聲起。往問曰、冀得火以熨背。訓至太官門爲求火、不得。乃以口噓其背。復呼同廬郎共更噓。至朝遂愈。

十　消渴

後漢書曰、司馬相如有消渴病。

華元化中藏經曰、消渴者。因冒風衝熱。飢飽失節。飲酒過量。嗜欲傷頻。或餌金石。久而積成、使之然也。

魏略曰、卞蘭得消渴疾、時明帝信咒水。使人持水賜蘭。蘭曰、治病當以方藥。何信於此。遂不肯飲。以至於卒。時人見蘭好直言。謂帝面折之、而蘭自殺。其實否也。

十一　癲狂　驚悸　邪祟

淮南子曰、驚怖爲狂。又曰、邱氣多狂。
漢書曰、昌邑王賀衣服言語跪起。清狂不慧。
漢書曰、太師王舜自莽篡後。病喘悸。浸劇、遂死。
史記呂后本紀曰、呂后祓。還過軹道。見物如蒼犬、據高后掖。忽弗復見。卜之云。趙王如意爲祟。高后遂病掖傷。
金匱要略曰。動卽爲驚。弱則爲悸。

十二　眩暈

釋名曰。眩、懸也。目視動亂、如懸物搖搖然不定也。
東觀漢記曰、光武避正殿。讀圖讖。坐簾下。淺露中風。吐眩彌甚。有白大司馬亦病如此。自強從公而便疾愈。於是車駕行數里。病瘥。又曰建武五年。上風眩發甚。以陰興爲侍中、受詔雲臺廟室。
典略曰。陳琳作諸書、及檄草成。呈曹操。操先苦風眩。是日發讀琳所作。翕然而起曰、此愈我疾。

十三　目　耳　齒

說文曰。盲、目無牟子也。眇、一目小也。眺、目不正也。瞎、目病也。睞、瞳子不正也。眄、目偏合也。眚目病生瞖也。瞍、無目也。

淮南子曰。水氣多瘖。風氣多聾。

後漢書、梁冀妻齲齒笑。

十四　生育

淮南子曰。土地各以類生人。是故山氣多男。澤氣多女。

漢書曰。堯及昭帝。皆以十四月生。

魏略曰。黃牛羌人孕六月而生。

魏志曰。黃初六年。魏郡太守孔羨表言。汝南屈雍妻王氏。以去年十月十二日生男兒。從右腋下小腹上而出。其母自若。無他畏痛。今瘡已愈。母子全安。

第五節　疾病之名目

漢代疾病之名目甚多。茲錄其最要者如左。

傷寒。（傷寒論）太陽病。或已發熱。或未發熱。必惡寒、體痛、嘔逆。脈陰陽俱緊者。名曰傷寒。

溫病。（傷寒論）發熱而不惡寒者。名曰溫病。

風温 (傷寒論)太陽病、發汗已身灼熱者。名曰風温。

頭風 (漢書)太祖苦頭風。

瘖啞 (說文)瘖啞不能言也。

霍亂 (傷寒論)嘔吐而利名曰霍亂。

牝瘧 (金匱)瘧多寒者名曰牝瘧。

痢 (釋名)痢言出漏之利也。

斷泄 (金匱)枯泄相搏。名曰斷泄。

伏飲 (金匱)伏而難攻謂之伏飲。

懸飲 (金匱)飲後水流在脇下。欬吐引痛。謂之懸飲。

支飲 (金匱)欬逆、倚息、氣短。不得臥。其形

中風 (傷寒論)太陽病發熱、汗出、惡風、脈緩者。名爲中風。

眩 (釋名)眩、懸也。目之所視。動亂如懸物。搖搖然不定也。

喎僻 (說文)喎、口戾也。

癉瘧 (金匱)但熱不寒爲癉瘧。

瘧母 (金匱)瘧不差、結爲癥瘕名曰瘧母。

癠 (釋名)癠痢赤白曰癠言滯而難出也

留飲 見金匱。

痰飲 (金匱)其人素盛今瘦。水走腸間。瀝瀝有聲謂之痰飲。

溢飲 (金匱)飲水流行。歸於四肢。當汗出而不汗出。身體疼重。謂之溢飲。

齲齒 (倉公傳)齊中大夫病齲齒。釋名齲

如腫謂之支飲。
按欬逆古咳嗽名也、倚息今呼吸促也。
齗 (說文)齗、齒傷酢也。
氣鬲病 (倉公傳)病使人食不下時嘔沫。
水逆 (傷寒論)水入則吐者名曰水逆。
藏結 (傷寒論)如結胸狀飲食如故時時下利者名曰藏結。
蟯瘕 (倉公傳)蟯瘕爲病腹大上膚黃麤。循之戚戚然。
疝 (釋名)疝、腹急痛也。
陰狐疝 見金匱。
湧疝 (倉公傳)湧疝令人不得前後溲。

齒蟲齧之齒缺朽也。
齞脣 (說文)齞、脣口張齒見也。
迵風 (倉公傳)迵風者飲食下嗌而輒出不留也。
結胸 (傷寒論)心下滿而鞕痛名曰結胸。
蚘厥 (傷寒論)其人吐蚘爲蚘厥。
按蚘、蟲卽今人所名食蟲也。
穀疸 (傷寒論)身體盡黃名曰穀疸。
氣疝 見倉公傳。
牡疝 (倉公傳)牡疝在鬲下上連肺病得之內。
奔豚 腎病也見金匱。

風癉　見倉公傳。

百合病　見金匱。

剛痓　(金匱)太陽病。發熱無汗反惡寒者。名曰剛痓。

藏躁　見金匱。

癭瘻　(說文)癭瘻、頸腫也。

乳癰　(釋名)乳癰曰妬。妬、眝也。言氣眝積不通也。

癬　(說文)癬乾瘍也。

疣　(釋名)疣、丘也。出皮上高如地之有丘也。

疻　(漢書)疻、以杖擊其人皮膚起青黑也。

痛　(釋名)痛、通也。通在膚脈中也。

肺消癉　見倉公傳。

狐惑　見金匱。

柔痓　(金匱)太陽病、發汗出不惡寒者。名曰柔痓。

浸淫瘡　見金匱。猶今之癩癘之類。

黑子　見漢書。

瘍　(說文)瘍、頭瘡也。

瘜肉　(說文)瘜肉、奇肉也。

瘃　(漢書音義)瘃手足中寒作瘡也。

皸　(漢書)注、皸手足坼裂也。

癢　(釋名)癢、揚也。其氣在皮中欲發揚。使人搔發而陽出也。

第六節　醫學書目錄要

一　傷寒金匱

傷寒論十卷 漢張機撰按陸九芝撰張仲景傳稱仲景傳於世者爲傷寒雜病論十卷或稱方十五卷又或稱黃素藥方二十五卷

辨傷寒十卷 張機撰

金匱玉函經卷八 張機撰按此書即金匱要畧

二　脈經鍼經難經

脈經一卷 張機撰

難經註解 呂博註

玉匱鍼經 吳呂博撰

四逆三部厥經 衞沈撰

三　五藏

藏經二卷 東漢張伯祖著

中藏經八卷 漢華佗撰

婦人胎藏經 衞沈撰

五藏論一卷 張機撰

內照圖說 華佗著

四　本草

吳氏本草六卷 魏吳普撰

李氏藥錄 魏李當之撰

五　方書 婦科兒科方書附

評病要方一卷張機撰

華佗方十卷華佗弟子吳普撰

療婦人方二卷張機撰

六　雜類

口齒論一卷張機撰

濟急仙方一卷華佗撰

意醫紀歷一卷蜀吳羣撰

保童方一卷蜀周挺撰

第四章　兩晉至隋之醫學

第一節　兩晉至隋之醫政

一晉之醫政

晉書職官志宗正統太醫令史。及渡江哀帝省並太常太醫以給門下省。

通典太醫令晉銅印墨綬進賢一梁冠絳朝服而屬宗正。

按晉書太醫令史疑當作令丞。蓋傳刻有譌。據愍懷太子傳有太醫令程據。是晉制實沿漢魏之舊。不應僅設令史也。

二宋齊梁陳之醫政

宋書百官志太醫令一人。丞一人。屬起部。亦屬領軍。

司馬光資治通鑑齊明帝建武元年。海陵恭王有疾遣御師瞻視。胡三省注。御師、醫師也。以其供御。故謂之御師。

按南齊太醫屬起部及領軍。與宋制不同。杜佑以爲宋齊俱隸侍中者、誤。至御師之稱。百官制不載。蓋卽太醫令所屬諸醫。當如今之御醫也。

隋書百官志梁門下省置太醫令。又太醫二丞。中藥藏丞。爲三品勳位。

册府元龜。尙藥自梁以降皆太醫兼其職。陳如梁制。

北史姚僧垣傳。僧垣仕梁爲太醫正。

按梁之太醫正不見於百官志。當是太醫令屬官。殆天監以後始置。史所載皆其初定之制。故未之及耳。其後隋大業中。於太醫署置正十人。蓋亦承梁制而設也。

三北魏之醫政

魏書官氏志。太醫博士從第七品下。太醫助教從第九品中。

魏書藝術傳。周澹善醫藥。太醫令李修爲前軍將軍領太醫令。

魏書徐謇傳。轉右軍將軍侍御師。

魏書汪顯傳。顯以醫術自通。召補侍御師。累遷廷尉少卿。仍在侍御營進御藥。

胡三省通鑑注。醫師侍御左右。因以名官。後魏之制。太醫令屬太常。掌醫藥。而門下省別有尙藥局侍御師、蓋今之御醫也。

按北魏太醫令復隸太常。而門下省又有尙藥局。與漢之少府屬官別置太醫令者。其制相合。嗣後歷代多因之。

四北齊之醫政

册府元龜。北齊門下省統尙藥局有典御二人。侍御師四人。尙藥監四人。總御藥之事。

隋書百官志。後齊尙藥局丞二人。中侍中省有中尙藥典御及丞各二人。

鄭樵通志。北齊曰太醫令丞。

隋書百官志。後齊太常屬官有太醫令丞。

北史藝術傳。齊大寧二年。徐之才弟之範爲尙藥典御。又有尙藥典御鄧宣文。

五後周之醫政

通典後周官品。正四命天官太醫小醫等下大夫。正三命天官小醫醫正瘍醫等上士。正二命天官醫正瘍醫等中士。正一命天官主藥醫正瘍醫等下士。

孫逢吉職官分記。後周有主藥六人。

隋書姚僧垣傳。周大象二年。除太醫下大夫。

六隋之醫政

隋書百官志。高祖受命。置門下省。統尙藥局。典御二人。侍御醫直長各四人。醫師四十人。太常統太醫署令二人。丞一人。太醫署有主藥二人。醫師二百人。藥園師二人。醫博士二人。助教二人。按摩博士二人。祝禁博士二人。煬帝分門下爲殿內省。統尙藥局。置奉御二人。正五品直長貳之。（正七品）又有食醫員尙藥直長四人。又有侍御醫司醫醫佐員太醫又置醫監五人。正十人。藥藏局監丞各二人。藥藏又有侍醫四人。典醫丞二人。

陳振孫書錄解題巢元方隋太醫博士。

第二節　兩晉至隋著名醫學家

一晉著名醫學家

一王叔和（案程郊倩後條辨詆王叔和書其字考鄭漁仲氏族畧王叔姬周襄王之子王叔虎之後也然則王叔叔其氏而和其名亦未可知儲大文存研樓集云今王叔和墓在峴山下）

晉皇甫士安甲乙經自序云。近代太醫令王叔和撰次仲景選論甚精。唐甘伯宗名醫傳曰。叔和性致沉靜。博通經方精意診處。宋成無已嚴器之並謂仲景傷寒論得顯用於世而不墮地者。叔和之力也。林億謂仲景去今八百餘年。惟叔和能學之。叔和一代名醫。去古未遠。其學當有所受。前人之言叔和者如此。則其序例一篇。自晉迄宋。絕無異議可知。乃首發難者為方中行。則削而去之矣。竊方說為已說者為喻嘉言。又存而駁之矣。秉襲方喻兩家而視叔和如江湖賣藥之流者為程郊倩。則甚至戟手謾罵矣。序例之存亡。大有關於傷寒論之興替。諸家未見原文。以為傷寒論壞至叔和。直謂黃岐一派。至叔和而斬絕。何叔和之為千古罪人。直如此其大乎。徐靈胎曾爲之說曰。不有叔和。焉有此書。亦思諸家所集。果是仲景原本否耶。論極和平。而尙不知三家之意。所以擠排叔和者。實欲抹煞仲景。且欲抹煞仲景撰用素問熱病之義。夫人病之初。每由於寒。及其既病。勢必成熱。仲景傷寒論所以自有熱病。而內經熱病論所以首言傷寒。既不知仲景之傷寒。卽內經之熱病。故轉以叔和之引來作證者爲非。又不知仲景之有日數部。歷引內經熱病論中語。故轉將本知此理之叔和。竭力而詆毀之。卽以叔和之不知有寒。襯出仲景之不知有熱。謂自晉以後之談醫者。皆僞統。遂謂叔和之序例爲僞例。夫例則例矣。何僞之有。不過欲自以爲道統耳。私心一起。變幻無窮。人人甘心於叔和。勢必無禮於仲景。直若盲左所述盜憎主人者。噫。異哉。三家中。喻之才最大。其筆最利。其私心亦最重。所恐讀書未徧之人。以三家之言爲先入之見。遂若叔和眞有應削應駁應受罵者。不有人焉起而正之。叔和不幾爲三家所滅耶。三家滃滃訿訿。本無足責。可笑者。以黃坤載之自命爲大醫。既不識傷寒論本兼熱病。又不思熱病論本說傷寒。於其自著温病名義。特將內經凡病傷寒而成温者一句暗暗抽去。以滅其迹。莫謂後之覽者。無一明眼人也。夫叔和之於傷寒。猶二徐之於說文。大徐新附。小徐繫傳。亦多有被人指摘者。然說文爲李陽冰所亂。賴二徐修治以傳。而必曰二徐爲淩長之罪人。鄦學至二徐而斬絕。試問治說文者。其能首肯也夫。

二一皇甫謐

皇甫謐。字士安。幼名靜。安定朝那人。居貧。躬自稼穡。帶經而農。遂博綜典籍百家之言。沉靜寡欲。始有高尚之志。以著述爲務。自號元晏先生。著禮樂聖眞之論。後得風痺疾。猶手不輟卷。究賓主之論。以解難者。名曰釋勸。曰若黃帝創制於九經。岐伯剖腹以蠲腸。扁鵲造虢而尸起。文摯徇命於齊王。醫和顯術於秦晉。倉公發祕於漢皇。華佗存精於獨識。仲景垂妙於定方。徒恨生不逢乎若人。故乞命訴乎明王。武帝頻下詔敦逼不已。並不應。太康三年卒。時年六十八。所著詩賦誄頌論難甚多。又撰帝王世紀年歷高士逸士列女等傳、元晏春秋。並重於世。(晉書本傳)

謐自序甲乙經。近代王叔和。按黃帝內經十八卷。今鍼經九卷。素問九卷。其義深奧。又有明堂孔穴鍼灸治要三部同歸。文多重複。錯互非一。甘露中吾病風。百日方治要。皆淺近。乃撰三部。使事類相從。刪其浮辭。去其重複。論其精要。至爲十二卷。易曰。觀其所聚。而天地之情事見矣。况物理乎。事類相從。聚之義也。夫受先人之體。有八尺之軀。而不知醫事。此所謂遊魂耳。若不精通於醫道。雖有忠孝之心。仁慈之性。君父危困。赤子塗地。無以濟之。此固聖賢所以精思極論。盡其理也。由此言之。焉可忽乎。

古今醫統。皇甫謐得風痺疾。因而學醫。集覽經方。手不釋卷。遂盡其妙。所著有甲乙經及鍼經行世。

三葛洪

葛洪。字稚川。丹陽句容人也。好神仙導養之法。從祖元吳時學道。得仙號曰葛仙公。以其煉丹秘術授弟子鄭隱。洪就隱學。悉得其法焉。後以師事南海太守上黨鮑元。元亦內學。逆占將來。見洪深重之。洪傳元業。兼綜練醫術。凡所著撰。皆精覈是非。而才章富贍。洪見天下已亂。禮辟皆不赴。以年老。欲煉丹以祈遐壽。聞交阯出丹。求為句漏令。帝以洪資高不許。洪曰。非欲為榮以有丹耳。帝從之。洪遂將子姪俱行。乃止羅浮山煉丹。著金匱藥方一百卷。肘後要急方四卷。晉書本傳

古今醫統。葛洪字稚川。丹陽人。自號抱朴子。廣覽羣書諸子百家之言。下至雜文。誦記萬卷。好神仙導引之法。煉丹以期遐年。所著有神仙傳。史集五經諸史百家之言。金匱方。肘後方百卷。年八十餘。人言尸解仙去。

二南齊著名醫學家

褚澄

南齊書、褚淵傳。淵弟澄。字彥道。初湛之尙始安公主。薨。納側室郭氏。生淵。後尙吳郡公主。生澄。

淵事主孝謹。主愛之。湛之亡。主表淵爲嫡。澄尙宋文帝女廬江公主。拜駙馬都尉。歷官淸顯。善醫術。建元中爲吳郡太守。豫章王感疾。太祖召澄爲治。立愈。尋遷左民尙書。淵薨。澄以錢萬一千。就招提寺贖太祖所賜淵白貂坐褥。壞作裘及纓。又贖淵介幘犀帶。及淵常所乘黃牛。永明元年爲御史中丞袁彖所奏。免官禁錮。見原。遷侍中。領右軍將軍。以勤謹見知。其年卒。澄女爲東昏皇后。永元元年。追贈金紫光祿大夫。

南史本傳。褚澄爲吳郡太守。百姓李道念以公事到。澄見。謂曰。汝有重疾。答曰。舊有冷疾。至今五年。衆醫不差。澄爲診脈。謂曰。汝病非冷非熱。當是食白瀹雞子過多所致。令取蘇一升煮服之。始一服。乃吐得一物。如升涎裹之。動。開看是雞雛。羽翅爪距具足。能行走。澄曰。此未盡。更服所餘藥。又吐得如向者雞十三頭。而病都差。當時稱妙。

河南通志。褚澄。陽翟人。所著醫論十篇。稱褚氏遺書。

古今醫統。褚氏遺書謂女人脈反男。以心肺候兩尺。此其妄謬。疑後人托名以欺人。學者審之。

三梁著名醫學家

陶弘景

陶弘景。字通明。宋末爲諸王侍讀。精醫藥。先時神農本草藥分三品。計三百六十五種。弘景後增漢魏以下名醫所用三百六十五種。謂之名醫別錄。其自序有言曰。隱居先生。在乎茅山之上。以吐納餘暇。游意方技。覽本草藥性。以爲盡聖人之心。故撰而論之。舊稱神農本經。予以爲信然。昔神農之王天下也。畫八卦以通鬼神之情。造耕種以省殺生之弊。宣藥療疾。以拯夭傷之命。此三道者。歷衆聖而滋彰。文王孔子。彖象繇辭。幽贊人天。后稷伊尹。播厥百穀。惠被羣生。岐黃彭扁。振揚輔導。恩流含氣。歲踰三千。民到於今稱之。但軒轅以前。文字未傳。藥性所主。當以識識相因。不爾何緣得聞。至於桐雷。乃著在編簡。此書應與素問同類。但後人多更修飾之爾。秦皇所焚。醫方卜術不預。故猶得全錄。而遭漢獻遷徙。晉懷奔迸。文籍焚靡。十不遺一。今之所存。有此三卷。其所出郡縣。乃後漢時制。疑仲景元化所記云云。晚年歸隱勾曲山。號華陽隱居。梁武帝每咨訪之。年八十五卒。

四　北齊著名醫學家

徐之才

徐之才。丹陽人也。父雄、事南齊。位蘭陵太守。以醫術爲江左所稱。之才幼而雋發。五歲誦孝經。八歲略通義旨。曾與從兄康造梁太子詹事汝南周捨宅聽老子。捨爲設食。乃戲之曰。徐郎不用心思義。而但事食乎。之才答曰。蓋聞聖人虛其心而實其腹。捨嗟賞之。年十三。召爲太學生麤通禮易。彭城劉孝綽、河東裴子野、吳郡張嵊等。每共論周易及喪服儀。酬應如響。咸共嘆曰。此神童也。孝綽又云。徐郎燕頷。有班定遠之相。陳郡袁昂領丹陽尹。辟爲主簿。人務事宜。皆被顧訪。郡廨遭火。之才起望。夜中不著衣。披紅服帕出戶。映光爲昂所見。功曹白請免職。昂重其才術。仍特原之。豫章王綜出鎭江都。復除豫章王國右常侍。又轉綜鎭北主簿。及綜入魏。三軍散走。之才退至呂梁。橋斷路絕。遂爲魏統軍石茂孫所止。綜入魏旬月。位至司空。魏聽綜收斂寮屬。乃訪知之才在彭泗。啓魏帝云。之才大善醫術。兼有機辯。詔徵之。才孝昌二年至洛。勅居南館。禮遇甚優。從祖謇子踐。啓求子才還宅。之才藥石多效。又閱習經史。發言辯捷。朝賢競相要引。爲之延譽。武帝時封昌安縣侯。天平中。齊神武徵赴晉陽。常在內館。禮遇頗厚。武定四年。自散騎常侍轉祕書監。文宣作相。普加黜陟。楊愔以其南士之人。不堪典祕書。轉授金紫光祿大夫。以魏收代領之。之才甚怏怏不平。之才少解天文。兼圖讖之學。之才既善醫術。雖有外授。頃卽徵還。既博識多聞。由是於方術尤妙。大寧二年春。武明太后又病。之才弟之範爲尙藥典御。勅令診候。有人患脚跟腫痛。諸醫莫能識。之才曰。蛤精疾也。由乘船入海。垂脚水中。疾者曰。實曾如此。之才爲剖得蛤子二。大如榆莢。又有以骨爲刀子靶者。五色斑爛。之才曰。此人瘤也。

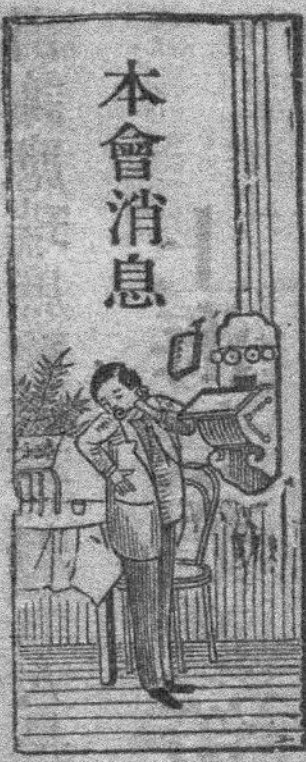

海拉爾鼠疫之眞相

海拉爾於十一月二十二日發見鼠疫。該處有一俄國人家先有五人染疫。其後鄰近之中國兵士三人亦相繼傳染。乃由吉林防疫處派本會前會長伍連德博士前往救護並設法消毒。今已完全撲滅矣。據伍君之調查。此次鼠疫迺由西伯利亞方面傳來。北滿洲一帶現在防疫之設備甚周密。可不致再有鼠疫發生。近時日本報紙謂海拉爾鼠疫甚厲。頗有蔓延之勢。實係謠言之一種。傳聞日人對於北滿洲一帶野心甚大。關於衛生機關之勢力。彼亦時欲乘機擴張。故往往利用新聞政策。張大其辭以欺歐美人士。實則此次鼠疫。確已撲滅。伍君曾親往該處指揮防疫事宜。並已將此事真相報部。歐美人之在華者。對於伍君甚信用。今伍君證明該處已無鼠疫。日本之新聞政策。恐將無所施其技矣。

英國防禦花柳病會東方委員會蒞滬

第五章　唐之醫學

第一節　唐之醫政　五季之醫政附

新唐書百官志太醫署令二人從七品下。

按周禮有醫師上士下士。秦少府屬官有太醫令丞。無員。多至數十人。後漢又有藥丞二人。魏因之。晉氏宗正屬官有太醫令丞。（晉志丞作史）銅印墨綬。進賢一梁冠。絳朝服。品第七。過江省宗正而太醫以給門下省。宋齊太醫令丞隸侍中。梁門下省令太醫令丞。令班第十一。丞為三品勳位。陳因之。後魏有太醫博士助教。北齊太常寺統太醫丞。後周有太醫下大夫小醫上士。隋太常寺統太醫署丞令。有主藥醫師、藥園師按摩呪禁博士。煬帝又置醫監五人。醫正十人。唐朝因之。

丞二人醫監四人並從八品下。醫正八人從九品下。

按秦漢以來皆有丞一人。至隋又置二人。唐因之不改。後周有醫正上士中士下士。隋煬帝置醫監五員。醫正十員。唐減之。

醫師二十人。醫工一百人。醫生四十人。典學二人。

按周禮有醫師上士下士。漢有醫工長。隋太醫有師二百人。唐改為二十人。醫工一百人。後周有醫生三百人。隋太醫有生一百二十人。唐置四十人。貞觀後置典學二人。

舊唐書職官志。太醫令掌醫療之法。丞為之貳。其屬有四。曰醫師、鍼師、按摩師、呪禁師。皆有博士以教之。其考試登用。如國子監之法。

按唐令。諸醫鍼生讀脈訣本草明堂素問等書。讀脈訣者。卽令遞相診候。使知四時沈浮滑澀之狀。讀本草者。卽令識藥形狀。知其藥性。讀明堂者。卽令驗其圖識孔穴。諸生讀黃帝鍼經甲乙脈經。皆使精熟。博士月一試。太醫令丞季一試。太常丞年終總試。若業術過於現任官者。卽候補替。其在學九年無成者。退從本色。

凡醫師醫正醫工療人疾病。以其痊多少而書之以為考課。

藥園師以時種蒔收採諸藥。

按唐沿隋制。於京師置藥園一所。擇良田三頃。取庶人子年十六以上二十以下。充藥園生。業成、補藥園師。凡藥有陰陽配合。子母兄弟。根葉華實。草有骨肉之異。及有毒無毒。陰乾曝乾。採造時月。皆分別焉。凡藥八百五十種。蓋因方劑中有應取鮮植者。故別種以儲用。其他則仍從所出州土採辦。貯之右藥藏庫。如後之直省歲解藥材之比。非盡取給於藥園也。

新唐書百官志。醫博士一人。正八品上。助教一人。從九品上。掌教授諸生以本草甲乙脈經分而爲業。一曰體療。二曰瘡腫。三曰少小。四曰耳目口齒。五曰角法。

按後魏有太醫博士助教。隋太醫有博士二人（隋志有助教二人）掌醫。唐武德中博士一人。助教二人。貞觀中減置一人。又置醫師醫工助之。掌教醫生。諸醫生既讀諸經。乃分業教習。率二十人。以一十人學體療。三人學瘡腫。三人學少小。二人學耳目口齒。二人學角法。體療七年成。瘡腫少小五年成。耳目口齒四年成。角法三年成。

針博士一人。從八品上。助教一人。鍼師十人。並從九品下。掌教鍼生。以經脈孔穴。教如醫生。

按鍼法有九。一曰鑱鍼。取法於布鍼。長一寸六分。頭大尖銳。令不得深入。主熱在皮膚者。二曰圓鍼。取法於絮鍼。長一寸六分。主療分間氣。三曰鍉鍼。取法於黍粟。銳長二寸半。主邪氣出入。四曰鋒鍼。取法於絮鍼。長一寸六分。主決癰出血。五曰鈹鍼。取法於劍鋒。廣二分半。長四寸。主決大癰腫。六曰圓利鍼。取法於氂徽。長一寸六分。主治四肢癰暴痺。七曰毫鍼。取法於毫毛。長一寸六分。主寒熱痺在絡者。八曰長鍼。取法於綦鍼。長七寸。主取深邪遠痺。九曰火鍼。取法於鋒鍼。長四寸。主取火氣不出關節。凡此九鍼。以法九州九野之分。鍼生習業。必習素問黃帝鍼經明堂脈訣。兼習流注偃側等圖。赤鳥（隋志作赤鳥）神鍼等經。業成者試素問四條。黃帝鍼經明堂脈訣各二條。

按摩博士一人。按摩師四人。並從九品下。掌教導引之法以除疾損傷折跌者正之。

按崔實正論云。熊經鳥伸延年之術。故華佗有六禽之戲。魏文有五槌之鍛。仙經云。戶樞不蠹。流水不腐。謂欲使骨節調和。血脈通宣。卽其事也。隋太醫有按摩博士二人。唐因之。貞觀中減置一人。又置按摩師按摩工佐之。教按摩生也。

呪禁博士一人。從九品下。掌教呪禁祓除爲厲者。齋戒以受焉。

按有道禁出於山居。又有呪禁出於釋氏。五法禁之一曰存思。二曰禹步。三曰營月。四曰掌決。五曰手印。皆先禁食葷血。齋戒於壇場以受焉。

唐六典。太醫署有府二人。史四人。主藥八人。藥童二十四人。藥園師二人。藥園生八人。掌園四人。醫師二十人。醫工百人。醫生四十人。典藥一人。針工二十人。針生二十人。按摩工五十六人。按摩生十五人。呪禁師二人。呪禁工八人。呪禁生十人。

舊唐書職官志。殿中省有尙藥局奉御二人。（正五品下）直長四人。（正七品上）書吏四人。侍御醫四人。（從六品上）主藥十二人。藥童三十人。司醫四人。（正八品上）醫佐八人。（正八品下）按摩師四人。呪禁師四人。

唐六典。侍御醫掌診候調和。司醫、醫佐掌分療衆疾。主藥、藥童掌刮削擣篩。按摩師、呪禁師所掌如太醫之職。

唐六典龍朔二年改奉御爲奉醫大夫咸亨元年復故
職官分紀。奉御掌合和御藥及診候之事。直長爲之貳。凡藥有上中下之三品。凡和藥宜用一君三臣九佐。方家之大經也。必辨其五味三性七情。爲和劑之節。其用又有四焉。曰湯丸酒散。視其病之深淺所在而服之。凡合和御藥。與殿中監視其分劑。藥成先嘗而後進。

按史載尙藥奉御二人。而新唐書藝文志。顯慶四年奉敕編類本草者。有尙藥奉御許孝崇胡子家蔣季璋三人。殆亦隨時增減。不盡拘定額歟。

馬端臨文獻通考。五代時有翰林醫官使。（五季之醫政）

按五季寺監諸屬官。多所裁併。而薛居正舊五代史陳元傳。載元以善醫擢用。又歐陽修新五代史扈載傳。亦有遺太醫視疾之文。是當時太醫之職猶存。特不隸於太常。與古制不同耳。

第二節　唐著名醫學家

一　孫思邈

孫思邈。京兆華原人。七歲就學。日誦千餘言。弱冠善談莊老百家之說。兼好釋典。洛州總管獨孤信見而歎曰。此聖童也。但恨其器大。適小難爲用。周宣帝時。思邈以王室多故。乃隱居大白山。隋文帝輔政。徵爲國子博士。稱疾不起。嘗謂所親曰。過五十年。當有聖人出。吾力助之以濟人。及太宗即位。召詣京師。嗟其容色甚少。謂曰。故知有道者。誠可尊重。羨門廣成。豈虛言哉。將授以爵位。固辭不受。顯慶四年。高宗召見。授諫議大夫。又固辭不受。上元元年。辭疾請歸。特賜良馬及鄱陽公主邑司以焉。當時知名之士宋令文、孟詵、盧照鄰、等執師資之禮以事之。思邈嘗從幸九成宮。照鄰留在其宅。時庭前有病梨樹。照鄰爲賦。其序曰。癸酉之歲。余臥疾長安光德坊之官舍。父老云。是鄱陽公主邑司。昔公主未嫁而卒。故其邑廢。特有思邈處士居之。邈道合古今。學殫數術。高談正一。則古之蒙莊子。深入不二。則今之維摩詰耳。其推步甲乙。度量乾坤。則洛下閎安期先生之儔也。照鄰有惡疾。所不能愈。乃問思邈名醫愈疾。其道何如。思邈曰。吾聞善言天者。必質之於人。善言人者。亦本之於天。天有四時五行。寒暑迭代。其轉運也。和而爲雨。怒而爲風。凝而爲霜雪。張而爲虹蜺。此天地之常數也。人有四肢五臟。一覺一味。呼吸吐納。精氣往來。流而爲榮衛。彰而爲氣色。發而爲音聲。此人之常數也。陽用其形。陰用其精。天人之所同也。及其生也。蒸則生熱。否則生寒。結而爲瘤贅。陷而爲癰疽。奔而爲喘乏。竭而爲焦枯。診發乎面。變動乎形。推此以及天地。亦知之。故五緯盈縮。星辰錯行。日月薄蝕。孛慧飛流。此天地之危診也。寒暑不時。天地之蒸否也。石立土踊。天地之瘤贅也。山崩土陷。天地之癰疽也。奔風暴雨。天地之喘乏也。川瀆竭涸。天地之焦枯也。良醫導之以藥石。救之以鍼劑。聖人和之以至德。輔之以人事。故形體有可愈之疾。天地有可消之災。又曰。膽欲大而心欲小。智欲圓而行欲方。詩曰。如臨深淵。如履薄冰。謂小心也。赳赳武夫。公侯干城。謂大膽也。不爲利圖。不爲義疚。行之方也。見機而作。不俟終日。智之圓也。思邈自曰。周帝辛酉歲生。至今年九十三矣。詢之鄉里。咸云數百歲人。話周府間事。歷歷如眼見。以此參之。不啻百歲人矣。然猶視聽不衰。神氣甚茂。可謂古之聰明博達不死者也。初魏徵等受詔。脩齊梁陳周隋五代史。恐有遺漏。屢訪之。思邈。日以傳授。有如目觀。東臺侍郎孫處約將其五子侹儆俊佑佺以謁思邈。思邈曰。俊當先貴。佑當晚達。佺最名重。禍在執兵。後皆如其言。太子詹事盧齊卿童幼時。請問人倫之事。思邈曰。汝後五十年位登方伯。吾孫當爲屬吏。可自保也。後齊卿爲徐州刺史。思邈孫溥果爲徐州幕縣丞。思邈初謂齊卿之時。溥猶未生。預知其事。凡諸異迹。多此類也。永淳元年卒。遺令薄葬。不藏冥器。祭祀無牲牢。經月餘顏貌不改。舉屍就木。猶若空衣。時人異之。自注老子莊子。撰千金方三十卷。行於代。又撰福祿論三卷。攝生真錄及枕中素書會三教論各一卷。子行、天授中爲鳳閣侍郎。

葉夢得曰。古之名醫。扁鵲和緩之術。世不得知。自張仲景、華佗、胡洽、深師、徐彥伯、有名一世者。其方術皆醫之六經。其傳直至於今。皆後之好事者纂集之力也。孫真人爲千金方兩部。說者謂凡修道養生者。必以陰功協濟而後可得成仙。思邈爲千金前方時。已百餘歲。固以妙盡古今方書之要。獨傷寒未之盡。似未盡通仲景之言。故不敢深論。後三十年。作千金翼。論傷寒者居半。蓋始得之。其用志精審不苟如此。今通天下言醫者。皆以二書爲司命也。劉桂山曰。按千金傷寒門云。江南諸師祕仲景傷寒要方不傳。然則方其著千金前方。未曾研其全書也。後及撰翼方。所採摭亦非今所傳傷寒論。其文字大抵與玉函經同。知唐以前傷寒論原自非一通也。

李濂曰。按新唐書思邈乃在隱逸傳。蓋其人不以方技目之也。中間紀盧照鄰問養性之要。答曰。天有盈虛。人有屯危。不自慎不能濟也。故養性必先知自慎也。慎以畏爲本。士無畏則簡仁義。農無畏則惰稼穡。工無畏則慢規矩。商無畏則貨不殖。子無畏則忘孝。父無畏則廢慈。臣無畏則勳不立。君無畏則亂不治。是以太上畏道。其次畏天。其次畏物。其次畏人。其次畏身。憂於身者。不拘於人。畏於已者。不制於彼。慎於小者。不懼於大。戒於近者。不侮於遠。知此則人事畢矣。此皆舊唐書所遺者。故附錄於傳後。實養生修身之要。却病之方也。醫學源流

段成式曰。孫思邈嘗隱終南山。與宣律和尚相接。每來往互參宗旨。時大旱。西域僧請於昆

明池結壇祈雨。詔有司備香燈凡七日。縮水數尺。忽有老人夜詣宣律和尙求救曰。弟子昆明池龍也。無雨久匪由弟子。胡僧利弟子腦。將爲藥欺天子言祈雨。命在旦夕。乞和尙法力加護。宣公辭曰。貧道持律而已。可求孫先生。老人因至思邈石室求救。孫謂曰。我知昆明龍宮有仙方三千首。爾傳與予。予將救汝。老人曰。此方上帝不許妄傳。今急矣。固無所悋。有頃捧方而至。孫曰。爾弟還。無慮胡僧也。自是池水忽漲。數日溢岸。胡僧羞恚而死。孫復著千金方三千卷。每卷入一方。人不得曉。及卒後。時有人見之。（酉陽雜俎）

按千金方三千卷可疑。醫學源流曰。取龍宮所頒藥方三十首與思邈。謂曰。此可以濟世救人。俄命僕馬送歸。思邈深自以爲異。歷試諸方。皆有神效。後著千金方三十卷。散龍宮之方在其內。因此觀之。則千恐十誤歟。今現存者三十卷也。

孫思邈四言詩曰。取金之精。合石之液。列爲夫婦。結爲魂魄。一體混沌。兩精感激。河車覆載。鼎候無忒。洪鑪列火。烘燄翕赫。煙未及點。燄不假碧。如畜扶桑。若藏霹靂。姹女氣索。嬰兒聲寂。透出兩儀。麗於四極。壁立幾多。馬馳一驛。宛其死矣。適然從革。惡黜善遷。情回性易。紫色內達。赤芒外射。熠若火生。乍疑血滴。號曰中還。退藏於密。霧散五內。川流百脈。骨變金埴。顏駐玉澤。陽德乃敷。陰功乃積。南宮度名。北斗落籍。此詞高古。類魏伯陽。而世傳者少。錄於此。

楊升庵丹鉛錄

徐大椿曰。仲景之學。至唐而一變。仲景之治病。其論藏府經絡病情傳變。悉本內經。而其所用之方。皆古聖相傳之經方。並非私心自造。間有加減。必有所本。其分量輕重。皆有法度。其藥悉本於神農本草。無一味遊移假借之處。非此方不治此病。非此藥不能成此方。精微深妙。不可思議。藥味不過五六品。而功用無不周。此乃天地之化機。聖人之妙用。與天地同不朽者也。千金方則不然。其所論病。未嘗不依內經。而不無雜以後世臆度之說。其所用方亦皆採擇古方。不無兼取後世偏雜之法。其所用藥。未必全本於神農。兼取雜方單方及通治之品。故有一病而立數方。亦有一方而治數病。其藥品有多至數十味者。其中對症者固多。不對症者亦不少。故治病亦有效有不效。大抵所重專在於藥。而古聖製方之法不傳矣。此醫道之一大變也。然其用意之奇。用藥之巧。亦自成一家。有不可磨滅之處。至唐王燾所集外臺一書。則纂集自漢以來諸方。匯萃成書。而歷代之方於焉大備。但其人本非專家之學。故無所審擇。以爲指歸。乃醫方之類也。然唐以前之方。賴此書以存。其功亦不可泯。但讀之者苟胸中無成竹。則衆說紛紜。羣方淆雜。反茫然失其所據。故讀千金外臺者。必精通於內經仲景本草等書。胸中先有成見。而後取其長而舍其短。則可資我博采之益。否則反亂

中華舊醫結核病觀念變遷史

余雲岫

結核之爲病。世稱癆瘵。其毒極狠。其禍極酷。其始起也。現象輕微。使人不加防備。其進行也。證候頑强。施治難期必效。消人之精力。刦人之生命。鰥寡人之夫婦。孤獨人之父子。滅人之門墟人之閭。其神奸巨蠹。誠生人之大敵也。東西諸國。醫學先進。研求斯疾。頗極興盛。本源流末。粲然可觀。我中華國於天地。四千餘年。斯疾之萌。遠在前古。先民之思想。頗有可驚喜者。載籍極博。散在各處。湮沒不彰久矣。雖有一二舊籍。如醫統圖書集成之類。裒集舊聞。略成條貫。然乏明劃之界說。又無世界之眼光。以經緯之。與今日之醫學無關也。爰不揣鄙陋。披覽舊說。凡有關於斯疾者。纂成史略。論其得失。欲以表先哲之宏業。發潛德之幽光。糾俗儒盲從古人之陋習。啓來學析薪負荷之責任。對於整理國故。敢稍盡一已之任。惟是見聞陋狹。疏漏尚多。博雅君子。幸教益之。

內經所載虛勞之證。與今日結核病。頗不相似。素問玉機真藏篇曰。

「大骨枯槁。大肉陷下。胸中氣滿。喘息不便。內痛引肩項。身熱。脫肉破䐃。」

又其下條曰。

「大骨枯槁。大肉陷下。肩髓內消。……」

上列之證。凡慢性衰弱諸病。皆可有此現象。惟內痛引肩項。則似近於肺結核。蓋肩胛緊張痿憊。實爲肺結核常有之證。而肩髓內消。王太僕以爲即缺盆深。缺盆者鎖骨上窩也。肺尖萎縮則窩陷入。故此亦似近於肺結核。然究非肺結核特有之證也。

靈樞玉版篇曰。

「欬脫形身熱脈小以疾。」

此則真近於肺癆矣。至於難經所論虛損之候。金匱所標虛勞之目。皆不足以當結核。乃各種慢性衰弱病之混稱也。十四難之言曰。

「脈有損至。何謂也。然。至之脈。一呼再至曰平。三至曰離經。四至曰奪精。五至曰死。六至曰命絕。此至之脈也。何謂損。一呼一至曰離經。再呼一至曰奪精。三呼一至曰死。四呼一至曰命絕。此損之脈也。至脈從下上。損脈從上下也。損脈之爲病奈何。然。一損損於皮毛。皮聚而毛落。二損損於血脈。血脈虛少。不能榮於五藏六府。三損損於肌肉。肌肉消瘦。飲食不能爲肌膚。四損損於筋。筋緩不能自收持。五損損於骨。骨痿不能起於牀。反此者。至於收病也。從上下者。骨痿不能起於牀者死。從下上者。皮聚而毛落者死。」

此文至於收病也五字滑伯仁以爲當作「至脈之病也」此說可從

觀乎難經此文所謂至脈者其脈速損脈者其脈遲一呼一吸謂之一息其所謂一呼再至者一吸亦再至卽一息四至也故十四難又曰

「脈來一呼再至一吸再至不大不小曰平」

此卽一呼再至曰平之註脚也今察其證候曰皮聚毛落曰血脈虛少曰肌肉消瘦曰筋緩曰骨痿皆是衰弱之狀各種慢性衰弱病皆可有之而其對於慢性衰弱病之分別只有兩途脈速者爲至遲者爲損損爲自上而下先皮聚毛落次血脈虛少次肌肉消瘦次筋緩次骨痿反此者爲至自下而上先骨痿次筋緩次肌肉消瘦次血脈虛少次皮聚毛落今結核之爲病其脈多速在難經爲屬於至脈一類其骨痿筋緩等證雖亦可勉强附會然究非結核之特徵不能謂其專指結核但謂結核病亦在其中則可耳

張仲景金匱要略之虛勞亦慢性衰弱病之總稱其曰「無寒熱」曰「脈浮大」皆顯然非結核之證曰「遺精」曰「虛煩不得眠」曰「精自出」似爲生殖器性神經衰弱病(Neurasthenia sexualis)惟曰「盜汗」曰「馬刀俠癭」則似與結核病相關涉然馬刀俠癭尤拙吾引李氏謂俠癭在頸馬刀在腋以爲是癧串靈樞癰疽篇亦有馬刀挾纓挾纓卽俠癭也俠與挾同癭與

纓同。詩大明「使不挾於四方」。韓詩外傳挾作俠。左傳隱九年「挾卒」。穀梁作「俠卒」。漢書禮樂志「俠嘉夜」。叔孫通傳「殿下郎中俠陛」。注皆曰。「俠與挾同」。山海經海外北經曰「拘纓之國」。郭璞注謂纓宜作癭。此皆挾纓俠癭音義相同之證也。

仲景又有肺萎之說。其候頗似肺勞。其言曰

「寸口脈數。其人欬。口中反有濁唾涎沫者何。師曰。肺痿之病。若口中辟辟燥。欬卽胸中隱隱痛。脈反滑數。此爲肺癰。」

又曰。

「欬唾膿血。脈數虛者爲肺痿。數實者爲肺癰。」

按欬唾膿血四字。自來皆誤讀屬上節。以「此爲肺癰欬唾膿血」相連。故尤拙吾金匱心典註曰。「惟胸中痛。脈滑數。唾膿血。則肺癰所獨也。」云云。徐忠可金匱要略論註曰。「……其爲肺癰無疑。甚則欬唾膿血矣。」然細觀仲景兩條之文。皆辨肺癰肺痿之候。上條「此爲肺癰」之文。與「爲肺痿之病」句對舉。不宜下贅欬唾膿血四字。下條脈數實數虛。顯然兩候。無俟分別。其上必有共同之候。故藉脈之虛實以辨之。共同之候。卽欬唾膿血也。是宜冠於下節明矣。且王叔和脈經。明以此爲肺癰。止爲一條。另以「欬唾膿血。脈數虛者爲肺痿。數實者爲肺癰。」爲一條。是其明徵也。

華元化中藏經僞書也。然其言頗有可採。其所述四虛證候。臟虛似慢性胃病。腑虛似慢性腸病。上虛似心臟病。下虛似腎臟病。皆與結核不相似。惟上虛一條。稍似肺結核。其言曰。

「煩赤心忪。舉動顫慄。語聲嘶嗄。脣焦口乾。喘乏無力。面少顏色。頤頷腫滿。」

此文除語聲嘶嗄外。皆與心臟缺損病極相似。與肺結核實不相類也。至其論傳尸。則與肺結核近矣。其言曰。

「欬嗽不止。或胸膈脹悶。或肢體疼重。或肌膚消瘦。或飲食不入。或吐利不止。或吐膿血。……

……」

此文所敘諸證。皆肺結核之候也。元化又論其原因曰。

「人之血氣衰弱。臟腑羸虛。……鍾此病死之氣。染而爲疾。」

觀乎此文。不但其所敘傳尸證候。極似肺結核。且知其有傳染性質。知有自外而至之一種物質。爲病之根源。染則爲疾。知人之染此。必有一種素因。如衰弱。如羸虛。適於彼物之染注。而其病始能成立。其立說之圓滿。誠爲難得。真可喜也。

王叔和脈經虛勞諸條。皆金匱文也。其所論肺痿。除引金匱文外。實不與肺結核相似。其論損

至亦無特別可述之處

巢元方病源候論分證瑣碎。頗覺無謂。然當時所有疾病之證候。網羅殆盡。是以外臺祕要。多本之以分門類。欲考隋唐時病證。不能不以此兩書爲依歸。而病源所論可視爲肺結核者。惟虛勞欬嗽一條。及五蒸中之骨蒸。其言曰。

「虛勞而欬嗽者。臟腑氣衰。邪傷於肺故也。久不已。令人胸背微痛。或驚悸煩滿。或喘息上氣。或欬逆唾血。……」

「夫蒸病有五。一曰骨蒸。其根在腎。旦起體涼。日晚卽熱。煩躁。寢不能安。食無味。小便赤黃。忽忽煩亂。喘細無力。腰疼。兩足逆冷。手心常熱。蒸盛過傷。內則變爲疳。食人五藏。」

觀此兩條與結核病極相近。其云其根在腎云云。則古人推理之誤。仍拘於越人至脈損腎之說也。疳者。小兒慢性消化不良之稱。消耗病之類也。狀頗似癆瘵。故致相混歟。然其云食人五藏。則似指蟲類而言也。

要而言之。古人之審證。界限極不嚴謹。所謂虛勞者。皆屬慢性衰弱病。如結核。如神經衰弱。如臟躁病。如慢性胃腸病。如慢性消化不良。如萎黃病。如貧血等。皆互相混淆。不能分別。故其敘述證候。亦多相蒙。後之人欲區而別之。實爲困難之業。且往往不可能。豈非憾事乎。

欲將結核病與諸慢性衰弱病相分離有一要件不可不備一要件何即有傳染性是也慢性衰弱病而有傳染性者厥惟結核病而上文所引諸家之說得以滿足此條件者惟中藏經傳尸之候足以當之。餘皆有慢性衰弱性之候而無傳染之明文。巢氏病源之尸注確指傳染病而言。大抵以急性傳染病爲尸以亞急性慢性傳染病爲注。然其諸注之中求其慢性衰弱病之證候又了不可得。蓋古人對於結核其傳染徑路明瞭者屬之尸注。否者屬之虛勞。尸注爲諸急慢性傳染病之混合物而結核亦在其中故其所敘之候或近結核或不近結核虛勞爲諸慢性衰弱病之混合物而結核亦在其中故其所敘之候亦或近結核或不近結核也。其不近結核者論他病也。至於唐人其對於結核之觀察漸漸明瞭。分別亦漸漸清楚。其間頗有可寶貴之處。請論之。

孫思邈千金方。其內科之分類以藏府爲綱。與今日新醫之內科分類法相同。其以欬嗽隸之大腸吐血隸之膽府誠爲可嗤而以尸注隸於肺藏則大有意義孫氏蓋以爲古人相傳尸注之病。多遇之於肺癆。故以爲肺屬之病也。

巢氏病源以骨蒸屬虛勞門。王燾外臺採之而以冠尸注。是王氏已知骨蒸有傳染性已將傳染性之慢性衰弱病與非傳染性之慢性衰弱病析而離之矣觀其所引諸家之論皆足與其主義相發明。今舉於下。

廣濟曰。

「骨蒸肺氣。每至日晚。卽惡寒壯熱。頰色微赤。不能下食。日漸羸瘦。」

以骨蒸肺氣連言。知其有欬逆等證候。蓋儼然肺結核矣。張文仲骨蒸諸方案語。亦極近肺結核。如

「骨蒸苦熱。瘦羸。面目痿黃。嘔逆。上氣煩悶。短氣喘急。日晚便劇。不能飲食。」

「骨蒸欬出膿。」

之類是也。救急之論骨蒸。最為詳細。其言曰。

「……漸漸瘦損。初著盜汗。盜汗以後。卽寒熱往來。寒熱往來以後。卽漸加欬。欬後面色白。兩頰見赤。如臙脂色。團團如錢許大。左臥卽右出。唇口非常鮮赤。若至鮮赤。卽極重。十則七死三活。若此以後。加吐。吐後痢。百無一生。不過一月死。」

此則真肺結核證候矣。其所云痢者。肺癆末期之腸結核也。崔氏別錄曰。

「骨蒸病者。亦名傳尸。亦謂殗殜。亦稱伏連。亦曰無辜。……無問少長。多染此疾。嬰孺之流。傳注更苦。其為狀也。髮乾而聳。或聚或分。或腹中有塊。或腦後近下兩邊有小結。多者乃至

五六或夜臥盜汗夢與鬼交通雖目視分明而四肢無力或上氣食少漸就沈羸縱延時日終於溘盡」

腦後近下兩邊小結者瘰癧也頸腺結核也此我國言瘰癧與結核同源之始西土論此者始於林匿克(Laennec)氏乃在十八世紀崔氏別錄或以爲唐中書侍郎崔知悌所撰知悌當唐高宗時在第七世紀前於林氏者千餘年而已倡此論豈非英偉今林氏名聞學界傳之不朽而知悌之言湮沒不顯寧非後學不事搜求不能表章之過歟然溯而上之仲景之馬刀俠癭已發其端矣至蘇遊則直合肺痿骨蒸而爲一其言曰

「傳尸亦名轉注(亦作傳屋)以其初得半臥半起號爲殗殜氣急欬者名曰肺痿骨髓中熱稱爲骨蒸內傳五藏名曰伏連不解療者乃至滅門」(外臺秘要引)

是則以傳尸爲結核病之總名而殗殜肺痿骨蒸伏連爲其部分證候之名也

由是觀之唐人之所謂骨蒸其爲結核明甚然蘇遊而外其敘虛勞骨蒸肺痿傳尸諸病或合或分若即若離至蘇氏始倂爲一談明目張膽溝而合之始得一明瞭正確之定論可謂卓識矣

要而言之唐人之所謂尸注實不專指結核病凡一切急性慢性傳染病及怪異罕見之證世

人以爲神鬼之祟者皆屬之獨其中之骨蒸眞乃今日之結核而蘇氏又能知古之肺痿其病與骨蒸同源並而論之此其所以可貴也

降及有宋三因方之癆瘵別無可取惟嚴用和濟生方力辨五勞六極七傷爲與傳尸不同劃然分慢性衰弱病爲傳染性非傳染性兩種蓋宗外臺之意而暢明之而界限愈嚴矣其論虛損曰

「醫經所說諸虛百損難經所有五損不過因虛而致損也」

其論五勞六極曰

「醫經載五勞六極之證非傳尸骨蒸之比多由不能衛生始於過用逆於陰陽傷於營衛遂成五勞六極之病焉」

其論癆瘵曰

「夫癆瘵一證爲人大患凡受此病者傳變不一積年染疰甚至滅門可勝嘆哉大抵合而言之曰傳尸別而言之曰骨蒸淹滯復連、屍疰、勞疰、蠱疰、毒疰、熱疰、冷疰、食疰、鬼疰是也」一

觀此數條其對慢性衰弱病顯然分傳染性非傳染性兩種非傳染性者虛損勞極是也傳染性者癆瘵是也然癆瘵門中不盡是結核病而虛損勞極門中其敘證有極似結核病者是蓋

非傳染性之慢性衰弱病其證候往往與結核病相似而結核病之證候變化多端亦易與他病相混無法分別迨顯微鏡發明細菌學血清學進步而後始有確實之診斷固不可求之於當時也有明愼柔五書分虛損勞瘵截然爲二蓋師嚴氏之意而能識其大要者也張景岳乃謂「虛損爲病之尙淺勞瘵卽損之已深」舉古人所苦心分別之公案又混而合之師心自用妄言亂道尤拙吾謂景岳之學得於推測誠確評也

聖濟總錄亦以虛勞與骨蒸傳尸分別而論更於骨蒸中別立骨蒸肺痿之目與肺臟門中之肺痿似不相涉其用方無一同者是其知結核之爲病證候多端而欬嗽痰唾特其一證又知肺中慢性病不止結核一病矣然其兩種肺痿敘證頗有相似恐仍有混淆蓋肺結核與肺癌、肺放線蟲等病亦必待顯微鏡細菌學血清學發明而後始有確實鑑別之法固非所望於當時也

有宋而後無極太極之說與河圖洛書之僞書尊而氣運之學大盛於是乎陰陽消長五行生剋之論紛然雜陳士大夫好爲虛空幽渺之辭以附會事實而金元四家承其弊而起矣

難經之論虛損也其自上而下者一損皮毛其主肺也二損血脈其主心也三損肌肉其主脾也四損筋其主肝也五損骨其主腎也至腎而極其自下而上者反此至肺而極劉河間乃於

五藏之外。橫插胃腑。其言曰。

「自上而損者。一損損於肺。皮聚而毛落。二損損於心。血脈虛少。不能榮於藏府。婦人月水不通。三損損於胃。飲食不爲肌膚。自下而損者。一損損於腎。骨痿不能起於牀。二損損於肝。筋緩不能自收持。三損損於脾。飲食不能消剋。」

「損自上而下。治之宜以辛甘淡。過於胃則不可治也。……損自下而上。治之宜以苦酸鹹。過於脾。則不可治也。」

是則舉難經三損之脾。無端而加一胃腑。且難經上損至腎而極。而河間極於胃。下損至肺而極。而河間極於脾。歸重脾胃。此李東垣脾胃論之先導也。夫醫之爲道。重在實事求是。自古及今。審證論治。漸漸加密。閱世多。經驗富。而記載亦加詳。有可考見故也。自素問十八難以來。至於有宋諸家所論之結核病。代精一代。曉然可覩。河間倡復古之論。於病原式宗內經。於虛勞宗難經。既宗難經。又不守其說。橫插胃損。藏變而府。五增爲六。各極於三。喻昌言醫門法律。直以是爲越人之論。其誣甚矣。凡此皆宋以後醫家之病。務爲空論。不徵事實。醫學之壞。自河間始。與易水論藥。同爲吾中華醫學界之罪魁也。

河間又分欬嗽爲二。以無痰有聲爲欬。謂是肺傷風。無聲有痰爲嗽。謂是脾傷溼。杜撰無稽。莫

此爲甚張戴人力辨欬嗽爲一援內經以爲證以明二者同是一事不得强分其殆爲河間發乎

有明一代空論愈盛對於結核病無可記述惟愼柔之分類能識大體至其細目亦無特優之點清代大醫肆力溫熱及其季年王秉衡陸九芝輩盛稱理虛元鑑一書然無特長可言不足觀也

要之金元以還論癆瘵者不重外來之傳染而偏重內因不以爲一種物質之傳注而專以爲身體虛弱所致故劉河間以爲因虛而感寒熱李東垣專主脾胃朱丹溪最重滋陰薛立齋首明補火皆崇空論而無實驗之過漢晉唐宋無是也故吾常謂我國醫學自漢而後漸趨實際有方無論事從事實上着手頗有進步可觀自河間騁其長舌簧鼓天下後之學者靡然從風鬬空論以相勝立異說以爲高割裂古籍顚倒成案而醫學乃空疏窳敗而不可收拾矣豈非可爲浩歎者乎

又自巢氏病源論尸注之候謂人身內自有三尸諸蟲與人俱生其後言骨蒸傳尸者多謂有蟲然未嘗究蟲之何自生至明洪武間劉真人紫庭追勞方始言血氣凝結變而成蟲是亦舉外來傳染之物歸之於內因愼柔虞天民李仕材徐春甫喻昌言輩皆宗是說皆爲熱毒積久

生蟲而紫庭則復混合三尸九蟲而爲一。且圖其六代之形。王念西作證治準繩。採其論並收其圖。四庫提要譏其語怪。良是也。（完）

淋病治療之經驗

侯光迪

就治療上之便利。可區分爲前尿道淋與後尿道淋兩種。

前尿道之淋病。均在初期。其病狀爲小便刺痛。尿道口時有膿液流出。且甚膠黏。便溺時不能直流而下。或散佈如扇狀。或作斷續狀。每便痛苦異常。若以兩玻璃杯。使患者將前半之尿溺於第一杯。後一半之尿溺於第二杯。則見前半之尿混濁如雲霧。後半之尿則甚清徹透明。斯時患者。除局部之苦楚而外。全體仍健康如常。

對於前尿道淋病之治療。若連用劇烈之藥液注射之。則病延及後尿道。異常迅速。故就余之經驗而言。若在最初起病時。尿道尚未發炎。卽用劇烈之品以注射之。或可減殺其病勢。如尿道已呈發炎之象。斷不可用劇烈之注射品。用之者。必速其進行也。

治療前尿道淋病之最效法。係用 Potass permanganas 1:3000 灌洗尿道。每日一次。不可間斷。內服藥用山得爾米地每小時服一顆。飲食宜清淡。睡眠宜早。忌飲酒及辛辣之品。如是如用華夫氏法割一大塊皮。卽將此皮放於傷面上。並用馬尾線。或蠶腸線。將皮邊縫於傷邊上。而割皮處之口。可用線縫閉。數日卽可收口。而補皮之處。亦可不數日而完美矣。

(5)補皮後之療法。

補皮之療治甚爲簡單。但甚緊要。如療治不善。數日之功。費於一旦。深可惜也。如用蘭物定氏 Reverdin 及但維氏 Davis small deep skin grafts 之深割小塊之種皮術。種皮之後。可令傷口不加敷料。見空氣約五點鐘之久。後用紗布浸白蠟。冷後。蓋於傷口之上。並用 Dakin's Tube 放於其上。而包裹之。每二點鐘。當由象皮管射入 Dakin's Sol 若干西西。(見傷面之大小而定)以養小皮。每日須換敷料一次。後一禮拜。待皮活後。卽可用油紗布敷於其上。再用紗布包裹其外。每日換敷料一次。以致長好爲止。

有趣味之醫案數則 Some Interesting Cases

王完白

我們醫界同人。每年每人所看的病。多則以萬計。少亦可以千計。然而大多數都是普通常見的病。無提論的價值。如果要作爲醫案。至少要有若干資格。或療治困難。提出共同研究。或情形特別。閱之可廣見聞。但是兄弟今日所報告的幾則醫案。既無研究之可言。亦非特別的奇病。他所具的資格。不過是「頗有趣味」罷了。諸君先明白了這個宗旨。聽起來或可不致於失望吧。

▲注意　以下一二五七八各條所記的原物。都保存玻璃瓶內。可以傳觀。

(一)便結　有一少婦。伊平日飲食起居。倒還舒服。但是有一種最麻煩的病。就是大便困難。每次必要隔一星期左右。而且服瀉藥還是無效。非用灌腸法不可。中醫或說大腸火重。或說津液內竭。終然是藥石無靈。伊說從口服下的藥。愈吃愈難過。只有用水自肛門上射的。方能渡過難關。我就爲伊仔細檢查。始知伊曾患內痔。直腸有收窄的地方。而且有一塊桂圓核大小的結石。恰把腸窄處塞滿。好像汽水瓶中的玻璃塞一樣。所以只有用水灌腸。把他推上少許。方能勉强挨門而出。過後又閉關緊守了。當爲伊施用蒙藥。割開收窄的直腸。取出這塊結石。以後伊就能自由通便。

(二)尿留　一鄉下農夫。身壯力强。素來沒有病痛。有一天忽覺小便艱難。初時還能滴瀝少許。後來竟完全閉塞。痛楚難忍。遍覓醫生。都只能按脈開方。撮藥煎服。那知不吃還可。一吃湯藥。膀胱的積尿更多。痛苦更甚。後來就到醫院裏來求治。我替他診察。見小腹甚脹。在會陰處有局部的脹痛。用手按觸。覺內有硬固腫物。非膿非瘤。再用探條一試。知爲胱石。但已排出膀胱。在後尿道停止。以致交通斷絕。後卽用手術割出一塊桑子大小的胱石。他小便也就一瀉無餘。不上幾天創口就長好了。

以上兩則。就病狀而論。不過大小便不通。明明屬內科範圍。我聽見社會上有一種武斷的流行語。說是中醫擅長內科。西醫擅長外科。所以凡是內症。多半是先就中醫。等到他們說另請高明時。方纔抱着死馬當活馬醫的宗旨。去和西醫商量。看了這兩種醫案。請教這句流行語公道不公道。

(三)大囊。 一個年已五十以外的老人。體質還健。但是到醫院裏來的時候。行步蹣跚。形狀甚爲特別。及至問起病狀。他就慢慢地撩起衣服。露出一個碩大無朋的腎囊。約摸有二三斗米袋的大小。囊底下垂。直拖到小腿的踝骨略上處。生殖器已深埋囊中。小便時但見從縐皮的摺縫中滲漏而出。他患的是象皮症。他的右脚亦已受累。老人說。這病已拖了十餘年。越久越大。本已自分必死。近有一個朋友說。西醫能用手術割去。故懇切要求施割。釋放他終日所負的重擔。我想這種大傢伙。很不容易捧他。怕的是割時流血過多。後來想得一法。命木匠做了長一尺闊一寸厚半寸的硬木夾一副。兩頭鑽孔。配上一對鋼螺絲。用蒙藥以後。先提高大囊。使血流回。然後把消了毒的木夾。齊外腎以下夾住他的根。把兩邊螺絲旋緊。那時血脈已閉。可以放膽操刀。割去贅物。居然滴血不流。割時預先留下手掌大的好皮一方。割後再把木夾的螺絲逐漸放鬆。見有斷脈。可以從容鉗住。血止以後。把那預先留下的一方皮縫成人工的生殖器。手術也就完畢。這位老人住院二十天。已完全長好。歡天喜地的去了。

(四)長刺。 有一個十餘歲的童子。因爬桑樹上去採桑子。忽然樹枝折斷。童子從高處墮下。恰巧落在下面的竹籬上。被一根竹片從他背後刺入。穿過右邊腋下的肌肉。直透到胸前。平常的竹刺。不過幾分長。他這個竹刺。足有一尺半。可稱爲破天荒的長肉刺了。他的家裏人。一見這童子受了重創。就有膽大的人。替他拔刺。不料略一抽動。童子就痛得厥過去了。因此有年紀的人就說。你看戲臺上扮演的故事。凡是受了箭傷的人。不拔還可苟延殘喘。一拔就必一命嗚呼。所以大家束手無策。看看只好等着送命了。幸虧後來有學堂裏讀過書的人。說是只有西醫有止痛治傷的方法。於是他的母親就送他到醫院裏來。用了蒙藥。把竹刺抽去。見他很近腋部的大動脈。真是險極了。爲他消毒敷藥。不久就好。

照這樣看。不但醫師要有見識。病人更須有見識。上面所提的一老一小。若沒有稍知西醫的人指示他們。豈不失去了治瘉的機會麼。

(五)肺釘。 鄉民械鬬。互相用火器攻擊。兩邊受傷的人不少。有一人胸部中了一槍。抬到醫院救治。見他槍子自胸左射入。離着心臟不滿半寸。卻沒有槍子的出路。呼吸時血沫噴流。咳嗽亦有血痰。可見槍子還留在肺內。用蒙藥後。先鉗出破布碎絮等物。後覓得槍子。在創口內約深四寸的地方。取出一看。並非普通彈子。乃是一枚舊而且鏽的雨鞋釘子。我防他要染毒發熱。豈知不上兩個禮拜。他已全瘉。

(六)腸泥。 一牧童在田野間看牛。忽然這牛發起怒來。俯着首用雙角亂撞。照着牧童的肚腹只一挑。牛角穿透肚腹。小腸突露腹外。等到家中人聞警趕到。牧童已痛暈倒地。流出的腸。在爛泥田中盤了一大堆。他的父親不管三七二十一。用他種田的泥手。拾起污穢的肚腸。就對創口內塞進去。果然被他完全納入。他就用手緊接創口。從鄉下抬到醫院來。事隔大半天。他父親的手始終沒有放鬆。因爲一放手。腸又要流出來的。我主張先把小腸取出洗淨。然後納回縫合。他父母決意不願再取出小腸。只要替他縫合傷口。死亦無怨。我等無可奈何。只能爲他洗淨創口附近的地方。如法分層縫合。說也奇怪。這小孩熱也不發。一個十多天工夫。高高興興的回去。

這兩個例。都是沾染極危險的污穢。卻徼幸都全瘉了。那鐵銹的鞋釘。還可說是經過火藥的熱度。已經消了毒。然只田裏的爛泥。農夫的汚手。難道也都消了毒麼。有人說我們中國人的天然抵抗力很强。那倒叫我無言可答了。

（七）卡喉。　某日黃昏應邀至某醫士家急診。到後見一女孩面白如紙。無脈無呼吸。伊是某醫士的甥女。靠着桌上在那裏吃桂圓。忽地兩眼上翻。小手小足一連幾抽。立刻斃命。家中人還以為一時氣閉。僅在那裏用手拍着。一聲聲喊寶貝心肝。望他回轉氣來。其實他心肺運動的停止。已將一小時了。然而我還道是桂圓核吸入氣管。所以無救。不意張開伊的小口一望。却是一顆整粒的桂圓。卡在喉間。以致窒息而死。用長鉗一夾。隨手取出。毫不費事。如今却因時間關係。不及救治。真是可惜。

（八）斷指。　玻璃瓶內裝着三隻截斷的手指。我曉得看見的人都不以為意。因為醫院內不要說是割下幾隻手指。就是全隻的手和脚。也割下不少。有什麽希罕。但是這三隻手指。却不是醫師用手術截下的。他們都是為賭輸了錢。氣憤不過。遂自己斬斷手指。表示一種決心。以後誓不再賭了。這三個人的病原和病狀。是一式無二。所以我把他保存在一個瓶裏。

這末後的兩條。我可借作道德上的一種警誡。一粒桂圓。是極微小的一樣東西。居然也能叫人在數分鐘之內送命。聖經上說「人的生命猶如煙雲。出現少時就不見了。」你看人們終日裏忙忙碌碌。到底得着些什麽。若不在世上幹一點與人有益的事業。儘管在那裏糊裏糊塗的空廢這寶貴的時間。真是辜負一世了。或者說。勉力要好的人也有。如同那幾個毅然斬斷手指。誓不再幹壞事的人。不是很可佩服的麼。我說。他們的志向還算不差。只是所用的方法卻不正當。因爲腐敗的行爲。決非快刀所能割去的。有一個客人看見這瓶裏的手指。聽見了他們的歷史。就說曾見一個人。因戲紙牌輸了錢。把左手五指一齊斬去。但是到後來卻依然故我。他因沒有手指。不能執牌。就盛一碗米。擺在面前。把紙牌插在米裏。右手又可抓牌了。可見心不改變。終然無益。我們若要做好。須效法古聖大衛。向創造人心的上帝祈禱說。「求你造我清潔的心。使我裏面重新有正直的靈。」

醫學爲一生之職業

Medicine as a Life Work (a prize essay)

沈振家

衞生教育會徵文「醫學爲一生之職業」一題已經得全國學生四十人的應徵中文第一名爲沈君振家所得沈君無錫青暘人現在南京東南大學肄業本刊敢爲讀者介紹沈君之文

民國十三年夏。衞生教育會諸執事。鑒於國人衞生知識之缺乏。惄焉憂之。因發起「醫學爲一生之職業」之大運動。徵文於全國各大學。竊以是舉足以動國人之觀聽。易其向日不注意之態度。而爲文化史上闢一新紀元也。因作是篇。以就正於大雅。篇分三節。首述醫學與人生之關係。次論醫學在職業上之地位。終以醫學與今日之中國。依次陳說於左。幸邦人君子。有以教之。

(一)醫學與人生

康健爲人生第一幸福。此盡人皆知者也。人孰不欲康健。然而疾病死亡。終於不免。信命運者以爲修短有數。懷曠達者以爲死生有命。夫死生而果可以聽之於天。委之於命耶。則亦已矣。我又何言。若其不然。或因人事未盡。或由攝生未善。不應病而卒病。不至死而竟死。無辜枉受。爲社會計。爲人類計。又焉能默爾而息。

康健既爲人人所欲得。而又爲多數所未能得。是何故哉。無亦曰求之不得其法故耳。平時之調攝。傳染之預防。療治之得宜。服藥之精當。有一於此。卽足爲强身健體之一助。綜此諸端。兼容並包。惟有醫學。醫學之於人生。猶寒之於衣。饑之於食。饑寒而無衣食以濟之。則難免於凍餓。人生而無醫學以佐之。則終必失其自然之樂趣。爲環境所厄。不克盡其天年。二者之關係。若是其切。茲更言其利。

(二)直接利益

(甲)可以增進個人康健率　就積極方面言。有醫學知識。則明於攝生之道。而身體康健。

自爲當然之事。

(乙)可以減少社會死亡率　就消極方面言。有事先之預防。有事後之補救。疫病旣減。死亡必少。其理亦至爲明顯。

(二)間接利益　因個人康健率之增進。社會死亡率之減少。其所生影響。有可述者。

(丙)作事效率增進　人身猶一機械。不用則廢。用又易損。用之當則可以事半而功倍。用之不當。則其作用立時可以停止。以康健者與疾病者較。則效率不可同日語。以死亡者與生存者較。則更有霄壤之別。若因醫學之研究。善自攝生。強身健體。就個人言。則發揚蹈厲。前途之事業無窮。成就必大。就社會言。則死亡旣少。工作者多。生產力增。富庶可期。其利一。

(丁)學術貢獻加多　天之生人。原欲利世。對於家庭。對於社會。均有其應盡之責任。設因使用身體。未合於法。致短命而死。則責何由盡。其或身體有病。則能盡幾何。父母死而家道中落。領袖病而事業停頓。數見不鮮。爲例滋多。若其康健。得享遐齡。則其貢獻於人羣者。何可勝數。其利二。

(戊)精神愉快　人生而多病。與二豎爲友。藥爐爲伍。則人生之樂趣何存。精神之苦痛何堪。得醫學爲之預防。爲之補救。示以周行。免除萬難。樂且無涯。其利三。

(己)後嗣發達　人類生存之目的。非僅顧目前之個人。且須謀羣體之發達。自遺傳學成立以來。世人皆知有數種疾病。前代可以遺傳於後代矣。而體格之强弱。享壽之久暫。又皆有密切之關係。近世文明各國。提倡衞生運動。體格檢查。及婚姻立法等。不遺餘力。以改良其人種。是皆醫學之事。其利四。

凡此諸端。皆醫學之效用。而有關於人生問題者也。掛一漏萬。在所不免。然醫學之重要。亦可見一般矣。

(二)醫學在職業上之地位

士農工商。是爲四民。皆職業也。而醫獨見外。自昔與巫並稱。謂爲小道。以孔子之聖。猶曰人而無信。不可以作巫醫。則醫之不見重於世也久矣。然而人生多欲。疾病時有。卒亦不能廢也。和緩扁鵲。倉公華陀。史不絕書。歧黃之術。固亦代有傳人。洎乎近世。科學大昌。醫道亦日趨於進化。向之不爲世人所注意者。今且無處不有醫院。無處不需醫士矣。時勢變遷。今昔異態。固有由也。欲明其在職業上之地位。請言其在職業上之價值。別爲五端論之。

(一)對於人類　天演淘汰。適者生存。自達爾文進化論發表以來。學者概已奉爲金科玉律。

人類爲生物之一。當然不能超此定則。於是乃不能不從事於改良人種。以免淘汰。能達斯旨者。惟醫學爲善。此醫學有關於人類前途者一也。

(二)對於世界　國際間之最高目標。爲世界大同。然强權卽公理。野心家仍未覺悟。侵略主義。方興未艾。此時而欲希冀永久和平。何異於緣木求魚。就其戰爭中之慘酷情狀言。更何殊於野蠻民族。惟有一事堪爲人類榮幸者。則戰時醫學事業之紅十字會是已。其中既不分友敵。同等待遇。而慈善近人。又皆出於至性。充此仁心。則國際間之宿嫌可泯。世界之大同可期。此以醫學爲職業。其精神有不可企及者二也。

(三)對於國家　平時則爲公服務。戰時則捍衛邦國。此國民應盡之責任也。而醫學實足以培養之。三也。

(四)對於社會　社會事業之最大原則。爲謀公衆之福利。公衆所最希冀者爲康健。而最痛惡者爲疫病。苟人人以醫爲一生之職業。人人知攝生之道。則疫病不生。體盡康健。社會事業之發達。殆可預卜。四也。

(五)對於個人　醫學爲慈善事業。業醫者必心存惻隱。富於責任。道義自守。品性高潔。就德育言。可以養成完善人格。其利一。醫學知識。包括生理衛生解剖藥物化學生物諸學。所事既博。無往勿利。就智育言。常識豐富。其利二。因從事於醫。攝生有道。就體育言。神舒體健。其利三。此醫學有益於個人者非鮮。五也。

觀上所舉。則醫學在職業上之地位。其價值如何。閱者當能知之。無待明言矣。然猶不止此也。默察今日中國之社會情形。其需要之殷。價值之大。殆尤甚焉。請申論於後。

（三）醫學與今日之中國

往歲日本大地震。死亡達十數萬。聞者無不悲悼。募款賑濟。發電慰問者。踵相接。熱心義舉。人類固有同情。然國人於日常爲患之疫病。獨漫不加意。聽天由命。任其自然。抑亦奇矣。官廳既無暇提倡。人民亦因循不言。長此蹉跎。後患何堪設想。據美國耶魯大學之調查。謂疾病中有百分之四十六可以預防。就此推算。則我全國應有五千三百三十六萬人。病者可以不病。死者可以不死。若以每人每日損失一分計。每年卽須損失一萬八千餘萬元（此項統計係根據吾師麥克樂演講之記錄）此僅爲直接損失。其因病不能興百事廢弛。死亡過衆。生產力減。種種間接損失。猶不在內。是較之日本震災損失孰巨。不待言矣。國人奈何昧於切膚之痛。而忽其大者要者。此就國家經濟損失言。醫學運動之不可緩。一也。

我國人口。號稱四萬萬。係庚子聯軍入京時所估計。距今已二十餘年。就常例論。應增加者當。

不在少數。乃前年報章所載。外人調查之結果。僅列有三萬五千餘萬。估計固未必適合。調查亦容有未確。但觀於國人衛生程度之幼稚。城市街道之汚穢。人口不增。亦非全無成立之理由。吾師麥克樂謂全國平均。每七秒中有一死者。言之殊堪驚人。總之生產率少。死亡率多。要非國家前途之福。此醫學運動之所以急不容緩二也。

說者謂我國人平均享壽不過三十。益以發育未足。早婚成風。環境不宜。傳染滋易。因遺傳之傾向。勢將益趨孱弱。老大病夫之稱。何時可雪。終其極。將耆老絕跡。少壯多病。國家大政。何由處理。中華文化。何由發揚。爲立國強種計。醫學運動。亦不容緩三也。

然我國業醫者。非不多也。通都大邑無論矣。卽窮鄉僻壤。挾二三舊籍。藉名世醫。懸壺開診者。亦繁有徒。至於藥物廣告。遍載於報章。五光十色。尤不可勝數。非以炫人。卽以貿利。魚目混珠。草菅人命。稍具常識者。且無從辨其真偽。普通人民。未受教育。欲其不受惑也幾希。庸人誤國。庸醫誤命。厥罪惟均。吾人豈可任其欺罔。委生命於儈輩之手。而不自爲計。當此醫學幼稚時代。「醫學爲一生之職業」之大運動。又豈容緩。四也。

國人常識缺乏。迷信滋甚。求神以增壽者有之。求仙以延年者有之。家人有病。非問卜於巫蠱。卽求方於神道。自棄責任。不爲根本之治療。而聽之於天。委之於神。抑亦傎矣。是非特將生死之權。操之於泥塑木偶。紙錠燈油。跡亦近於浪費。爲提高國民程度計。爲破除迷信計。醫學爲職業之運動。均不可緩。五也。

此五端者。小則影響於個人經濟。大且關係於國家隆替。謂爲當今急務。誰曰不宜。醫學足以解決人生極重要之康健問題。而醫學運動。於我國現狀下。尤爲急不容緩之舉。既如上述。茲衛生教育會本先覺覺人之旨。以喚醒我國人。我國人亦曾感身受之苦痛。而爲澈底之覺悟乎。强國强身。胥於是卜之矣。世有知者。盍興乎來。企余望之。

論說

中國嬰孩體格第二次報告

王吉民

前歲中華醫學會舉行第四次大會於上海。著者曾將此題作初次之報告。彼時祇有二百餘嬰孩之統計。取材不多。未能詳確。深望同志繼續研究報告所得。俾能作成一較確之標準。乃時閱四載。除博醫會報三十六卷第四期。有一篇簡單之論文外。其他竟無片紙隻字道及此題者。是誠憾事也。今日所作之第二次報告。亦無特長之處。不過又將兩年來所搜集之區區成績。再行縷述。以促引同志之注意。則先之默然者。或羣起而響應乎。拋磚引玉。實厚望焉。

此次統計。係根據(一)杭州第三第四屆保嬰大會。(二)寧波第二次保嬰大會。(三)南京青年會三十節嬰兒會之三處檢查成績而成。受驗嬰孩計杭州二百七十六名。寧波三十七名。南京五十六名。共三百六十九名。連前次報告二百三十五名。總計六百零四名。

美國職工部近刊行一嬰孩統計。由歐戰時檢查數十萬美孩之結果而製定之。精確異常。大可爲吾人之參考。本擬印於篇末。惜爲友人失去。祇得暫付缺如。姑待異日重覔一張。再行補記。

據此次調查之結果。有下列數端可供研究者。

一、第一次報告之統計。華孩體重身長等量。均較歐美之孩爲輕減。此次調查。亦復如是。則華孩體格。較西孩爲弱。已無疑義。

一、孱弱之因。屬於先天不足。抑後天失調。尙待研究。據近日小兒科專家之發明。食品適宜與否。關係於嬰孩營養之優劣。非淺。苟得其法。弱者亦可轉强。著者對於此點。曾作試驗。頗可證明其說之不謬。凡華孩照新法養護者。其發育之度。與西孩同。然則所謂孱弱者。似非全關種族之異。泰半由於缺乏育嬰常識所致歟。

一、受驗嬰孩之腹圍。每超常量。此卽飲食無節之證。而各孩所患者。又以腸胃病爲多。於此可見按時餵哺之重要。

一、查華孩之胸圍。不甚發達。大概因服飾衣帶不合之故。且中土習慣。一聞嬰孩啼哭。不問其故。便抱而哺乳。不知啼哭實有運動肺部之功。此亦爲胸圍狹窄原因之一。

一、欲知嬰孩營養之得失。須權度其體重之消長。初生至一月之孩。可每星期秤一次。以後則隔一星期一次。週歲後則每月一次。健康嬰孩。每星期約增四盎斯。(合中國三兩)此法。吾國尙鮮注意及之者。其故或因無相當之測量器。與不知標準之確數。著者常以本國秤代磅。以美孩統計之標準作參考。頗稱利便。惟中國秤有十四兩一斤者。有十八兩一斤者。隨地而異。實爲不便。莫妙於向秤肆中定製其一。以英磅爲秤星。照量分配。一星作一盎斯。十六星爲一磅。用時可置孩於籃中而秤之。紀錄體重之法。先製成一表格。將美孩之量數。預以紅墨畫其上。然後以己孩之量數。用黑墨記之。互相比較。一目瞭然。

一、人乳爲嬰兒最善之食品。人工所製之物。雖精良而不能勝天然。查保嬰會中名列最優等之孩。用人乳者九四%。用代乳粉者六%。食人乳之嬰兒。不獨營養佳良。且抵抗疾病之能力。亦較强。此不可不知也。

一、如有不能以人乳哺兒者。則應以何物代之。此亦重要之問題也。泰西悉以牛乳或乳粉代人乳。年來國人亦多效之。然此中尙有研究之處。照現今市下所供給之牛乳。實不適用。因其對於成分上。清潔上。配製上。均不合嬰孩完全食品之原則。若奶粉則比較上爲妥。惟須副以他物以補其不足。

一、嬰兒一週以後之食品。須注意於科學烹飪。廣東有一器名五更雞者。用文火煮物。極可做傚。至於食品種類。宜多擇土產。如米粥。豆腐。荳芽菜。山芋。南棗。蘿蔔。冬瓜。白菜等。遠勝舶來品。杭州嬰兒健康診察所。現正從事於此。俟有成績。再行報告。

一、據美國衛生部之調查。一歲以下嬰孩之死率。每千人中在英爲一百零八。在意爲一百三十七。在德爲一百四十七。在日爲一百五十七。在俄爲二百四十。卽昔日之美。亦有一百二十四人之多。自提倡保嬰運動後。逐漸減少至一百。我國雖無統計。而衛生行政。如此幼稚。其死亡之率。必大於俄。可以斷言。著者歷年在保嬰會中目覩一般人士對於嬰兒起居飲食衣服等衛生之謬誤。達於極點。深願各方多設嬰兒健康診察所 Baby Clinics。使爲母者有所問津焉。

以上各項。於嬰孩體格。有密切之關係。倘能一一改良。則華孩不難與西孩並駕。後列之統計。實平均之數。不能以標準目之。

年齡 月份	身長 英寸	體重 英磅	頭圍 英寸	胸圍 英寸	腹圍 英寸	受驗 人數
1	18.42 **22.50**	9.50 **10.88**	15.50 **14.50**	14.25 **14.40**	14.03 **14.00**	7
2	22.09 **23.63**	10.81 **12.63**	15.58 **15.15**	15.15 **15.00**	15.70 **15.15**	13
3	23.39 **24.50**	12.81 **14.13**	15.91 **15.75**	16.15 **15.50**	16.56 **15.50**	25
4	24.65 **25.38**	15.33 **15.38**	16.27 **16.50**	16.28 **16.20**	17.01 **16.20**	23
5	25.33 **26.13**	15.97 **16.25**	16.63 **16.75**	16.36 **16.75**	17.16 **16.50**	12
6	25.18 **26.50**	16.01 **17.50**	16.73 **17.50**	16.60 **17.25**	17.20 **16.75**	18
7	26.10 **27.00**	16.14 **18.38**	16.80 **17.75**	16.93 **17.52**	17.39 **17.05**	25
8	26.45 **27.38**	16.34 **19.20**	17.01 **17.38**	17.27 **17.55**	17.81 **17.45**	34
9	27.35 **27.75**	17.30 **20.00**	17.24 **17.75**	17.33 **17.75**	17.86 **17.75**	21
10	27.40 **28.38**	18.66 **20.63**	17.39 **18.00**	17.39 **17.95**	17.90 **15.90**	21
11	27.67 **28.98**	18.89 **21.38**	17.46 **18.25**	17.47 **18.05**	18.29 **17.95**	11
12	27.74 **29.50**	18.98 **22.00**	17.63 **18.50**	17.83 **18.25**	18.31 **18.00**	28
13	27.83 **29.88**	19.21 **22.25**	17.85 **18.50**	17.55 **18.32**	18.03 **18.13**	18
14	28.81 **30 25**	20.01 **22.50**	18.05 **18.50**	17.62 **18.38**	18.36 **18.25**	16
15	29.82 **30.63**	20.38 **22.75**	18.21 **18.50**	17.91 **18.40**	18.01 **18.38**	17
16	30.03 **31.00**	20.89 **23.10**	18.27 **18.50**	18.02 **18.50**	18.62 **18.50**	9

17	30.14 **31.25**	20.17 **23.38**	18.30 **18.63**	18.03 **18.63**	18.64 **18.50**	10
18	30.52 **31.50**	20.54 **23.75**	18.38 **18.75**	18.20 **18.75**	18.73 **18.50**	18
19	30.81 **31.75**	20.97 **24.13**	18.46 **18.88**	18.25 **18.88**	18.24 **18.50**	17
20	31.12 **32.00**	21.36 **24.50**	18.49 **19.00**	18.29 **19.00**	18.03 **18.50**	20
21	31.20 **32.38**	21.87 **25.25**	18.57 **19.13**	18.35 **19.13**	18.15 **18.63**	13
22	31.80 **32.75**	22.40 **26.00**	18.78 **19.25**	18.42 **19.25**	18.51 **18.75**	13
23	31.83 **33.13**	22.44 **26.75**	18.89 **19.38**	18.89 **19.38**	18.63 **18.88**	10
24	31.93 **33.50**	22.64 **27.50**	19.06 **19.50**	19.01 **19.50**	19.24 **19.00**	37
25	32.00 **33.63**	23.97 **27.75**	19.15 **19.50**	19.66 **19.50**	19.25 **19.02**	6
26	32.01 **33.75**	23.70 **28.00**	19.22 **19.50**	19.20 **19.50**	19.00 **19.13**	5
27	32.20 **33.88**	24.82 **28.25**	19.25 **19.50**	19.00 **19.50**	18.80 **19.34**	5
28	32.87 **34.00**	24.88 **28.50**	19.27 **19.50**	19.89 **19.50**	18.67 **19.25**	9
29	32.06 **34.38**	24.19 **28.88**	19.85 **19.55**	19.72 **19.55**	18.68 **19.33**	5
30	32.52 **34.75**	25.35 **29.25**	19.41 **19.63**	19.39 **19.63**	19.62 **19.63**	17
31	33.53 **35.13**	26.12 **29.63**	19.48 **19.70**	18.90 **19.70**	19.20 **19.65**	4
32	34.40 **35.50**	27.03 **30.00**	19.55 **19.75**	19.33 **19.75**	19.40 **19.75**	9
33	34.33 **35.88**	27.77 **30.88**	19.68 **19.88**	19.41 **19.95**	19.15 **19.88**	6

34	34.17 **36.25**	27.49 **31.75**	19.78 **20.00**	19.68 **20.13**	19.53 **19.75**	8
35	34.86 **36.63**	27.50 **32.63**	19.38 **20.13**	19.16 **20.33**	19.95 **19.88**	5
36	34.92 **37.00**	28.27 **33.50**	19.90 **20.25**	19.19 **20.50**	19.57 **20.00**	45
37	35.01 **37.25**	29.66 **33.63**	19.90 **20.25**	19.66 **20.50**	19.50 **20.02**	3
38	35.02 **37.50**	28.50 **33.75**	19.01 **20.25**	19.16 **20.50**	19.01 **20.13**	1
39	35.12 **37.75**	29.15 **33.88**	19.87 **20.25**	19.25 **20.50**	19.50 **20.32**	4
40	35.84 **38.00**	29.08 **34.00**	19.82 **20.25**	19.52 **20.50**	19.76 **20.25**	5
41	35.90 **38.25**	29.42 **34.50**	19.20 **20.25**	19.36 **20.50**	19.50 **20.32**	5
42	36.07 **38.50**	29.50 **35.00**	19.10 **20.25**	19.95 **20.50**	20.68 **20.38**	8
43	36.01 **38.75**	30.00 **35.50**	19.00 **20.25**	20.00 **20.50**	20.00 **20.45**	1
44	36.50 **39.00**	31.00 **36.00**	19.00 **20.25**	20.50 **20.50**	20.00 **20.50**	1
45	36.65 **39.25**	33.25 **36.50**	19.22 **20.25**	19.57 **20.63**	20.55 **20.63**	2
46	34.00 **39.50**	33.75 **37.00**	20.06 **20.25**	21.08 **20.75**	21.37 **20.75**	2
47	35.33 **39.75**	31.75 **37.50**	19.16 **20.25**	20.25 **20.88**	20.00 **20.88**	1
48	35.98 **40.00**	34.00 **38.00**	19.96 **20.25**	19.42 **21.00**	19.74 **21.00**	9
49	36.00 **40.25**	34.25 **38.50**	19.01 **20.32**	20.50 **21.02**	20.00 **21.13**	2
50	36.50 **40.50**	34.45 **39.00**	19.50 **20.38**	20.00 **21.13**	20.25 **21.25**	2

說明

右表每格首行爲華孩之平均數。次行爲美孩之標準數。其中華孩或有超過美孩者。或有年齡少而體量反較重者。此因受驗人數不多之故。若每項有一二百嬰孩受驗。則其平均之數。必不如是。

諸種傳染病喉部徵狀之肉眼的鑑別

陳聞達

Macroscopic Diagnosis of the Infections in the Throat

喉部之疾患。雖涉及喉科範圍以內。然在諸種之傳染病對於喉部所顯之徵狀。爲內科醫生所不可不知者。而在偏僻之地。無細菌檢查所可以檢驗其分泌物。或病者爲貧乏之人。不能負擔病理檢查之費者。則肉眼檢查法尙矣。

喉部傳染病。於臨症上最常遇者。爲白喉 Diphtheria 文森氏喉炎 Vincent's angina 濾泡性扁桃腺炎 Follicular tonsillitis 流行性感冒扁桃腺炎 Influenza tonsillitis 梅毒 Syphilis 與結核 Tuberculosis 之數者。

欲於肉眼的觀察上以鑑別上數者之疾患。須先明喉部簡單解剖的部位。茲繪如下。

中國歷代醫學之發明

王吉民

緒言

學貴會通。雖派別各殊。要皆各有所長。黨同伐異之見。士君子所不取。醫亦猶是也。而世之論醫者。謂一切西法胥出中土。此守舊之言。固失諸偏。其或務新者。復每謂中法不經。謬悠荒誕。則其言又失諸不公矣。謂中醫墨守舊章。拘滯不化。不若西醫進步之神速。鮮進取之精神。則可。謂絕無所發明。不值於世界醫學史上留一位置。則不可。如血液循環、隱祕療學、麻醉法、灌腸術、探尿管、水治法、按摩術。凡此種種。世之所謂新發明者。古代多有之。時去西醫萌芽之時代尚遠也。質言之。中醫之錯誤。固不必深諱。而見長於人者。亦勿容自隱。前人未嘗闡發。正賴後人表彰之。過與不及之談。皆非天下之通義也。曩者。先祖精研中醫。瀏覽典籍。凡有祕方。試諸親友。輒有奇效。尤以自製萬應膏、保安油為最。時余尚肄業於西醫大學也。嘗陪侍左右。調劑製方。窺其門徑。又遺書命讀。索其祕奧。先祖曰。中醫之不可輕視而輕棄也有若是。余謹識之。及夫學成問世。遂不覺自揣其愚。而有光大中醫學說之一念。近見美人有嘉立森者。著世界醫學史一巨冊。全書千餘頁。論沿革綦詳。獨論東醫二三頁。中醫半頁耳。且復言多疵謬。吾友伍君連德見而致書詆之答曰。中醫或有所長。顧未見有以西文述之者。區區半頁之資料。猶屬外人之作。參考無從。遂難立說。簡略而誤。非余之咎。嗚呼、誠是也。西人之來中國也。初不加以細察。見有所未見者。即筆之於書。以爲即盡調查之能事。其於醫也亦然。於是符咒、仙方、童便、胎胞等種種不良印象。以訛傳訛。一一披露於西籍中。引起其國人之蔑視。而不知吾國之醫學。固有顛撲不磨之藝術者在也。歷年搜集所得。與夫先祖所遺之經籍。共四百餘種。十五寒暑中。閑常手一卷。見有特長者錄之。日久成帙。間有一二曾以英語刊登中華醫學雜誌、博醫會報等。亦半爲自遣計耳。比聞嘉氏之言。深有所感。每望同志有起而正之者。久矣寂然。爰將年來稿件整理一過。彙輯成編。分外科、解剖、生理、衞生、內科、療學六章。顏其名曰。中國歷代醫學之發明。先以國文述之。繼以英文譯之。非敢云有益醫道。或可於保存國粹。矯正外論。不無小補云爾。

王吉民識於西湖芸心醫舍

第一章 外科

一 麻醉藥

歐西外科能達今日完善之域者。實由麻醉法與防腐法二大發明。考麻醉法爲英醫畢伯森氏於一千八百四十七年發明。時在清道光二十六年。而此法當吾國周朝已盛行。例證於左。

列子、魯公扈趙齊嬰二人有疾。同請扁鵲求治。扁鵲遂飲二人毒酒。迷死三日。剖胃探心。易而置之。投以神藥。既悟如初。二人辭歸。

按吾國有麻醉藥。當肇基於此時。在紀元前一千餘年。先單氏二千八百餘年。可知中國古代已諳此法。

後漢書、華陀傳云。疾發結於內。針藥所不能及者。令先以酒服麻沸散。既無所覺。因刳腹破背。抽割積聚。若在腸胃。則斷截湔洗。除去疾穢。既而縫合。傅以神膏。四五日創愈。

按華陀中國古今第一外科手術家也。其奏效之神。有如庖丁解牛。動中肯綮。然使無麻沸散。恐亦無所用其術。

玉堂閒話稱高駢時有術士善醫大風。置患者於隙室中。飲以乳香酒數升。則憒然無知。以利刃開其腦縫。排出蟲可盈掬。長僅二寸。然後以膏藥封其創口。別與藥服之。而更節其飲食動息之候。旬餘創盡愈。纔一月。眉髮已生。肌肉光潔。如不患者。

按大風爲可畏之傳染病。古來中西名醫無治法。豈區區術士能治之耶。且其致病之細菌。俗眼不能見。則所謂挑出蟲可盈掬。長僅三寸。全屬附會之談耳。

陳士鐸石室祕錄碎治法門云。先用忘形酒。使人飲醉。忽忽不知人事。任人劈破。絕不知痛痒。然後以神膏異藥縫其破處。後以膏藥貼敷一晝夜。卽全好。徐以濟生湯藥飲之。如夢初覺而前症頓失矣。

上述四段。爲吾國典籍論及麻醉法之事實。惜扁鵲之毒酒。華佗之麻沸散。高駢時之乳香酒。陳士鐸之忘形酒。藥物爲何。無由稽考。後人謂莨菪、曼陀羅花、番木鼈之類有麻醉之效。其說列后。

本草載。茉莉根以酒磨服一寸。則昏迷一日乃醒。二寸二日。三寸三日。

紀曉嵐云。閩女飲茉莉花佯死。與私夫同逃。則茉莉亦可醉人。

桂海虞衡志云。曼陀羅花。盜採花爲末。置人飲食中。服之皆醉。

梅元實藥性會元云。曼陀羅花與川烏草烏合末。卽蒙汗藥。(蒙汗見本草綱目泉水條。及七修類稿、水滸傳等書。其義未詳。或云蒙汗隱語。以其害人。故諱其名也)說見敗鼓錄中。

張介石資蒙醫經云。蒙汗一名鐵布衫。少服止痛。多服則蒙汗。其方鬧羊花、川烏、瓦龍子、自然銅、乳沒、熊膽、朱砂、麝香。凡九味。研爲極細末。作一服。用熱酒調服。乘飲一醉。不片時渾身麻痺。

二 灌腸術

中华医学杂志（一一）

灌腸云者。以器插入穀道中。注以藥水而出汚物。此法行於中土久矣。

經云、其高者因而越之。其下者因而竭之。中滿者瀉之於內。所謂越者。以藥物上提而吐之。瀉者以藥物下壓而出之。若夫竭則以器外引。不必內服藥餌也。可知灌腸下引之法。周前已有之。

傷寒論云、津液內竭。雖大便鞕。不可攻之。當須自欲大便。直密煎導而通之。若土瓜根、及猪膽汁皆可爲導。

其猪膽導方註曰。取大猪膽一個。瀉汁入醋少許。用竹筒長三四寸。以一半納穀道中。將膽汁灌入。如一食頃。當大便。

陳藏器云。治大便不通。以葦筒納入下部三寸。灌以猪膽汁立下。肘後方治大便不通。采土瓜根擣汁。用筒吹入肛門內。

北齊道興治疾。方用猪膽汁通葦管。

聖濟方、以生瓜根擣汁。少許水解之。竹筒傾納下部卽通。

十便良方。療大便閉塞不通。用猪膽以筒灌三合許。令深入。卽出無不盡。須臾更灌。

醫學正傳、小兒大便不通。含香油。以小竹筒擠入肛門。以油吹入過半。時許下黑糞。

右論灌腸術。簡而明。與今之西法無異。第其器械。或爲竹管。或爲葦筒。皆粗硬不精。易傷穀道。又以口吹灌。不便殊甚。中土導法之所以廢。職是故耳。

灌腸之用。除通大便外。又有滋補、收斂、灌藥種種功用。宋唐以前有以此法治病。今人不復識之。深可惜也。其方如左。

袁枚云、回回病不飲藥。有老回回能醫。熬藥一桶。令病者覆身臥。以竹筒入穀道中。將藥水乘熱灌入。用大氣力吹之。少頃。腹中汩汩有聲。拔出竹筒。一瀉而愈矣。

必效方中有療久利成疳灌方。用樗根汁、麻子、脂酢、泔淀、椒豉、六味。先以水六升煮椒豉。取二升和樗汁麻油泔淀三味。分爲二分。用一分灌。隔一日更取其餘者復灌。其用藥時溫溫卽得。

又療疳利、下部䘌生惡瘡、惡寒、壯熱。以桃白皮、苦參、艾、大棗等。水五升者取二升灌下部。

又有樗根汁和米泔。療泔利曉夜無間。

三　探尿管

探尿管、名曰導尿管、測泡子。爲法醫拿力敦氏在一千八百六十年發明。凡小便不通。腹漲欲死者。如藥石無效。可用探管引尿外出卽愈。西醫常用此以救危急。收效極速。爲世所稱。而此法亦中土素有也。

唐千金方、凡尿不在胞中者爲胞屈僻津液不通。以葱葉尖頭納陰莖孔中。須三寸。微用口吹之。胞漲。津液大通。卽愈。

外臺引救急方、主小便不通。其方用印成鹽七顆。擣篩作末。用青葱葉尖盛鹽末。開便孔。納葉小頭於中吹之。令鹽末入孔。卽通。

泰西之探管。多製以金屬。或膠質。器械精良。大小適用。雖與中醫之青葱葉尖不可同日語。然其理一也。

衞生寶鑑、小便不通。諸藥不效。或轉脬至死危困。此法用之。小便自出而愈。法以猪尿脬一個。底頭出一小眼子。翎筒通過放在眼兒內。根底以細線紥定。翎筒子口細枝堵定。上用黃蠟。尿脬口吹滿氣七分。紥定後。再用手捻定翎筒根。放了黃蠟。塞其翎筒。放在小便口裏頭。放開翎筒根頭手捻。其氣透於裏。小便卽出。大有神效。

杏林摘要、亦利用翎管。吹藥入莖。以通小便。

按葱葉性軟易斷。欲使通達膀胱。頗非易易。加之以口吹氣不便。可知寶鑑用猪脬翎管。較前已進一步。

張介賓雜證漢方云、治膀胱有溺。或因氣閉。或因結滯。阻塞不能通達。諸藥不效。危困將死者。

用猪溲脬一個。穿一底竅。兩頭俱用鵝翎筒穿透。以線紮定。並縛住下口根下出氣者一頭。乃將溲脬吹滿。縛住上竅。卻將翎尖插入馬口。解去根下所縛手捻其脬。使氣從尿管透入膀胱。氣透則塞開。塞開則小水自出。大妙法也。

又通塞法云、凡敗精、流血或溺孔垢阻水道。小便漲急。不能出者。令病人仰臥。亦用鵝翎筒插入馬口。乃以水銀一二錢。徐徐灌入。以手逐段輕輕導之。則諸路皆通。路通而水自出。水出則水銀亦從而歛出。毫無傷礙。亦最妙法也。

自唐至明。由葱葉口吹。而至猪脬翎管。自明迄今垂六百年矣。其中不但無進步可言。乃並此法亦廢置而不用。古人不作。斯道淪亡。可勝浩歎。

四　針灸科

考西國古時有針法。然其用甚狹。僅知放血。遠不及中土之精且詳。故廢而不用。至十七世紀末葉。中土之鍼灸法始傳至歐洲。據羅馬塞氏之調查。謂由荷醫天利尼氏傳入。尤爲法人所重視。在十九世紀初。曾盛行一時云。

一九一六年、英醫簡地利氏著有中國鍼法實驗談一篇。刊於熱帶病學衛生雜誌。頗引起醫家之注意。研究者大不乏人。可見此道又中興也。

日本之知鍼術。亦出自吾國。其大寶令中載有鍼博士鍼生云。成化九年癸巳孟冬。日本國龜山殿所使副官信州隱士言二百年前彼國有兩名醫。一爲和介氏。一爲丹波氏皆專治癰疽疔癤瘰癧、等瘡。定八處灸法。立著神效者。吾國鍼灸法發明更早。證書於左。

帝王世紀、太昊制九針。又云黃帝命雷公、岐伯教制九針。

內經、虛實之要。九針最妙者。爲其各有所宜也。

素問湯液醪醴論、鑱石針艾治其外也。

九針之說有二。一指針式而言。卽鑱針、貟針、鍉針、鋒針、鈹針、員利針、毫針、長針、大針也。二指針法而言。一針皮。二針肉。三針脈。四針筋。五針骨。六針陰陽。七針益精。八針除風。九針通九竅。

靈樞官能篇、針所不爲灸之所宜。

外臺祕要、針法古來以爲深奧。今人率不可解。經云、針能殺人。不能起死人。若錄之。恐傷性命。今並不錄針經。唯取灸法。

針爲古治病之法。用之得當。未始非醫藥之助。然因不明臟腑。不諳消毒。得失參半。所以王燾著外臺祕要。廢針取灸。良有以也。今人精斯術者更罕。

俗呼西法注射爲打針。此實大謬。注射是用一支空針。刺入人體皮肉中。針之後端連以玻管。內貯藥水。將此水由空針輸入體中。以代服藥。其理與中土之針砭。迥然不同。

晁公武讀書後志、銅人針灸圖三卷。宋王惟德撰。分臟腑十二經。旁註腧穴所會。

王應麟玉海、宋天聖朝醫官院上所鑄腧穴銅人式二。詔一置醫官院。一置大相國寺仁濟殿。

周密齊東野語、聞舅氏章叔恭云。昔倅襄州日。嘗獲試針銅人全像。以精銅爲之。臟腑無一不具。其外腧穴則錯金書穴名於旁。凡背面二器相合。則渾然全身。蓋舊都用此以試醫者。其法外塗黃蠟。中實以水。俾醫工以分折寸。案穴試鍼。中穴則鍼入而水出。稍差則鍼不可入矣。亦奇巧之器也。

銅人現尚存北京太醫院。前協和醫校解剖主任高德利氏曾考察銅像。並攝映以歸。著論文登於美國醫學會報(一九二一年七月號)惟據伍君連德在中華醫學雜誌第五卷第一期。則謂該像是後人仿造。原物於庚子年拳匪亂時。已爲外人攜去云。

古醫頗重實驗。於齊東野語條。可得其梗概。今人則無此訓練。太醫院內之銅人。不以之作爲教授時之模型。而徒爲古董式之陳列品視之。豈非大謬。

舊唐書職官志、置鍼博士。掌教鍼生以經脈孔穴。使識浮沉澀滑之候。又以九鍼爲補瀉之法。

唐書百官志、太醫令掌醫療之法。其屬有四。一曰醫師。二曰鍼師。三曰按摩師。四曰呪禁師。
宋史、選去醫官初隸太常寺。神宗始置提舉判局官。設三科以教之曰方脈科。針科。瘍科。

李唐時頗重醫。至特分科目。設置官職。爾時鍼灸爲最甚。至宋元。注重已不如唐。訖於明清寖失真傳。夫鍼灸本吾國數千年前已大發明。不圖反爲外人所得。得之而又精研之。所謂青出於藍而勝於藍。而我之針灸科。遂相形而益見絀。悲夫。

五　按摩術

晚近按摩術異常發達。不知者以爲是新發明。其實非也。西歷紀元前四百六十年。醫聖歇撲氏曰。凡醫士不惟當精通許多之學術。當兼學按摩。能將關節之弛緩者堅强之。僵直者柔利之。可知西洋古時亦有此法。吾國發明更早。下列數端是其例也。

孟子、爲長者折枝。趙岐注。折枝、按摩手節也。
周禮疏、案劉向云。扁鵲使子術按摩。
韓詩外傳、扁鵲砥鍼厲石。子游按摩。
班氏藝文志、黃帝岐伯按摩十卷。
唐書百官志、太醫令掌醫療之法。其屬有四。一曰按摩師。

唐六典、唐有七科。曰體療、少小、耳目、口齒、角法、按摩、呪禁。又按摩博士掌教按摩。注以消息引導之法以除人八疾。一曰風。二曰寒。三曰暑。四曰溼。五曰饑。六曰飽。七曰勞。八曰逸。凡人支節臟腑積而疾生。導而宣之使內疾不留。外邪不入。若損傷折跌者。以法正之。

按摩、鍼灸之術。漢唐頗重視。故有博士之稱。宋元以後。漸視爲賤技。至今操斯術者大抵出自理髮匠。其爲通人之詬病也固宜。

六　割治法

近年歐美外科手術之進步。大有一日千里之勢。昔日以爲針藥所不能治者。今可施以手術。而奏奇效。遠非中土所能望其項背。此無庸深諱者也。然而吾國古時。亦間有傑出之士。如俞跗、華佗等。皆能刳腸剖臆。刮骨續筋。與今世之外科割症相同。因特誌之。

史記扁鵲傳、上古之時。醫有俞跗。治病不以湯液醴灑鑱石。撟引案杌。毒熨一撥。見病之應。因五藏之輸。乃割皮解肌。訣脈結筋。搦髓腦。揲荒爪幕。湔浣腸胃。漱滌五臟。練精易形。

尸子、有醫竘者。秦之良醫也。爲宣王割痤。爲惠王療痔。皆愈。張子之背。命竘治之。謂醫竘曰。背非吾之背。任之制焉。治之愈。竘誠善疾也。張子委制焉。夫身與國亦猶此。必有委制。然後治。

後漢書、華佗方技傳。有人苦頭眩。頭不得舉。目不得視。積年。華佗使解衣倒懸。令頭去地一二寸。濡布拭身體周匝。候視諸脈。盡出五色。佗令弟子數人以鈹刀決脈。五色血盡。視赤血出。乃下。以膏摩被覆。汗出周匝。飲以葶藶犬血散。立愈。

有人腹中半切痛。十餘日中。鬚眉墮落。佗曰。是脾半腐。可刳腹養療也。佗便飲以藥。令臥。破腹視脾半腐壞。刮去惡肉。以膏敷瘡。飲之藥。百日平復。

又有疾者詣佗求療。佗曰。君病根深。應當剖破腹。然君壽亦不過十年。病不能殺也。病者不堪其苦。必欲除之。佗遂下療。應時愈。十年竟死。

襄陽府志、華佗洞曉醫方。年百餘歲。貌有壯容。關羽鎮襄陽。與曹仁相持。中流矢。矢鏃入骨。佗爲刮骨療毒。

張仲景、華元化爲中國古今二大名醫。一長於內。一長於外。仲景之學賴有傷寒金匱二書爲之傳。自漢迄今。莫不奉其說爲金科玉律。惟元化之術則早失傳。右列數條。已足證其術之精。使今日復生。必可執各國外科家之牛耳。

史記、陸終氏聚鬼方之女孕。從左脅出三人。從右脅出三人。傳國至千年。

魏志曰。黃初六年。魏郡太守孔羨言。汝南屈雍妻王氏以去年十月十二日生男兒。從右腋下小腹上而出。其母自若。無他畏痛。今瘡已愈。母子全安。

凡骨盆特別狹小。胎兒不能由產道生下者。可剖腹出之。王氏兒從右腋下小腹上而出。是否由醫生施術。原文簡略。無從推測。果係剖腹而出。其技已可與華佗並傳。若左右脅各出三人。似與情理不合。祇可以神話目之。

晉書、魏詠之傳。生而兔缺。聞殷仲堪帳下有名醫。造門自通。醫曰、可割而補之。但須百日進粥。不得笑語。遂瘥。

尚友錄、方干唐時人。能補脣。號補脣先生。

補脣手術頗簡單。並無危險。不可與剖腹同日語。此技兆自晉代。乃歷千餘年而未見精進。今之兔缺者。仍比比皆是。求諸瘍醫。鮮能補之。中國外科退步。可謂達於極點。

翼駉稗編、蔣紫真精於醫。武進周某其母劚筍傾倒。竹鋒入腹。腸已斷。求治於蔣。曰、瘡雖可治。十年後當有異疾。遂出藥敷腸。以線縫紉。納腹中。研藥一丸令服。夜半而甦。一月創合。後八年乃死。或問十年後如何。曰、續處必生肉蕈。飲食渣滓從此出耳。

葉陽生頗精醫術。范少參長倩無子。晚得伏庵太史。生無穀道。啼不止。延醫觀之。皆束手無策。陽生至。曰、是在膜裏。須金刀割之。割之而穀道果開。太史既長。爲紫帆翁作傳以報焉。

有人患脚跟腫痛。諸醫莫能識。之才曰蛤神疾也。由乘船入海。浮脚水中。疾者曰。實曾如此。之才爲剖得蛤子二大如榆莢。

輟耕錄曰。任子昭云向寓都下。時鄰家兒患頭痛。不可忍。有回回醫官用刀割開額上。取一小蟹。堅硬如石。尙能活動。頃焉方死。疼亦遄止。當求得蟹。至今藏之。夏雪蓑云。嘗於平江閶門見過客馬腹膨脹倒地。店中偶有老回回見之。於左腿內割去一小塊。出不知何物也。其馬隨即騎而去。信西域有奇術哉。

余輯割治法一篇既竟。乃不得不歎國人之過於重視學理。而忽於技術也。良方妙文。互相抄錄。廣爲刋佈。破腹斷腸之大手術。典籍反不載其法。坐使後來無以繼起。絕技失傳。此誠醫界最大之憾事也。

髀脛折斷一百例之報告及其研究

方嘉成

歐美醫學家公認撓骨之折斷。爲人身折骨中之最習見者。其故因當人跌仆之時。兩手伸張。上半身之重量。突然移於兩腕關節。撓骨之下端。因受猛烈之振動。遂因之折斷。此說也。於我國則不然。蓋不佞就上海同仁醫院中歷年記載。詳爲考察。始知髀脛二骨之折斷。實較他骨

臨牀的現象。無特別徵象。

豫後。已愈。

綜上而言。X光線視察與攝影二事在研究肺結核者爲缺一不可之方法。視察以窺其動中消息。攝影以診其靜中徵象。得此二種助力再加以向來常用之各法。則病症之情形。可以瞭如指掌矣。

但研究肺病與研究X光綫術者。如能合在一人身上。則所得之效果多。如其不能則診肺之醫生至少亦須有X光線學之常識。否則雖經攝影或視察。恐亦無濟於事也。

舊醫學校系統案駁議

余巖

近讀報章載中華教育改進社大會中。有江蘇全省中醫聯合會建議一案。欲於教部學校系統中。加入中醫學校。內開理由八條。陳義淺陋。原不足以營觀聽而成事實。顧莠言亂政。誠恐無識之徒。妄聽而盲從之。始火庸庸。灼敍弗絕。良可慮也。巖不辭荒陋。辭而闢之。以告國人。冀以杜教育前途之危機。幸大君子共起而辨正之。查該案第一條之理由。則根據歷史之陳迹。依附神農黃帝岐伯雷公扁鵲仲景。下逮金元四家。謂爲昔賢精力所繫。不宜廢黜也。夫古者神道設教。若謂有歷史根據者。卽宜頒列學官。則陰陽卜筮巫祝之流。皆宜設立學校。加入系統矣。蓋自神禹錫疇。庶徵休咎之學興。春秋之世。裨竈梓愼。其名尤著。史公立日者之傳。漢書著五行之志。陰陽占候之學。其炳耀於簡冊者。且倍蓰於醫矣。庖犧作卦。周文演爻。孔子垂十翼之教。漢代傳九家之學。以及五占之兆。陳於洪範。八名之神。傳在龜策。其見於左氏內外傳者。卜筮之事尤多。而周官太卜。位在醫師之上。則古之卜筮。重於醫矣。巫祝與醫。更屬同類。世本云。巫彭作醫。金縢言武王有疾。周公作禱。論語記孔子有疾。子路請禱。左傳載齊景公疾。梁邱據請誅祝固史嚚。皆未有及醫者。內經亦曰。古之治病。可祝由而已。然則古無醫也。巫而已矣。是以許世子進藥殺君。公羊引樂正子春之視疾以糾之。左氏亦曰。盡心力以事君。舍藥物可也。可知當時以藥治病。實非恆見之事。士大夫罕有信之者矣。由此觀之。若根據歷史。可以立學。則星卜之學校。更宜倡導於前矣。醫其次也。該案乃數典忘祖。自居於國粹。而斥星卜爲浮誇。此出入主奴之見。豈探本之論哉。且其所援引神農黃帝之書。亦皆不典。考漢書藝文志。各家多有神農之書。而獨無本草。陸賈新語曰。神農以爲行蟲走獸。難以養民。乃求可食之物。嘗百草之實。察酸苦之味。教人食五穀。然則神農之嘗百草。乃求可食之物。非嘗藥也。周官疾醫疏引中經薄云。子儀本草經一卷。又引劉向曰。扁鵲治趙太子疾。使子儀脈神。然則本草者。

子儀所作。子儀者。扁鵲之徒。六國時人。非神農也。至於內經。亦非黃帝之書。昔孔子刪書。斷自堯舜。太史公曰。百家言黃帝。其言不雅馴。薦紳先生難言之。是知孔子之時。史公之世。所傳黃帝之書。已皆鄙俗不經。爲士大夫之所不道者矣。至於難經。實開後世寸口診脈之法。妄言亂道。千古之罪人也。史記扁鵲傳曰。視見垣一方人。以此視病。盡見五藏癥結。特以脈爲名耳。又曰。至今天下言脈者。由扁鵲也。然則彼固隱具視垣一方之技。以脈爲名。而後世乃奉其脈法。以爲準繩。何其悖耶。仲景之書。略成條貫。然妄分六經。敘次淩雜。爲後世聚訟之焦點。至今猶呶呶不休。無能解紛也。千金外臺。乃方藥之彙編。極少議論之處。然其蒐集古來經驗成迹。以供後人研究之材料。亦自可貴。至於金元四家。承有宋理學空疏之弊。競尚空論。幽閉荒唐。載鬼一車。視其外貌。有主張。有條貫。頗具學術門面。而其所本以立論者。不外內經不根之說。遠不若千金外臺。臚陳證候。羅列成方。爲得其實也。然則該案之所援引攀附以爲有學術之價值者。大都誕怪陋劣。不可據爲典要者也。又該案第二條之理由。則曰、有理論也。有實驗也。以異方之藥。治中土之病。不無扞格之虞也。夫舊醫之所號爲理論者。陰陽、五行、六氣、十二經脈而已。彼陰陽五行六氣三者。乃古人觀察自然界之現象。分之以總萬彙者也。以今日知識界所得之自然現象衡之。精粗疏密之相去。何啻霄壤。其無當於天人之道也久矣。而斷斷焉鍥而不舍。是猶棄今日宮室衣食之制。而棲構木之巢。茹毛飲血而蔽獸皮也。若夫十二經脈。以今日實地解剖勘之。幾無一字不謬。拙著靈素商兌論之詳矣。由此觀之舊醫之論。幼稚謬戾如此。何理之足云。至於實驗。更屬無有。彼大黃除實。當歸止痛。乃人類本能所發明之事實。猶之五穀療飢。湯水止渴。經驗也。非實驗也。所謂實驗者。就人類本能所發明之事實。益之以經驗之所得。用科學精密之法。以分析其錯綜繚亂之現象。繁者簡之。雜者純之。隱者顯之。以便觀察而免誤解。反覆審慎。以稽覈事物之真相也。今舊醫之所襲用者。太古以來人類本能所發明之事實也。經驗也。其現象混淆不明。安可遂以爲自然界之真相。而據之以斷是非乎。俞曲園廢醫論曰。其藥之而愈者。乃其不藥而亦愈者也。其不藥不愈者。則藥之亦不愈。然則執病之愈不愈。以斷治法之當不當。猶粗工之見也。由此觀之。該案之所謂效如桴鼓。所謂歷著明效。所謂成效已著者。無他。多言之中也。貪天之功以爲己力也。以言乎實驗。渺乎遠矣。若夫異方藥物云云。是直讒口謠喙。以欺夫婦之愚而已。夫藥之治病。猶菽粟之養生也。吾未聞國人之僑居外國者。裹糧而行。外人之遊吾國者。載五穀以俱來也。歐美與我。同居一行星之上。同在一太陽系之中。非別有天地也。地上萬物。同受此自然界之支配而無所遁。人者、萬物之一。豈能獨異哉。是故骨幹肌肉。不能外於力學。眼不能外於光學。耳不能外於聲學。動作言笑。

不能外於動學。全身之物質。不能外於化學。細胞之生活。異物之同化。新陳之代謝。種類之蕃殖。不能外於生物學。無東西洋一也。故若人身因化學成分之過不及而致病者。苟有物焉足以矯其過不及。而於人身中其他成分不生毒害者。皆可爲治此病之藥。無東西洋一也。如重炭酸鈉之醫胃酸過多。其一例也。國人而無胃酸過多病。則已。如其不然。則重炭酸鈉之可治胃酸過多無東西洋一也。食鹽水之治霍亂失水。又其一例也。國人而不發霍亂。發而不至失水。則已。如其不然。則食鹽水之可救霍亂危象。無東西洋一也。然則該案所謂異方藥石。中土疾病。所謂體質各殊。效果難見。所謂銷磨於剽悍金石之藥云者。豈非造作蜚語。故爲中傷之舉。而極無理由可據者乎。且吾見舊醫之處方。有西藏紅花、東西洋參諸品。又何說耶。該案第四條。謂西醫始於羅馬。此乃淺人妄言。好事者之所附會者也。歐西醫學。導源希臘。有名希坡克拉退者。實爲歐西醫學之祖。其學說載在史册。章章可考。而謂始自羅馬。始自漢尼巴。其謬甚矣。不特此也。歐西醫學。自希臘以至於今。變更已多。近百年來。科學勃興。而醫學之進步。亦有一日千里之勢。其精神面目。煥焉一新。與前此之舊說。截然不同矣。該案謂本源吾華內經之學。浸潤各國。流衍後世。此真如桃源中人。不知世界有變遷者也。該案又有中醫智慧非不逮西醫之說。斤斤然執醫以相校。宜其見之不廣。思想之不能弘通也。須知一學術之成立。必賴周圍之事物。交相融和。交相輔助。而後乃能有成。新醫之學。全賴自然科學之進步。以有今日。其所築基礎。未嘗少背乎自然之大法。故能與之俱進。以成世界之學問。若夫舊醫之學。不過陰陽五行分派配合之故智耳。其所根據者。皆不能與今日自然界之知識相容納。雖無新醫與之競爭。其學說終亦不能有以自立。不思根本改造。而反持無本之說。以與新醫爭一日之勝。詭遇巧弋。以冀徼幸於萬一。甚矣人心之難悟也。該案第五條之理由。則欲溝通中西也。巖曩草研究國產藥物芻議。已詳論其非。今約其辭於此。以明該案之誤。夫今日世界之所謂醫學者。科學也。必先於人類之成立、構造、化學物理之關係、與夫其在動物界之位置。精詳講究。然後以最新最密之法。進而探求病之本態、原因、及其變化。終則用種種補助品。以立治療之方式。是故治療學者。今日講論醫學之最後事也。若夫太古醫學發達之歷史。其次序適與之相反。今日新醫最終學習之治療學。實爲太古醫學發端之先導。蓋有史以前之人類。不知病爲何事。然固有疾苦死傷之慘。憂愁焦慮。而謀所以治之者矣。飢則食之。勞則休之。熱則飲之以冰。寒則燠之以火。知覺運動不和。則施之以按蹻。以及舐癰吮痔。皆原始動物療病之本能。而醫學之興。卽基乎此。迨人智日啓。哲學漸盛。乃以四大、五行、六氣、八卦之空想。支配萬有。以說明自然界之現象。而醫學亦不能逃其範圍。於是本乎此時代之空想。合之以生活之現象。解剖之知識。以說明生理病理。我國黃帝內經。印度光明最勝王經。希臘希坡克拉退氏之四液說。皆此時代之產物也。故論此時代之中西醫學。尙有溝通之可言。以其本相類似。有可通之道也。至於今日。歐西藉科學之力。已變而爲新醫學矣。我國則墨守舊章。回環往復。不離跬步。彼歷此階級而前進。我至此階級而自畫。乃有今日之差也。由斯以談。醫無所謂中西也。但有新舊而已。新舊兩醫學。其本末顚倒如此。於此而欲講溝通之道。是猶强黃白進化之種。而曰黜爾聰明。塞爾睿智。以與南非土人、臺灣生番。調和其知識也。所謂倒行逆施者也。且該案既以剽悍金石。目爲異方藥石。又以藥水藥精。稱爲我國原料。此矛彼盾。說難自圓。妄見游移。不攻自破。而漏卮云云。其識尤屬幼稚。既云我之材料。我獨不可以製造乎。今者、香煙毛巾之類。競尙國貨。然非我舊有之物也。利之所在。人必趨之。苟西藥之用日廣。不出數年。製藥之廠。必將漸興。無爲切切私憂也。若出品精多。且可以輸出外國矣。不自振拔。而行消極以自封。施之於數十年前閉關之日猶可。今日爲此。豈久長根本之策哉。是故此案若成。直可謂之無是非。蔑公理。不欲自列於文明之冑。而甘退處傖野矣。背進化之公例。違自然之法則。昧學術之沿革。逆世界之潮流。騰笑學人。貽譏庶邦。非細事也。而江蘇全省中醫聯合會公然發表之。中華教育改進社儼然通過之。憒憒如此。焉能不爲教育之前途危乎。夫人之欲善。誰不如我。

邦人君子。明哲濟濟。當此科學運動猛進之時。此案必無容納之理。巖亦知曉曉之辨爲多事矣。然心所謂危。不能自已。果使此案不再見於我莊嚴之學界。則巖雖蒙多事之譏。猶幸也。

腸傷寒的牀蟲傳染實驗

林幾

歐戰以還。業經多數學者證明 Fleckfieber 傳染。可由虱類昆蟲爲之媒介。於是各地研究家。遂聯想及腸傷寒之傳染。亦非僅限於經口傳染。日本安倍仲雄氏。亦曾於 Typhŭs abdominalis 患者寄生之虱體中。檢見 Typhŭs 桿菌。而在我國不合衛生社會之中。無論南北區域。鄉村都市。凡客棧、船舶、火車、及舊屋、宿舍等。聚居所在。普通人之體外寄生蟲。(Epizoen)即爲牀蟲。(即俗所謂臭蟲) (Cimex Lectularis, Bettwanze, Bedbug) 於是遂促起檢者實驗本題之興趣。計自十三年三月至七月間。共四個月。在本校病理教室內。施行動物試驗。茲得有結果如左。敢用以貢諸君子之前。並乞教益爲幸。

查牀蟲可爲媒介以傳染之疾病。除回歸熱症外。見於最近記載中者。有 (1) Transmission of Plague by bedbugs (Ind. Jour. of Med. Resear. 5; 137 July 1917) (2) Possible spread of influenza through bedbugs (G. A. Friedmen Jour. of Med. Resear. 95 14 Jan. 4, 1919) (3)

發展中華醫業說

伍連德

民國十五年二月十六日至二十二日。中華醫學會在上海舉行第六次大會。連德爲俗事所羈牽。未克躬與其盛。至深歉仄。忝爲會員一份子。不能無片言之供獻。竊以泰西醫術之流入中國。爲日甚久矣。目下尚在幼稚時代。進步不速。提倡之責。端在我輩。深願同業中人。通力合作。奮勇向前。務使中華醫業日新月異。精益求精。未嘗不可以並駕歐美。比肩東瀛也。若論提倡之法。約分四端。一曰。對內部圖精神之團結也。近日我國西醫界中。儼然有留學東西洋及畢業本國之分。精神散渙。各存畛域之心。意見參差。難望切磋之益。醫業之不進步。此實爲一重要原因。當今之計。莫如聚同業於一堂。聯絡感情。交換知識。以互助之精神。作公開之討論。集思廣益。辨難析疑。則醫業有不日益發達者哉。一曰。向外界爲學理之宣傳也。一般中醫頭腦頑固。對於新醫術妄肆詆毀。羣衆惑於其說。頗多懷疑。偶攖小疾。往往爲庸醫僞藥所誤。喪其生命。殊爲可憫。吾儕應將醫學真理。詳爲解釋。廣爲宣傳。務使人人生信仰之心。反對者無所藉口。然後吾道可以進行無礙矣。一曰。籌辦公衆衛生也。我國人民。對於衛生素鮮注意。以致疾疫流行。夭亡相繼。善爲醫者。治病於無形。防患於未著。故能事半而功倍。若已病而治之。

瀕危而拯之。則事逾倍。而功且不及半矣。此公衆衞生所以急宜提倡也。其提倡之法不一。或藉文字以宣傳。或爲實地之考察。促進市政之改良。預防疾病之傳染。分途籌劃。合力進行。由簡而繁。推邇及遠。庶人人獲健康之益。處處呈清潔之效。則癘疫不生。疾病減少矣。豈非醫業之進步乎。一曰本會永久事務所之設立也。我中華醫學會成立已逾十稔。雖會務日益發達。而根基尚未穩固。似宜募集基金。建設永久之事務所。此議連德曾於年前倡之。以爲基金之募集。由會員擔任。卽各會員就個人之力量。購買義舉股票若干。募至十萬元爲度。永久事務所之設立。則以在上海擇適當地點。建築爲宜。至於募款一節。非專以同業爲限。卽其人非醫者。而平日在社會上熱心公益。好辦慈善事業者。我會員可以友朋資格。請其樂助。則集腋成裘。十萬之款。不難募足矣。有此鉅款。卽可建築永久事務所。而中華醫學會之根基。從此益加鞏固。各同業之精神。益加團結。而中華醫術亦益加進步矣。

結核病發生論

余巖雲岫

結核病發生之本態。久爲世界學者所聚訟之問題。原夫結核菌之發明。乃在西曆一八八二年三月二十四日。德國學者戨霍 (R. Koch) 在伯林大學生理學教室生理學會上所發表者也。自是以後。殼霍氏積種種實驗。鑑於結核病之總數。其發生肺癆者。實占百分之九十。發生腸癆者。不過百分之十。遂以爲結核之傳染。由於肺者最多。由於腸者甚少。而殼爾赧忒(Cornet)氏之塵埃吸入試驗。福留蓋(Flügge)氏之痰沫飛散試驗等業績出。而肺傳染之說愈覺有所根據。學者震殼霍之威名。服從而不生異議者。蓋二十年也。至一九〇三年。培林加(Behring)首唱異議。極主張消化管傳染。大要謂肺癆雖多。然不可謂肺傳染多。腸癆雖少。然不可謂腸傳染少。肺癆之發生。雖在成人期以後。然結核菌之侵入。多在幼兒之時。由腸中感染進入體內。滯留其中。至成人期中。達於肺而生病變也。蓋肺癆之發生。頗極複雜。固非可直接簡單。謂染於某處。卽發於某處。染於某時。卽發於某時也。培林加又以初生小兒之腸。其內皮上層無黏液。結核菌通過極易。此爲其主張腸染傳之根據。且謂小兒被傳染之結核菌。多爲牛乳中之牛結核菌。故謂牛乳爲傳染結核之源泉。此爲其主張腸傳染之結果。彼更據自己所實驗。碩鼠舌肌中注入少量結核菌。能發生肺癆之事。又引鮑姆加丁氏(Baumgarten)所實驗。家兔尿道中注入少量結核菌。能發生肺結核之事。以證明少量結核菌之進入。能發緩慢之病變。而惹起肺癆。

培氏之所發表。大要如此。其見甚高。實足破當時之舊見。然謂牛乳之危險。實不如是。且其結核菌由腸中進入之說。今雖已證實。而當時卻無事實可以證明之也。

至一九一三年。配忒盧雪干(Petruschky)始分結核病爲三期。謂近於梅毒。(近於梅毒之說華爾甫(Wolff)已言之。一八九二——九三)

第一期　淋巴腺傳染

(1)頸腺發病(瘰癧)　鼻及咽頭等之潰瘍樣病變

(2)支氣管腺發病

(3)腸間膜腺發病

此等病狀。常帶慢性中毒之證候。如衰瘦、貧血、不規則之體溫上昇、眼炎、耳膿、發疹等皆是。然其病竈之所在地。乃淋巴系統也。

第二期　轉移營成

屬此者。爲　結核性腦膜炎。　肋膜炎。　腹膜炎。　粟粒結核。　及種種皮膚、骨、關節、肺之病變。

第三期　組織破壞

屬此者。肺癆、骨瘍、潰瘍性皮膚狼瘡。

此實爲結核病分三期之始。其所根據不過詳觀結核病變化之複雜及其遷延而分之爲三期而已。至於免疫之發生病機之影響。全不以爲意也。

夫結核病之確有免疫發生自欒梅爾(Römer)氏以來(一九一一——一二)已爲定論。其影響於再感染之病型者頗大。故結核病之種種變化。大抵皆由免疫情形而生。吾師佐多愛彥(A. Sata)先生獨根據其多年免疫之實驗。舉形形色色之結核病變態而統一之說明之。亦結核研究界著作之林也。今先述其所根據之實驗如左。

一、將生結核菌乾燥之粉碎之。名爲佐多生態粉狀結核菌。以爲免疫元。

二、此粉狀結核菌所處置之動物。確能發生結核過敏性及免疫性。

三、試驗動物達一定度免疫之時。以生菌接種之於其皮下。則發生急性滲出性漿液膜炎而速歸於死。

四、免疫之程度更進者。其經過較長於對照動物。致死甚慢。死後解剖之。諸內臟有高度之結核性變化。與人類癆死之肺相似。卽肉芽變化也。

五、若免疫之程度再進。則能長久維持其生命。可免於死。

佐多先生根據此等實驗。而作結核病之分類觀。其說如左。

第一期 原發期(初感染期)

結核菌通過黏膜。不起局部反應。而進入淋巴流及血流之中。成毒血症及菌血症。

免疫之初發 發生局部性之淋巴肺結核。

第二期 續發期 帶有滲出性素質之滲出期 原發感染之續發性擴布。及再感染之發生。 免疫之進行 發生化膿性之淋巴腺結核。 滲出性漿液膜炎、(肋膜炎及腹膜炎) 中耳炎、 痔瘻、 急性乾酪性肺炎、 急性全身粟粒結核等。

第三期 帶有纖維性素質之肉芽期

免疫之增進 發生慢性限局性肉芽性結核、 各種癆病。

第四期 治愈期

免疫之完成

此乃根據免疫學之結核病分類法也。佐多先生蓋謂康健之生物。其初感染結核菌之時。(微量或弱毒之菌。)決無引起複雜多種之病變。其病變之所以複雜多種者。皆由初感染後徐徐進行之免疫所致。乃免疫之結果也。

至一九一六年。倫開氏(Ranke)發表原發變化羣之業績以來。德國有名學者。如共氏(Gohn)

亞肖甫氏(Aschoff)等皆贊成而附和之。駸駸乎將風靡於世界矣。倫開之說。其大要如左。

第一期　初期變化羣

結核流行處之人民。其感染結核。大多數在於小兒之時。其傳染之徑路。有九十五%以上爲由空氣傳染。先由空氣中之結核菌入肺。至肺之表面肺膜相近之處。作一小乾酪性肺炎病竈。然後由此病竈。進而通過淋巴道。作肺門附近之淋巴腺炎。此肺中之最初病竈與其附近之淋巴腺炎。統括之曰初期變化羣。

第二期　血行性轉移期

病之由初期變化羣而蔓延也。分四路進取。連續擴張。管內傳染。淋巴道及血道之轉移是也。然在此期中。淋巴道轉移之勢已衰。獨血道轉移。逞其淫威。故全身粟粒結核之危險。此期最甚。而各處滲出性炎症。如肋膜、腹膜等處之結核性炎症生焉。

第三期　單獨肺癆症

淋巴性轉移。至第二期之半而熄。血行性轉移。至第二期之終而亦熄。生物之全體。其毒過敏性之時代已過。已得有相當之免疫矣。故此時期絕無體液性傳播(Humorale Ausbreitung)之虞。而全身粟粒結核之危險幾等於零。然其被全身所抵抗之結核菌。

乃據守其適於生存之肺。以爲根據地而卽人類開最終之決鬭。其作戰之方略。全由管內傳染密集多數之菌。由此小支氣管散布於他小支氣管。以開拓其地盤。更出而至於喉頭、口腔及腸。蓋無一而非管內傳染也。

倫開所發表者。大略如是。其業績翔實周至。皆據其多年之臨症上觀察。與夫病理解剖之事實。以爲根據。故能博大多數之信仰。然其論第一期結核之發生。確有謬誤之處。倫開因解剖上所見。結核之原病竈多在於肺。遂謂肺爲結核菌傳染進入之第一關。此不過想像之辭。而非實有確據也。據吾師佐多先生及同門諸學友之研究。知結核菌進入之處。苟菌之量甚微或毒力甚弱者。則初感染之門。可以不至於起變化。如皮膚、如眼、如扁桃腺、如口腔、及鼻孔之粘膜。皆能任菌之通過。而不起反應。不生病變也。此通過之菌。不出數時數日。卽至於支氣管及肺。卽在此發生淋巴腺結核。於此可知結核菌進入之處。不必發生病的變化。而身體內之結核原發病竈。不必皆該菌傳染進入之第一關。明矣。然則倫開之所謂肺中原發變化羣者。儘可由他處進入之菌。經淋巴道血行道。間關跋涉。遠至於肺。而始營成巢穴。不必一定由空氣傳染直達至肺而生此變化也。且肺中原發病竈。多在肺之表面。胸膜之下層。若由空氣直達傳染。豈能曲折而至於深部如是耶。是故肺中之原發病竈。爲結核菌進入後。第一之巢穴則可。而遂指此第一巢穴。謂爲卽該菌進入人體之第一關。且謂有九十五%以上。皆由此而入。幾若舍肺而外。舍空氣而外。無傳染之危險。此實倫開之大誤也。倫開又謂原發變化羣之次序。先肺而後及支氣管腺。此亦推想之辭。非有實據。查多人之實驗成蹟。其自口鼻眼扁桃腺腸等進入之菌。多先犯支氣管腺而後及肺。且有獨犯支氣管腺而不及肺者。亦有獨犯肺而不及支氣管腺者。倫開之說。不可爲定律。又其所謂第二期中淋巴道傳播。熄第二期末血行道傳播熄之言。亦尚未能確認。據最近雪伐依蔡(Schweitzar)之言。謂單獨性結核期中。其臟器內結核蔓延之方法。除連續性管孔性蔓延外。常有淋巴管性之感染。且約有五十%可確定其爲血管性感染云。由是言之。知倫開所謂第三期中亦有淋巴道血行道之傳播也。

總括

要而言之。以今日之知識觀之。除一時的毒性强數量多之結核菌傳染外。普通之所謂傳染者。可約略推定之如左。

(一)第一次傳染。多在小兒之時。且多在乳兒之時。

(二)傳染之門。多在肺以外之處。如口鼻眼等黏膜及腸。皆可爲傳染之門。而多不發生病變。

(三)人體內第一原發病竈。多在於支氣管腺及肺之表面近肋膜之處。

(四)傳染後稍久。生體對於結核。卽有過敏性之發生。變爲滲出性素質。此時期中。往往發生肋膜炎腹膜炎中耳炎腦膜炎及全身粟粒結核等。

(五)免疫程度再進。則生體變爲產出性素質。全身各部皆有抵抗結核之能力。結核菌獨占據肺中。以與人體作最後之決鬭。

至於人體中之肺。何以獨容許第三期單獨結核之成立。且何以獨多於肺尖。則同門前輩有馬賴吉博士(R. Arima)有新說解明之。有馬亦爲佐多先生門下。多年之結核研究家。發明裸體結核菌之免疫原者也。其言曰。

凡寄生物之在生體上。必有適於其所以寄生之條件。條件惟何。卽寄生主之組織一部分。發生生理的異常或壞死而後。外來之寄生物。始能占據之以爲巢穴。故雖生物寄生。亦不能脫離死物寄生之原則。人類至情竇發動期。其肺炎昇出於鎖骨之上。全部之肺。獨此部分不受硬壁之保護範圍。故欬嗽之時。其弛張獨較他部爲劇。因此而受損傷者。往往有之。在血行中之結核菌。卽乘此損傷而得寄生之條件。至其所發之病變。不過寄生性炎症而已。此爲有馬之臟器素因說。

綜觀以上之所舉。則吾人對於結核病戰爭之方針。可以略定矣。據佐多先生之說。若免疫之程度增高。結核有治愈之望。似結核之治療。應注重於免疫。而免疫之研究。今尚未臻完善。故對於單獨肺癆期之病人。幾無可恃之善法。古人云。上醫之未病。故今日治療醫學有漸漸轉向預防醫學之趨勢。第三期結核既少治癒之望。不能不注重第一期之豫防第二期之治療。彼腸質夫斯(Typhus abdominaris)之兇險。二十年來。歐西都市中幾於絕跡。豈非豫防之功耶。至於豫防之要。獨在接種。何以言之。腸質夫斯之豫防。雖飲食之衛生。水道之清潔。亦與有力。然歐洲大戰之際。塹壕生活。豈有衛生清潔之可言。而發病獨少者。推其原因。不能不歸功於預防注射也。結核之有免疫性。今日已成鐵案。大可倣其法而行之。然今日之土貝克林。(Tuberculin)實不適於預防之用。以其免疫原力微弱。且受治之時間過長故也。是以今日欲從事於結核之預防。先須研究相當之免疫原。世界結核研究家。鑑於死菌免疫（即各種土貝克林）難以成功。改而用生菌免疫。取結核之生菌。或凍結之。或乾燥之。或粉碎之。或裸之。如上所述佐多先生之生態粉狀結核菌。有馬博士之脫臘樣質結核菌。皆生菌免疫之類也。有馬之菌。今名曰AO接種素。預博治療界之贊同。且漸漸發展其聲價於德國矣。然其效力如何。尚未得世界之公認也。

至於第二期之症候。錯雜不一。診斷最難。最近伊軋那妥斯干與利米西克 (Ignatowski u.

Lemesie）兩氏所發表之分類法。頗覺詳該。特介紹於此。以供臨症家之參攷。

一、惡性型結核

（a）粟粒結核　（b）乾酪性肺炎　（c）惡性多發性漿液膜炎

此等皆罕見之症。於小兒見之。

二、重症型結核

（a）無局部變化者　（一）腸質夫斯型重症敗血症　（二）瘧疾型

（b）有局部變化者　（一）氣管支周圍結節炎　（二）輕症多發性漿液膜炎　（三）肺臟型　（四）肺以外型如腹膜炎腸之結核性疾病關節及骨之結核屬之

三、輕症型結核

其在病理學上與輕症同一徑路。

（a）幼兒結核性營養不良（羸瘦　胃口不開　消化不良等）

（b）腺病質（滲出性體質）

（c）習慣性有熱（三七・二——三七・六　攝氏）

（d）良性部分的粟粒結核　（部分的肺臟粟粒結核　乾性肺炎肋膜炎　心臟病

型　胃潰瘍型　十二指腸潰瘍型　膽囊炎型）　等肺外良性腦膜炎樣頭痛

（e）腹部傳播

蟲樣突起炎型及胃潰瘍型

扁桃腺局部麻醉割除術

鄭懷仁

扁桃腺一物。在生理上究有何大功能。迄今尚無明確之定論。有云於小孩初生三四年內。身體藉扁桃腺發生免疫性之能力。三四歲以後。并無大用。惟由扁桃腺發生妨害於人身之生活及康健者。曾非鮮見。因扁桃腺直接或間接的關係。常致身體發生種種疾病。例如中耳各種炎病。大多數發生於兒童時期。皆由扁桃腺之急性或慢性炎爲媒介。耳鼓膜因咽耳管阻塞。伸縮失常。管壁凹陷。而致聽覺不敏者。十之九皆由過長性之慢性扁桃炎。及腺樣瘤長大所致。鼻副竇諸炎病。可謂由扁桃腺炎所繼發。他如風濕病。關節炎。心內膜炎。小孩回復性嘔吐病。鼻衄。腎炎。慢性氣管炎等。皆因細菌及毒素由扁桃腺侵入血液。而達身體各部所致。倘扁桃腺本體發生變故。或週身發生上述各病之一二。是則扁桃腺有割除之必要。至於割取術。以前一律用全身麻醉方法割去。近年來歐美各國醫家。除對於無鎮靖力之婦孺。仍沿用種之症情。

末後氏並提出實例。謂於過去十一年間。共行此項診斷二萬次。百分之九〇皆正反應。此外。他家應用其法診斷梅毒者。八十人。其中七十六名皆顯正反應。於診斷胎兒之男女。百名中八十六名無誤云。

病理學的進化史

李賦京譯

在上古時，歐洲的一般學者，說人是和別的生物一樣，也是一個有機的物體（Organischer Körper）是由液體，火，空氣和土四種原素（Elementen）的混合體（Mischung）造成的。且因這四種原素的容量比較（Mengenverhältnisse）的差別，可使人體時而較熱，時而較冷，時而乾枯，時而潤澤。若此數種原素的混合體生變動（Veränderüng），則生疾病（Krankheit）。於是他們就說：『疾病之生，是因人身這四種原素之混合體生了變動。』但這四種原素不是每個經變動之下，都能釀成疾病的，於是有一個希臘的名醫"Hippokrates"（460-370）說：液體是人身最要緊的成分。他將液體分爲四種：一種是血（Blut），一種是黏液（Schleim），一種是黃膽（Gelbe Galle），一種是黑膽（Schwarze Galle）。黑膽是由理想上得到的一種物質，生

中国近现代中医药期刊续编·第一辑

於脾臟。黏液常由鼻孔流出，於是就用心理推想，說牠產於腦際，可經篩骨的篩板（Lamina cribrosa ossis ethmoidalis）流入鼻孔。黃膽產於腸胃，可使吐出之物變其色性。

既照 Hippokrates 這樣說，液體是在做四種原素中占重要的地位，牠所釀成的病就叫液體病(Humorale Krankheit)這個病理學，就叫液體病理學(Humoralpathologie)。此學屢經 Hippokrates 的學生從新改變，直至十五世紀還沒有受搖動。不久在羅馬有一個名醫名"Galen"研究 Hippokrates 的四主液說(vier Kardinalsäfte)他在此四主液中特注重的是血。血的混合體變動(Mischungsänderung)命之曰腐爛(Fäulnis)，且創療治方法(Therapie)，就是用幾種藥劑來隔除及排泄釀病的那物質。

Galen 研究醫學的方法與 Hippokrates 不同處，就是他處處遵解剖及生理的道理，不全靠心理上的猜度，所以他的學說直至十五世紀還是適用的，但不久就有一個名醫和他們兩個戰爭，頗獲勝利。這個名醫名"Parazelsus"，一千四百九十三年生於瑞士，一千五百四十一年沒於德國之 Salzburg。他說：疾病乃是一個非常的生活作用(Krankheit ist ein abnormaler Lebensvorgang)。凡疾病之生，都由化學的作用使然的，人體有一定的化學成分，若此成分生變動，則生疾病。自此化學學說(Chemiatrische Lehre)傳出以後，病理學的學理則更進一步了。

當是時"William Harvey"在英國已發明血脈循環(Blŭtzirculation)，同時還有英國醫生"Hunter"，法國的"Andral"及德國的大學教授"Rokitansky"在奧國維也納大學互相扶助研究 Parazelsus 的化學學理，而是說竟一天一天的擴張起來。Rokitausky 原來是遵(Humoralpathologie)液體病理學理的，後來他又拿Parazelsŭs的化學學說來解釋牠，於是他就漸獨立成一派。他說：疾病之生，原來是因血的混合體受變動，故血的良液質(Krasis)就變爲惡液質(Dyskrasie)。他分血的良液質爲兩種，一種是纖微質(Fibrin)，一種是血液(Blutserŭm)若此兩種或增或減，均可釀成疾病(Dyskrasie)，且由此病亦可引起其他各官器的病症。

當 Humoralpathologie 液體病理學理產生之時，同時尙有一種固體病理學說(Solidarpathologie)。他的根本思想，不是像液體病理以液體作根基，他是以固體作根基的；且本 Demokritz 的原子學說(Lehre von Den Atomen)，轉用在人體的，故人體亦宜爲無數之小原子積合而成。原子之間有小隙及細孔。小隙有寬窄，細孔有大小，小隙窄，細孔小，則原子厚密。小隙寬，細孔大，則原子稀薄，故人之健康，係與原子密度有關係。過稀或過密，均能釀成疾病，故此亦一病原也。

固體病理是自然有一分道理，但不甚充足，所以漸就消滅，減少勢力。雖是後來還有人想到牠利用牠也是七零八散，並沒有一定的統系。若照此理講，人體是由無數的小固體原子堆積而成，則人體與無機界之石有何分別？於是從此又發生一個新的問題出來。不久就有人注意人身的筋肉(Musculŭs)是一個較硬的物質，若是拿固體病理來解釋，則人身之肌肉與無機界之石當列之同類，但何故肌能動，而石反不能呢？

這個問題不久就有一個醫生 Albrecht von Haller 去研究。他先本肌經外界之激刺可以收縮(Kontraktivität)之理再考查之，知肌之所以能動，惟其有感覺(Sensibilität)，石無此覺，故不能動。後又漸漸考知肌之所以能受激刺，所以有覺，惟其有神經之作用，於是就有許多醫生都去研究神經，而神經病理學就從此出現了(Neuropathologia)。

Parazelsus 曾說過，疾病乃是一個非常的生活作用。生有生原(Leben hat ein Lebensprinzip)，生原則賴人體內所藏之原動力(Archaeus-urkraft)以主持之。此原動力生變動，則生疾病。原動力可受外界之各種激刺而痺痲，痲後，則人身之化學作用失其效，有害於人體之物質亦不能泄出，則酒石(Tartarus)在體內諸凹處堆積，可成酒石病 (tartarische Krankheit)。由此觀之，知原動力乃致病之基，故療治的方法，則不外採神怪之藥劑，以攻原動力耳。此種神藥或取諸動物，或採諸植物，因其神妙，故名神劑(Areana)。

Paracelsus 的學理，百年後曾經"von Heimont"繼續研究，且日日增新，曾無人出而反對。後再百年 G. E. Stahl (1660–1734)研究人生與疾病，論謂人體之健康與疾病之生，並非爲原動力主持之，是力必無此能；在人體必有一種神妙不可測的力量隱藏着，牠可主持人之健康與疾病，是力乃一種無生無滅，永久存在的神力，因命曰靈魂(Anima)。若此靈魂生變動，則人離病不遠，故曰：靈魂生變動，即生疾病，此學謂之靈魂病理學(Animismus)。本此理研究者，人數亦頗衆，且曰，在人體內必有一神怪之力，經血脈流傳周身，處處顯其神通也(Lebensgeister)。

此學雖在當時令人注目，但終荒渺不可靠，無穩固的根基，故多數學者不甚信之。——在前段曾說過肌與神經系之關係；此二者生於固體之骨上，考察其動作之力，全出於自動，並非有關係於靈魂也。於是又有人出來說：身體各部是由各部自己產生之力以自持之，而且每部自己產生之力，是與其他部分自有之力有互相牽連的關係，並非有靈魂以主持之，靈魂決無此能也。由各部自己產生之力謂之生力(Lebenskraft)，此學謂之生力學(Vitalismus)。

此說傳出以後，頗得一般學者的信仰，且有許多學理亦本是說建立。最信仰之徒卽Bordeu (1722–1776)及Barthez (1734–1806)。此二人曾學於Mompellier大學，因此地學者最信是說也，並且牠在德國亦頗得多數人的信仰，其中最注要者，卽"Johannes Müller."(1801年生於Cobleuz, 1858年沒於柏林)他與衆不同處，就是注重精確的觀察及實驗(Genaue Betrachtung und exakte Experimente)。

不久是說又墜於懷疑之中；Reil (1759–1817)亦常談生力，且甚看重此說，但其根基不穩固，雖比神力說(靈魂說)確實些，然亦不可靠，因此他就又拿物質狀態 (die Beschaffenheit der Uaterien)及其混合等理來確證，以非此說，同時亦有法國的著名解剖家"Riehat"(1771–1802)曾爲組織學 (Histologie, Gewebelehre) 之創設者，說：人之生活現像 (Lebenserscheinung des uenschen)是與有機之構造體(organische Struktur)有關係的。Reil以後，還有法國之實驗家於是說亦頗懷疑；醫學博士Lotze (1817–1881)最後在柏林亦舉不滿意之態度，直至Joh. Müller的學生用化學及物理之理證明Vitalen Prozesse以後，而是說遂完全推翻。

我們自從知道生力學(Vitalismus)液體及固體病理以後，得到許多在醫學上最重要研究的方向，但此種方向，多半都是理想的非確實的。自從 Reil 及 Joh Müller 的學生注重解剖實驗及物理化學以來，病理的前途又覺顯明些了。自從 Vesal (1514-1564) 從新建設解剖學及注重開屍檢查以後(Sektion)，漸漸將一個重大的價値放在身體各官器的非常態上面 (die abnormität der einzelnen Organe)，於是解剖及病理上的知識也就漸漸的豐富起來而且更有多數大的著作已經出現。起初首先出版的大著作就是 J.B. Morgagni (1681-1771) 的："Desedibus et causis morborum" (當時 Morgagni 在 Padua 作解剖講師) 他是拿屍體上檢查所得的結果 (Befund der Sektion) 推定人在生時的各種生活現像，並且再推論致病之原及定病之所在地。許多醫生也是本是法以研究病理。說到這裏，我們又要回憶液體病理學之祖 "Rokitansky"。他斷言位置的非常狀態(lokale abnormität)是初級混合體變動之結果 (die lokale Abnormität ist der Erfolg der primären Dyskrasie)，但所以命他爲病者，就因他各個已經有一定的變動發現出來，於是他就本是說著了一部大的病理學出來 (1842)。

數年以後 Virchow 在科學上用功，成 Rokitansky 的一大反對家。他說 Rokitansky

的初級混合體變動的理想是完全懸在空中，莫有一點根基，並且他的病理與位置的變動有關係之說也是完全沒有道理。他的辯論就這樣的强，卽 Rokitansky 自己聽見也要下馬投降，廢了他的學說 Virchow 非特使 Rokitansky 自廢其說，而且對於神經病理學及生力學等也是極力的反對。Virchow 的病理解剖學 (pathologische Anatomie) 完全是用一種確實的，真切的，在病牀的觀察及實驗著作成的。自 Schleiden 及 Schwann 在植物體及動物體上發明細胞(Cellulae)，而 Virchow 更得一科學上研究的材料。Schwann 曾說：細胞是由胎種質(Blastem)產生的。細胞產生胞核(Nucleus)，由胞核再生原始質(Protoplasma)。後來 Remak (1852) 在人類進化史上供獻一個材料，就是 Omnis cellula e cellula。於是 Virchow 就取此等材料總括起來說：『每一個新的細胞只能由一已經產生成的細胞產生之』他並且說：『人體的組織(Gewebe)是由細胞造成的，由細胞可產生組織』。經過這許多的實驗及考察纔產生一部 Virchow 的細胞病理學(Cellularpathologie) 出來，可說是不容易了。於是最後就說：『細胞是病理上的基礎，是在病理上有大的意義。細胞生變動，則生疾病，故疾病者，細胞之變動也 (Zellveränderūng gleich Kraukheit)。

化侵略式的政策。徒唱高調。而不能實際退還。則必多生惡感。古語云。愼始謹終。望有責者注意之。

十五年四月二日

北京之公共衞生

金寶善

英相格蘭斯頓之言曰。人民之健康。國家富强之基也。又云、公共衞生。乃政治家第一職務。近世富强各國。未有不以斯言爲圭臬而重視其衞生者也。吾國自共和成立以來。政變相乘。迄無甯歲。爲政者存五日京兆之心。輒置國計民生於度外。至於衞生行政。則更無暇顧及矣。間有悟其急要而籌辦之者。如彼廣州。頗具近世衞生規模。然以頻年戰亂。理想之不能現諸事實者居多。其他各地。則僅有附諸警察之淸道除穢。與夫二三傳染病院而已。京師一隅。今夏幸獲機會。對於公共衞生。略有建設。雖歷時未久。尚無成績可言。然華路藍縷。草莽初闢。外法歐美。內察輿情。以最新學術。施諸老朽之邦。新法舊俗。輒相枘鑿。審前顧後。頗費苦心。不才得參與其事之一部。特將大略情形。告諸會友。藉以喚起同志之注意。冀各地公共衞生之提倡有人耳。就中且有數端。如助產學校、衞生診療所、保嬰會等。本係社會事業。關係民衆之福利至鉅。甚望各地同志。亟起籌備。不唯保護國民健康。抑且促進公家重視公共衞生之心。而易獲建設衛生事業之機會也。

北京之公共衛生。創自客歲者有三處。一附於京師警察廳。名曰試辦公共衛生事務所。主其事者。爲方先生擎。北京內外城共分二十區。該所先就內城一區着手辦理。使成模範區域。以資推廣。一附於京兆尹公署。名曰京兆籌辦公共衛生事務局。主其事者爲池先生博。先就公署周近之小新村。着行試辦。以備逐漸推行。普及京兆各縣。彼此本互助之精神。通力合作。故二者之規模事業。大略相同。茲述前者之辦理情形如左。

京師警察廳試辦公共衛生事務所。共分四科如左。

一、衛生科　掌理一般衛生及衛生勤務之稽核事項。

二、保健科　掌理救急治療防病保嬰看護事項。

三、防疫科　掌理疫病之報告檢診及防止事項。

四、統計科　掌理生死疫病之統計事項。

按輓近倫敦紐約東京等處之衛生機關。大概均分十三部如左。

(一)衛生行政。(二)生命統計。(三)傳染病之阻止。(四)肺結核症。(五)花柳症。(六)孕婦嬰兒。(七)學校衛生。(八)衛生檢查。(九)食物及藥品取締。(十)勞工衛生。(十一)公共衛生看護。(十一)公共衞生化驗室。(十二)公共衞生教育。吾國文化幼稚。民智尚未大開。祇能因地制宜。酌量增減。歸納十三部於四大綱。先行擇要舉辦。以期次第推廣而已。

茲調查北京衞生事業之已着手進行者如左。

甲、衞生 辦理左列一般衞生事業。

一、清道保潔。

二、檢查飲水。

三、取締販賣飲食物。

四、其他一般衞生勤務。

五、教育及宣傳。

按北京市民之死於胃腸病者。每年每千人中有四人。病此症者每千人中達四十人。約計北京人口爲八十萬。由此推算每年患胃腸病者過三萬人。死於此症者過三千人。爲害之烈。令人駭然。防救之法。是在注重一般衞生。如撲滅蒼蠅。取締水質等項。尤爲急要。蠅之發育處所。因地而略有不同。據中央防疫處試辦公共衞生事務所。暨協和醫學校調查研究之結果。略知北京蒼蠅。多半產自廁坑。蓋蠅產卵。由卵而蛆而蛹。潛伏坑沿鬆土。以待翌年春暖。羽化而出。循環往復。滋生不息。而吾人受其無窮之害。現已着手改良廁所。並以蜻酸鈉按時消毒矣。

取締水質一節。查北京人民飲用之水。來源有二。一爲自來水。係商辦。已有年。唯不甚發達。住戶用之者。不及百分之二十。一爲井水。總計全城共有井四百三十處。業水者挨戶挑賣。據化驗成績。二者之水質均不良。中央防疫處曾擬有自來水改良意見書。其大旨爲建設沉澱池、砂濾池。暨添置液體鹽消毒器等。促令自來水公司積極整頓。至於井水。則更難取締。新式洋井甚少。舊式井構造不良。多含大腸菌。非根本修改不可。南方各地。人民用水。大半仰給於河流。其危險尤甚。大腸菌屬之傳染病。如腸熱症、赤痢、霍亂等症。時成巨疫。亟宜設法改良。飲用之水。或先煮沸。或以鹽素消毒。或用沙濾。或集資創設自來水公司等項。皆刻不容緩之舉也。

取締飲食品一項。祇能先令販賣熟食者。製備紗罩。以免蠅蚋麕集。夏令禁止切賣瓜果。及各種不潔飲料而已。理髮亦爲傳染病毒之源。亟宜設法取締。理髮用具。必須消毒。理髮匠之體格亦應按期檢查。

其他如糞除拉圾。傾泄髒水。皆衛生清潔上之重要問題。不可不設法以處理之。

又有衛生警官若干人。挨家調查衛生狀況。以資改良。

乙、保健 辦理左列各項保健事項。

一、保嬰。

二、救急。

三、診治。

四、代理學校衛生。

國民强弱。秉賦先天。故保護妊婦嬰孩。爲公共衛生之第一要務。診所之衛生診療所保嬰會。及公共衛生看護部。皆本斯義而創設者也。公共衛生看護部。每日派衛生護士。挨家訪視。如有妊婦嬰兒。爲之講解保育之法。如有病人。爲之看護。並諭以利害。勸令就醫。或至衛生診療所診治。吾國舊習。女子妊娠。不知檢查體格。妊娠期內之腎臟炎。子癇。出血等症。輒不案法防治。釀成重病。其他骨盤之形狀。胎兒之位置。不合生理者。必致難產。亦應防於未然。嬰兒出世。體力纖弱。營養不良。易罹疾病。宜講保育之法。凡此諸事。爲人母者。均須了然於心。故於派遣護士外。復設保嬰會。勸募婦女入會。講解育嬰侍病。以及各項家庭衛生等法。至於衛生診療所之目的。亦側重防病。病人多爲婦女及小兒。由公共衛生看護部介紹而至。按日分科診察。待診室內。備置各項衛生書畫模型及標本。時向來者指示講解。以期普及衛生知識。斯不過診治事業之一。他如結核。花柳等症。爲害甚烈。應別立診所以防治之。傳染性結膜顆粒炎一症。患之者。吾國百人中。有二十人以上。多者且達五六十人。非有大規模之診療所。不足以撲滅之。吾國南方溫帶亞熱帶地方之癩病。應羅致於特別診療區域。以期根本剷除。又瘧疾、鈎蟲、住血蟲病等症。亦須組織診療團而專力防止之。吾國幅員廣大。甚望各地同志。起而講求防禦之道。爲斯民造福於無窮也。

學校衛生。以經費不充。現僅擇少數學校。先行試辦。其手續甚繁。應專章記之。茲從略。惟有數點採法甚新。譬如檢查學生體格。發見疾病畸形。即由學校衛生部之校醫及護士。爲之矯治。或勸令別就相當醫院診治。期以痊可而後已。校醫及護士每日規定時間。挨次訪治。校內代設診療室。於此可施簡單之療治。又由教職員推舉管理學校衛生者數人。彼此聯絡。舉凡校內一切衛生設備。衛生示教等項。均可彼此討論辦理。甚便捷也。

保健項目中。有救急一項。係遇住民有重傷、服毒、溺斃、煤燻、或患急症者。備置各項救急器具。派專員馳往。施臨時之療治。各地之紅十字醫院。或地方公立醫院。似應負擔此種任務也。

前述保嬰項下。更應重視接生一道。吾國醫學幼稚。凡有生產。除通都大邑間有用新法接生者外。其餘莫不委之無識之穩婆。近據某西國醫士。在直隸三河縣某鄉調查。初生兒之患破傷風而死者。占出生總數三分之一。聞之令人駭然。他如產褥熱。嬰兒眼淋症等。或傷風。或喪明。又因難產而母子俱亡者。亦時有所聞。亟宜設法改良。北京之已着手籌辦者。一爲舊式穩婆之示教。招集該項穩婆。而教以簡明之消毒。紮臍等法。一爲創設助產學校。分高初兩級。高級兩年畢業。程度較高。以期將來爲助產界之領袖。初級六個月畢業。由各地保送。擇其年齡稍長國文通順者。受以簡要之接生術。以期普及鄉里。俾舊式穩婆自然歸於淘汰也。吾國各地情形皆同。同志盍起而提倡之。以拯數千百萬之新興國民於非命之死乎。

丙、防疫　辦理防檢疫症事務。

一、疫病登記。

二、防檢疫病。

三、預防接種。

吾國科學醫術尚未發達。疫症之確實登記。殊難辦到。防檢疫病。亦匪易易。疫勢之猛烈而傳染極速者。如鼠疫虎疫等症。揆諸既往。臨時尚知爲補牢之計。京師有傳染病醫院。爲收治疫症之常設機關。兼辦消毒事宜。以無嚴厲之法律助其實行。兼又格於民智。對於撲滅病毒一層。尚離題甚遠也。各省亦有傳染病醫院。時疫醫院等。或常設或臨時添設。所可惜者爲數甚少耳。

預防接種。如天花、白喉、霍亂、腸熱症等。均可施行。效驗亦不惡。就中天花一項。尤以種痘爲預防該症之唯一方法。吾國人亦甚信之。惟須依據學理。規定種痘手續及其時期。而强制執行之。東鄰日本其風俗習慣與吾國相去不遠。訂有種痘手續。分種痘時期爲二。第一期於出生後翌年六月以前行之。第二期於十歲時行之。如不出翌年十二月以前再行之。一切執行手續。頗稱嚴密。甚可仿而行之。

丁、統計　辦理生命統計事務。

一、調查戶口。

二、生產報告。

三、死亡報告。

辦理公共衞生之應有統計。猶營業之必需簿記。營業虧折。可查其簿記而知其虧折之由來。然後整頓之。人民死亡過多。亦可查其統計表而知其原因何在。蓋統計表常記明疾病而類別之。以明致死之由。由此比較。可知人民之死於何項疾病者爲最多。然後設法防止之。故辦理公共衞生。必自獲其真確之統計始。惟統計之材料。仰給於各項調查報告。而其搜集之法。

殊非易事。京地警章。人民死亡。非領得葬證。不準擡埋。現更規定非經警廳醫員調查。不給葬證。故死亡報告一項。尚少遺漏。不過生前就醫者甚少。其病死原因。僅能於家族口中探詢。而加以判斷。殊多不確耳。生產報告及戶口調查。欲求其無訛漏。更屬難事。是在為之者之熱心毅力何如也。

據右調查。北京之公共衛生。已具雛形。將來逐漸推廣。必有成績。至於全國衛生事業。應如何計畫。當另篇述之。

中國歷代醫學之發明（續）

王吉民

第二章 解剖

解剖學生理學為醫學之基礎。不明乎此者。無以為醫。歐美醫學。日見發達。而得社會之信用者。多由於此。雖然。吾國古時豈真茫然於解剖生理之學乎。不過散見內難甲乙諸經。向不獨立成編。故知之者鮮耳。清道咸間。英醫合信氏著全體新論。德貞氏著全體通考。美醫柯為良氏著全體闡微。西洋解剖生理之學說。輸入我國者。當以此始。三氏指摘中醫之誤甚詳。立論雖確。然於古人諸說。未加深考。一筆抹煞。似欠公允。爰將此類記載。搜輯成編。非云好勝。特以資人之觀感耳。

有同道陳恆君。於光華醫學雜誌中。著有中國解剖學史料一篇。取材豐富。考據淵博。余是篇多採擇於彼。特此誌之。不敢掠美。

一　生理解剖

靈樞經水篇。岐伯曰。天之高。地之廣。非人力之所度量而至也。若夫八尺之士。皮肉在此。外可度量切循而得之。其死。可解剖而視之。其臟之堅脆。腑之大小。穀之多少。脈之長短。血之清濁。氣之多少。皆有大數。

解剖二字之見諸吾國載籍者。實自此始。所言皮肉具在。死可解剖。察臟腑之堅脆大小。量血脈之長短清濁。頗與今之解剖學相符。

有謂中土無解剖學。凡諸經所載。皆誕妄不足信。吾謂五臟六腑血脈經絡種種名目。必有所見而云然。否則何以知之。何以名之哉。

史記殷本紀。紂淫亂不止。微子數諫不聽。遂去。比干强諫。紂怒曰。吾聞聖人心有七竅。信諸。遂剖比干。觀其心。

赤水玄珠。何一陽世傳。華佗神目。置人裸形於日中。洞見其臟腑。是以象圖。俾後人準之爲論治規範。

漢書王莽傳翟義黨王孫慶捕得。莽使太醫尙方與巧屠共刳剝之量度五臟。以竹筳導其脈。知所終始云可以治病。

賓退錄。廣西戮歐希範及其黨。凡二日解五十有六人。宜州推官靈簡皆詳視之。爲圖傳世。

赤水玄珠何一陽曰。余先年以醫從征。歷剖賊腹。考驗臟腑。心大長於豕心。而頂平不尖。大小腸與豕無異。惟小腸上多紅花紋。膀胱真是脬之室。餘皆如難經所云。亦無所謂指膜。如手掌大者。

解剖材料供給之途。約可分爲三種。(一)處死刑者。(二)死於貧民病院者。(三)死體氏名不詳者。今王孫慶歐希範。亂黨也。賊也。剖尸繪圖云有益於治病。此正與今之醫學校適用刑餘屍體。爲解剖材料相同。

王莽頗有意於解剖。若得久於其位。或能於此學多所發明。而爲吾道光。惜舉世非之。竟以人廢言也。

自解剖屍體施諸已死之囚後。人皆誤爲被剖者。惟罪犯行之。而不願犧牲其軀體。以供醫家之研究。殊屬可惜。今人以解屍爲大不諱。當以此爲厲階。

郡齋讀書志。存真圖一卷。皇朝（謂宋）楊介編。崇甯間泗州刑賊於市。郡守李夷行遣醫併畫工往。親決膜摘膏肓曲折圖之。盡得纖悉。較以古書。無少異者。比歐希範五藏圖過之遠矣。實有益醫家也。

據此則歐希範五藏圖。及楊介存真圖。晁公武猶及見之。今二圖皆不可得見。存真圖一卷。四庫且不著錄。吾國人之不重實學。可見一斑。雖然。此二圖亦不傳耳。幸而傳其謬誤。亦與古人等。是何也。則公武明言歐希範五藏圖。不及楊氏圖。而楊氏圖又與古書無少異。既與古書無少異。則亦何貴有新圖。特恐楊氏圖未必無異於古書。公武文人。亦以古爲尙。故漫云耳。

三因方。宋有舉子徐遁者。醫療有精思。曰。齊嘗大饑。羣丐相臠而食。有一人皮肉盡而骨脈全者。視其五臟。見右腎之下。有脂膜如手大者。正與膀胱相對。有二白脈自其中出。夾脊而上貫腦。意此即引導家所謂夾脊雙關者。而不悟脂膜如手大之爲三焦也。

張果醫說云。無爲軍張濟。善用鍼。得訣於異人。能親解人而視其筋絡。則無不精。因歲飢疫。人相食。凡視一百七十人。以行鍼。無不立驗。

因歲飢而視人相食者之殘骸。以爲實驗之用。曰解則有之。未可以爲剖也。是可謂之借觀解剖學。而不可謂之正規解剖學。

王勳臣曰。余每日清晨赴義塚。就羣兒之露臟者細視之。連視十日。大約看全不下三十餘人。始知醫書中所繪臟腑形圖。與人之臟腑全不相合。

二　病理解剖

歐美日本。往往有病人遺囑。俟死後將屍解剖。以明病源之所在者。不料吾國昔時亦有此舉。讀之憬然。

沈約宋書。沛郡相縣唐賜。往北村飲酒還。因得病。吐蠱蟲十枚。臨死。語妻張氏曰。死後刳腹中病。張手破之。臟悉糜碎。

廣五行記。永徽中有僧唯則。病噎不能食。謂諸弟子曰。吾死後。便可開吾胸喉。視爲何物。自經而死。弟子果開視胸中。得一物。形如魚而有兩頭。徧體皆肉鱗。弟子置碗中。跳躍不止。戲以諸味。皆隨化盡。時夏中。盛藍作澱。適有僧以澱置器中。此蟲遂繞器中走。須臾化爲水。此乃蟲瘕也。非五噎比。後人以藍治噎。誤矣。

元人說部。南邑下砂四灶鹽丁顧壽五妻王氏。始笄。適顧。子女已生其五。而於至大辛亥後。復有孕。及期臨蓐。七日不娩。後仍如故。每囑家人。死必焚我。勿待盡檢視腹中物以明何疾繼於至大庚寅十月。腹驟動痛極而死。越二日。家人遵其遺言。以火化之。取物視。則胞帶纏束甚緊。剖之。乃一男胎。其脇骨堅如鐵石。計懷胎四十年。其婦以甲戌生。死年七十有七。

新齊諧。咸陽徐某家巨富。生一子。頗聰慧。六歲病痞死。旋生三子。病亦如之。徐年已邁。至第三子死時。撫屍痛甚。用刀剖兒腹。出其痞。形如三角菱。有口能呼吸。懸之樹間。風日吹乾。每觸油腥。口猶能動。

三國志後漢末。有得心腹瘕病者。晝夜切痛。臨終。勅其子曰。我氣絕後。可剖視之。其子不忍違言。剖之。得一銅鎗。容數合許。後華陀聞其病而解之。因出箱中藥以投鎗。鎗卽成酒焉。

解剖死體。須醫士或專門家行之。始有價値。若徒假手於毫無醫學知識者。則何由知病之原。雖解剖。有奚益。

合信氏云。人身百體。功用甚多。學醫之士。首宜精研。夫人有皮肉筋骨。合成軀殼。其中實以臟腑。貫以血管腦筋。所謂體質也。一物有一物之用。無虛設。無假借。所謂功用也。試以鐘表譬之。其體質則有函篋、輪軸、機擺。其功用則或主旋轉。或節遲速。令人一望而知時刻。良工修理鐘表。必先審察函篋毀壞否。輪軸機擺折斷否。若俱未也。則考究旋轉何以不靈。遲速何以不準。或損其有餘。或補其不足。或拭其垢滯。務使復其常度。醫者亦然。有體質之病。有功用之病。有體質功用相兼之病。必先細心辨明。方能施治。余來中國施診。今已二十年矣。訪查華人竟有數十年老醫。不知臟腑何形。遇奇險不治之症。終亦不明病源何在。豈非憾事乎。

柯爲良云。中國醫書所論骨骼經絡臟腑。或缺或誤。不勝枚舉。如肺只五葉。以爲六葉。肝只五葉。以爲七葉。則誤其形。脾居左。以爲居右。肝居右。以爲居左。則誤其位。心運血。以爲藏神。腎司溺。以爲藏精。則誤其用。膀胱上口。斜接腎中兩溺管。溺由此來。以爲膀胱無上口。係由小腸第四迴。藉三焦之氣滲入。則誤有形爲無形。至外腎爲生精之經。膀胱之底有精囊。爲藏精之府。腹中另有甜肉一經。(卽脺臟)其爲用也。乃會同膽汁。化食物之油類。腸間有吸液管無數。其爲用也。乃吸攝精液。運行周身。更有最大一經曰腦。百體內外。皆有腦筋纏繞。凡目之能視。耳之能聞。鼻知香臭。舌辨酸鹹。心能運血。胃能消化。手足之能動作。肌膚之知寒熱痛癢。以及記憶謀慮者。無一非腦之功用也。此數者。或闕其功用而未言。或闕其全經而不講。展讀之下。爲之三嘆焉。

德貞云。予英人也。幼業西醫。壯遊東國。訪考醫術二十餘年。竊嘆中國之醫書甚多。何明醫者之絕少也。細究其弊。一由於無專功。一由於泥古法。中國之醫。從無幼習。類皆誦詩讀書。

半世無成。去而習醫。讀藥性之賦。記湯頭之訣。閱針灸之法。操術未深。而謀食便切。急於出試。高談佐使君臣。空說望問聞切。其有數年學醫。而不明人之臟腑者。肌之理不明。腦之體不講。血之管不知。肝之部位不能悉。心之功用不能辨。胃汁、膽汁、甜肉汁、俱有消化之功用。而不能諳。而徒以脾動磨胃。腑有三焦。右腎為命門。小腸引溺入膀胱。種種謬妄。作無稽之論。使操此術以業醫。吾恐理既處於悖謬。意必涉於冒昧。其何以起人之死。而回人之生耶。一命亦關天地之和。匹夫而補陰陽之缺。此種之責任。豈易易哉。予願中國有志醫道者。及早於全體一書。三折肱焉。九折臂焉。庶乎其無誤矣。

合觀以上三說。知吾國古時。雖有解剖。而未精究。自靈素難經以及漢晉唐宋元明諸醫家。所言臟腑經絡。皆錯誤而不可究詰。王勳臣於道光年間。已早言之矣。王氏謂著書不明臟腑。真是癡人說夢。治病不明臟腑。又如盲子夜行。慨古人以無憑之談。作欺人之事云云。固不必俟西說東漸。而始知古書之誤也。此古人解剖學紕繆之大略也。

腺質治療之要旨

高鏡朗

腎上腺精之藥理

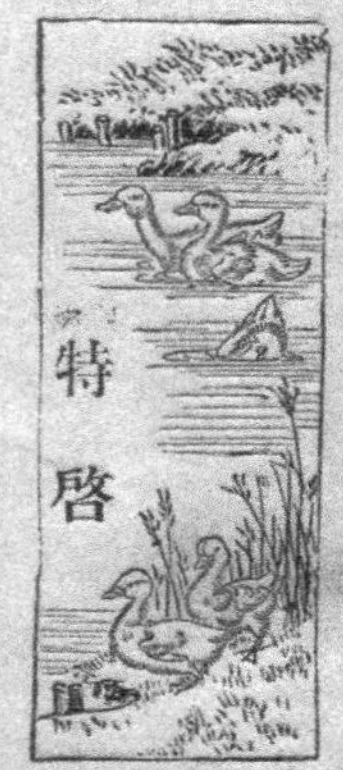

勸募債劵籌建中華醫學總會啓

伍連德

溯自一年以前。當我中華醫學會十週紀念之日。同人等曾倡議籌募十萬元之鉅款。在滬上建築醫事總機關。藉以團結同業之精神。促進會務之發達。誠要圖也。各地同業聞之。紛紛來函。贊成斯舉。顧認捐之款。殊屬寥寥。與原定之數。相差尚遠。無米之炊。巧婦難爲。深望各同志努力進行。建設偉大之紀念物。以謀吾華醫學將來之發達及利益焉。夫種福於兒孫。實爲萬年不敗之業。此西哲與吾先聖所垂訓。可見東海聖人西海聖人。此心同此理同也。現處政治紊亂軍閥專橫之秋。吾國政府。無暇顧及工商實業之發展。惟國民方面。個人或團體。其奮鬬之精神。實居政府之先也。反觀東鄰之日本。其政府對於科學、醫術、農業各種教育。靡不極力提倡。每事均以民意爲依歸。相形之下。能不見絀乎。試就醫術一事言之。當一八七四年間。日本人民尚篤守舊習。對於疾病之根因及治療豫防等。奉墨守古方。彼時之日本。異端之說流

特啓　勸募債劵籌建中華醫學總會啓

行。頑固之風仍在。其情形正與吾國無異。乃自西洋新醫術輸入以後。所謂百年漢醫僅辨藥性者。漸歸淘汰之列。普通人民受學校所陶鎔。報紙所鼓吹。咸信仰新醫術。而醫院醫校。各處林立。並由歐西延聘良師。更遣派專門人材赴歐美留學。研究各種新法。學成返國。量材錄用。使各盡所長。効力社會。不致投閒置散。故醫業發達。一日千里。且基礎穩固。不爲政潮所牽動。據日本著名外交家所稱。彼國之醫術及科學進步迅速。遠超政治之上。而政治則尚在幼稚時期云。若論提倡發展醫業之功。吾人當感謝美國慈善家洛格菲羅氏之偉績。而日本一般資本家。亦極力補助醫術之進行。試觀一九二四年落成之大阪新式醫院。及著名之東京慶應大學可知矣。反觀吾國。具有雄才大志之士。當其留學歐美也。對於醫學。苦心研究。成績殊佳。迨返國後。寂寂無聞。此何故哉。蓋亦英雄無用武之地故耳。袞袞諸公與面團團之富家翁。能明瞭科學之精神者。有幾人哉。致令一般志士。抱滿腔熱血欲改造國家者。頓爲之氣沮神喪。而奇才異能者。又感知音難遇。爲勢所迫。轉而投身外國人所設之機關。供奔走焉。良可慨已。由此觀之。吾國富紳鉅賈。不能善用其資財。一至垂暮之年。將遺產授諸後嗣。或其親屬。不及一再傳。即已赤貧如洗。不能永庇其子孫。豈不大可哀哉。此中華醫學會所以徵集會員。謀建設永久之會所也。夫會員中不乏名望素孚之醫學家。一言九鼎。向各同志及親友勸募。則千金之裘。成於衆狐之腋。十萬之款。何難湊足乎。語云作始也簡。將畢也鉅。目今英美各國之醫學會。其初亦由會員中之熱心份子。互助織成者也。吾儕同志。不欲學會之成則已。苟欲其成。則宜同心協力。踴躍捐輸。籌設此利益無疆之中華醫學總會。以爲發展吾華醫術之唯一機關。豈難事哉。夫建設永久之中華醫學會。既如是之顯明矣。茲試攝述一二如左。

一、組織完善之辦事處。聘任秘書。常川駐會。辦理會務及編輯雜誌各事項。

二、設立醫學藏書樓及閱書室。供本地及外來會員集會研究之用。

三、建築會議廳以備開會之用。

四、設化驗室以供醫士之用。如在倫敦芝加高者然。

五、作爲吾國醫學總機關。以謀改良醫業及討論擴充事項。

總而言之。苟欲凌嫓歐美。不可不研究及採用其醫學會之制度也。當今之計。最要者在設法籌足的款。而籌款之法。則以舉辦公債券爲最宜。吾人所擬之債券。計分十元百元兩種。由會員同志及其親友量力購買。多多益善。所費金錢。不致虛擲。而購券者無論多寡。均爲此會主人翁之一份子。得享受其權利也。目今於國內各省。派遣專員。從事勸售此項債券。茲將與本會有密切關係之各大省。預算應售數目列表如左。

特　啓　勸募債券籌建中華醫學總會啓

特啓　勸募債劵籌建中華醫學總會啓

省份	埠名	應募數目(大洋本位)
直隸	天津	一萬元
北京		一萬元
東三省	奉天　哈爾濱	一萬元
江蘇	南京　上海	一萬五千元
安徽	安慶	二千元
江西	南昌	二千元
浙江	杭州　寧波	一萬元
福建	福州　廈門	八千元
湖北	武昌　漢口　漢陽	一萬元
山東	濟南　烟臺　青島	八千元
湖南	長沙	五千元
河南	開封	四千元
山西	太原	三千元

陝西　西安　一千元
四川　成都　四千元
廣東　廣州　汕頭　一萬元
雲南　雲南　三千元
貴州　貴陽　二千元

除上表外。尙擬向香港、馬來、荷屬東印、緬甸、美國、及各鉅埠諸同志。請求援助吾國醫業之發展。如能妥爲籌備。又可多募二萬五千元之數矣。此舉若成。不但能建築會所已也。吾儕更可從事改良醫業而造福人羣焉。各地同志能不竭力援助以底於成乎。吾敢決必無一反對者。目今籌備處已從事派送債劵募集股份矣。幷擬遣派專員。不日馳赴各鉅埠分訪諸同志。希望我同志對彼等不遠千里而來。表示歡迎之意。使此舉得慶成功。幸甚幸甚。伍連德謹啓。

特　啓　勸募債劵籌建中華醫學總會啓

纖增殖而成萎縮腎的機化。

看這個風間氏的報告。若肝硬變。若腎萎縮。比藤浪氏所觀察的病變。更加利害。但是究竟如何。追試者尚不多。（未完）

中國歷代醫學之發明（續）

王吉民

第三章　生理

一　血運

明崇禎時。有英醫名哈斐者。發明人身血液循環之理。歐西舊學為之丕變。實則中國秦漢間已洞曉之。例證於左。

素問五藏生成論曰。諸血者皆屬於心。

脈要精微論曰。脈者血之府也。

六節象藏論曰。心者生之本。神之變也。其華在面。其充在血脈。

痿論曰。心主身之血脈。

此明言心之功用。與今生理學說無異。王勳臣醫林改錯。謂心乃出入氣之道路。其中無血。

是觀察錯誤。不足爲憑。

靈樞經脈篇曰。經脈十二者。伏行分肉之際。深而不見。其常見者。足太陰過於外踝之下。無所隱故也。諸脈之浮而常見者。皆絡脈也。

又曰。經脈者。常不可見。其氣虛實也。以氣口知之。脈之見者。皆絡脈也。

素問脈度篇曰。氣之不得無行也。如水之流。如日月之行不休。如環之無端。莫知其紀。終而復始。

靈樞營衛生會篇曰。其淸者爲營。其濁者爲衛。營在脈中。衛在脈外。周營不休。如環無端。

素問調經論曰。風雨之傷人也。先客於皮膚。傳入於孫脈。孫脈滿。則傳入於絡脈。絡脈滿。則輸入於大經脈。

舉痛論曰。經脈流行不止。環周不休。

孫小也。孫脈者。謂小脈。卽今之毛細管也。絡脈者。靜脈管也。經脈者。動脈管也。觀此。則知古人亦識脈有經絡之分。與今所謂動脈靜脈相似。其言孫脈滿。入於絡脈。絡脈滿。入於大經脈。流行不止。環周不休。更於血液循環之理。明若觀火。

難經曰。人一呼。脈行三寸。一吸。脈行三寸。呼吸定息。脈行六寸。人一日一夜。行五十度。周於身。

靈樞五十營篇曰。人身脈長一十六丈二尺。一呼氣行三寸。一吸氣行三寸。呼吸定息。氣行六寸。晝夜一萬三千五百息。氣行五十營。凡行八百一十丈。

衛氣篇曰。其始入於陰。常從足少陰注於腎。腎注於心。心注於肺。肺注於肝。肝注於脾。脾復注於腎爲周。

據生理學家言。二十五秒鐘。血行一週。靈樞謂呼吸定息。脈行六寸。一日一夜行五十週。與實驗不符。然而古人對於生理之試驗。於此可見一斑。

衛氣篇言。血始於腎。腎注於心等。表面觀之。似井井有條。爲血液循環之明證。然一細察之。毫無根據。蓋亦臆度之詞。

英國圜橋大學東方文化教授齋爾氏博士。著有中國文化一書。其論血液循環之理曰。中國古醫。似已知之。蓋內經有諸血皆屬於心。齋氏僅見此條。而即如斯立論。若續以上各考證。當不知如何發揮其宏議也。

二　神經

泰西古時。亦不識腦之功用。如希臘大哲學家亞利士多德氏。以爲人腦之作用。乃消除心臟上沖之熱氣。各國學者皆謂心主知覺。殆至十九世紀。傅路倫氏試驗野鴿之腦。始證實靈機之所在。今則甚至婦孺。莫不知腦爲知覺之官。吾國醫界。極少言腦。後列數則。雖提及之。惟未得國人之發揮於後。知識程度。相差如此。讀之愧焉。

素問。人有髓海。腦爲髓之海。諸髓皆屬於腦。

靈樞海論篇曰。腦爲髓海。髓海有餘。則輕動多力。自過其度。髓海不足。則腦轉耳鳴。脛痠眩冒。目無所見。懈怠安臥。

李時珍。腦爲元神之府。

金正希。人之記性。皆在腦中。

汪忍菴。今人每記憶往事。必閉目上瞪而思索之。

醫林改錯腦髓說篇。靈機記性不在心在腦者。因飲食生氣血。長肌肉。精汁之清者。化而爲髓。由脊骨上行入腦。名曰腦髓。盛腦髓者。名曰腦海。

又曰。兩耳過腦。所聽之聲歸於腦。兩目系如線長於腦。所見之物歸於腦。鼻通於腦。所聞香臭歸於腦。

中國崇古之風最深。凡事必託古以自炫。雖有心得。亦不敢創立新說。王勳臣醫林改錯。痛斥前人之謬。其卓識膽量。殊令人欽佩。有謂彼爲醫學改革家者。亦非過譽。其腦髓說論靈機記性在腦不在心。爲中外千古之大發明。可與傅氏媲美。惜後之學者。不但不加研究。反視爲不經。坐失良機。竟讓西人專美。非憾事乎。

醫林改錯口眼歪斜篇。半身不遂。口眼歪斜。並非歪斜。因受病之半臉無氣。無氣則半臉縮小。一眼無氣。力不能圓睜。小眼角下抽。口半邊無氣。力不能開。嘴角上抽。上下相湊。乍看似歪斜。其實並非左右之歪斜。

又曰。凡病左半身不遂者。歪斜多半在右。病右半身不遂者。歪斜多半在左。何者。人左半身經絡。上頭面從右行。右半身經絡上頭面從左行。有左右交互之義。

半身不遂。古人以爲風火痰溼。其實病原在腦。考腦中有一部專司運動。在顱頂兩旁。分左右二區。各管半身之運動。凡一區受傷。則所司之半身。卽成癱瘓。此種神經。自腦下行。漸漸併合。迨至腦橋。多數纖維。互易方向。是以傷其左之運動神經者。病或在右。傷其右之運動神經者。病或在左。中風病之左癱右瘓。亦由斯致。王勳臣謂人左半身經絡。上頭面從右行。右半身經絡。上頭面從左行。詢是確論。

三　優生

曲禮。三十曰壯。有室。

論語。男子三十而娶。女子二十而嫁。

早婚之害。盡人皆知。泰西各國。平均以男子二十九歲。女子二十五歲。爲結婚最適當之時期。吾國古時早已提倡惜今人多不遵守之。

王吉傳。未知爲人父母之道而有子。是以教化不明。而民多夭。

史伯氣。同則不繼。

叔詹。男女同姓。其生不蕃。

血族結婚。危害滋多。其所生之子女。大都畸形、痴呆、聾啞、或虛弱。據貝米博士之調查。凡八百八十三家。所生子女。共九千三百四十二人。其中腦弱者居百分之二八・七。啞者百分之三・六。盲者百分之二・一。痴呆者百分之七。瘋癲者百分之一。癇風者百分之一・五。殘疾者百分之二・四。癧瘰者百分之七・六。夭殤者百分之二二。

烈女傳。古者婦人娠子。寢不側。坐不邊。立不蹕。口不食邪味。目不視惡色。耳不聽淫聲。

大戴禮。周后成王於身。立而不跛。坐而不差。獨處不倨。雖怒不詈。

元愼文。未生胎教。既生保教。

歐美現盛行一種學說。名曰優生學。卽中土之胎教是也。吾國向乏研究。凡事多由經驗而來。祇知其然而不知其所以然。如諺語種瓜得瓜。種荳得荳。龍生龍。鳳生鳳。等優生學之精義。已在其中。

腺質治療之要旨(續)

高鏡朗

垂體

垂體之生理

吾人關於垂體現今之智識，始於一八九五年，奧立物氏(Oliver)及夏斐耳氏(Schäfer)，並一八九六年，賽芒諾維氏(Szymonoviez)之研究。三氏察見將該腺之膏由靜脈射入作用於周身之血壓。何威耳氏(Howell)在一八九八年，指明僅該腺後葉之膏具有效能於血壓。嗣後，遂有多數作者叙述垂體前後二葉生理之不同。後葉之機能由其膏質射入血循環而得者，可分數項於左：

(一)　血壓增加，甚爲顯著。有者，其血壓先略下降，然後上升。

(二)　尿之排泄增加。

(三)　尿之排泄減少。

社會醫學

高維

社會醫學自成專門。爲醫學界絕大之改革。最新之組織。與社會衞生法律、經濟、政治、社會學、幼童教育學之關係。實難枚舉。自城市成立之後。卽應有社會醫學之學科。其組織之逐漸進步。隨文化而變遷。亦與政治經濟有密切關係。近三十年來。歐美各國所研究之社會醫學。與前大不相同。故將來研究社會醫學者。必較多於診治醫學。醫學上預防之責任。亦較重於治療學。實爲保存國民健康之要素。並發展其自然之精神。爲强種優生之基礎。其功用與組織。非僅具常識者。所能推測而知也。

歐美兩洲。極力發展科學。而病源學尚居黑暗之地。雖有病理學。顧能力有限。調治各種慢性之病症。亦無痊癒之可能。故痊癒兩字。在科學上僅能作爲恢復常狀之解釋。如筋絡病、腎炎、心臟病等。嘗因未絕根源。復發於不測之頃。且能隱藏至三四十年之久。云在歐洲社會中間。勞工與職業居多。每日所得之資。僅足餬口。一旦得傳染病症。卽生經濟恐慌。就個人言。有失時傷財之苦。就社會言。其影響於政治經濟者甚鉅。茲舉數例如下。一八九二年。德國漢堡發現痢疾。工業之損失極巨。竭三四年之精力而補救之。方復原狀。一九一二年。法國埃維昂發生傷寒症。居民三萬染傷寒者達兩千人。工商業亦大受影響。故無論在何種國制之下。或立憲。或共和。或均工。而社會醫學。不能不加組織。則斯學在社會上之重要可知矣。

社會醫學。具獨立之精神。較諸病勢學尤爲切要。因其爲國民圖謀幸福。增進道德也。在二十世紀中。社會醫學。尙未十分發達。因醫士未嘗檢查人民住屋、飲水、食物之成分。不檢驗男女之身體。不考察家庭之習慣。至於街衢、溝道、學校、醫院等等衛生。更不實行清理。在國民方面。亦以醫士僅負治療之職。不知其職務之重大。足以管理個人以及公共之衛生。近數十年來。新文化發達。列强皆知社會醫學爲第一要素。不特學醫者所當研究。卽工程建築師、獸醫、造藥者、及各種科學家。亦須深明此學。因之而有國際社會衛生會之設備。實行各種組織。使人民尊重學理。順從演進之潮流。設衛生公所於各府。施各種痘苗及預防血針之療治。檢驗不熟之物不潔之水以防各種傳染疫症。每年減輕國民數百萬之擔負。其效驗之著。可於各國調查表徵其實焉。一八七〇年之歐戰士卒犯痘症而死者。達數萬人。其數倍於戰場之傷兵。他如一九一四至一九一八之世界戰爭。雖曰公理戰勝。實爲人衆戰勝。皆由衛生得法。預防傳染之能力。强迫接種傷寒預防針。破傷風預防血清針。流行性腦炎血清針等。免除軍隊中吐瀉發痘寒熱之災疫。其受益豈淺鮮哉。

社會醫學之組織。在數十年前。與近數年來。大不相同。茲述法國社會醫學機關之新舊兩制度於下。

舊制度由六部分擔責任。內務部、管轄治療病院。及公共衛生事務。農商部、管轄水素學。森林動植物罐頭食品等。交通部、管轄住屋工廠交通公所工人衛生等。教育部、管轄學校及教育機關衛生事務。陸軍海軍兩部、皆設有專門衛生司。保持軍務。外交部、管轄國際衛生事務。

新制度、因各部分擔責任難有統系。無革新之望。不合於管理法。故於一九二〇年正月二十七日法國添設衛生部。一九二二年部務重加改組。成爲獨立機關。各省各府亦添設衛生公所。各區設立衛生辦公處。監督公共衛生事務。實行防範學術。每年所須之費。應在治療費之上。法國上下兩議院。衛生顧問。尙有增加衛生防範費用之議案提出云。

一、衛生部之組織　中央衛生部設衛生總長。及祕書等員。分爲兩司。第一司分爲六科。第一科清理癲狂盲目聾啞及國立之慈善公所。第二科調查人口保護嬰孩。第三科救助疲弱壯年。第四科社會衛生之防範。第五科公衆淸潔普通衛生。第六科衛生第二司亦分爲三科。第一科管理協助濟良事務。第二科淸理濟助膳金養老金預算表等。第三科管理濟良舍居屋儲蓄銀行等事。

其職員、以醫士、微生物家、化學者、物理家、製藥者、衛生學者、工程師、軍機衛生處職員等、爲合格。任期三年。但可繼續任職。設衛生顧問四人。討論公共衛生事項。醫業藥業礦水進出口條例等。在二萬居民以下兩千以上之城市。皆須添設衛生公所。兩千居民以下區所。須設衛生辦公處。其職員皆由省長任命。經衛生顧問通過。

二、衛生公所之組織　分爲三課。第一課、主持普通衛生宣傳緊急通告。保守祕密事件。清理街衢溝道水素學等。第二課、管轄傳染病症。去毒所施種牛痘預防針。海岸衛生等。第三課、清理食物衛生、工業衛生、職業衛生、醫藥業等。

衛生公所之職員。有所長、課長以十人十五人爲限。醫士三人。陸軍、海軍、醫官、衛生醫士、各一人。製藥者一人。工程師一人。獸醫一人。

三、衛生辦公處　設有處長兼監督衛生一切事務。設辦事員五人至九人爲限。醫士一人。製藥者一人。獸醫一人。工程師一人。及其他人等。

社會衛生學之教授　設衛生學院。統管衛生學務。在高級小學中學及專門學校皆有社會衛生學課程。在醫科大學。有衛生專科。在博士院。有高等衛生研究所。其試驗室分別門類。成爲獨立試驗室。國家設有衛生陳列所。及衛生圖書館。實爲研究學術及教授者之所必須。

社會醫學在醫院之職務　醫院之有社會醫學之職務者。實因醫學之學理與工作不能普及。人民須至染病入院時。方有醫士診察之境。故醫院無社會醫學之職務。不能隨時派員監視。無從保護之也。茲舉一列如下。有一嬰孩年方四歲。患貧血病。面無血色。消化不良。肺炎屢發。醫士令其先擇鄉村更換氣候。呼吸新鮮空氣。肺癆病院之法爲之治療。此兒不幸其家庭不明社會醫學之學。醫院又不實施社會醫學之工作。僅令嬰孩增食滋養品及補助藥劑。而至二月之後。復求診治。而嬰孩愈弱。病亦愈重。無法救治矣。在一九一三年。各國始知社會醫學之重要。美國堡斯丁醫院。小兒科及癆病科最先實行社會醫學工作。一九一九年。產科醫院。亦添社會學之職務。一九二一年合小兒科、癆病科、產科。設立實行社會醫學管理會。一九二三年外科及普通內科等。皆先後加入。其組織日見複雜。爲社會造無量之幸福。

一九二三年。爲美國社會醫學五十年紀念。在華盛頓開會。討議七種問題。一、衛生。二、工業。三、裁判。四、教會。五、家庭。六、學校。七、輿論。其分類之法。及各種報告書。各國皆認爲最新學說。實爲社會醫學進步之第一期。去年巴斯德微生物家百週紀念。巴黎開國際衛生防範。及道德宣傳會議。鄙人幸獲參與斯會。各國所達報告書。最足令人注意。可謂促進社會醫學之第二期。

今年由歐歸國。由滬而京。常念我國醫藥及社會醫學皆無良善組織。不講衛生。不獲受法律上應有之保護。竊欲有所主張。以爲衛生之學。實近今切要之工作。由社會醫學入手。先之以宣傳公共衛生。次之爲發展防範機關之組織。其他有關社會醫學之問題。如醫院之組織及工作。姙婦嬰孩之庇護。勞工與職業衛生、學校衛生、神靈防範傳染病毒素學等。皆爲社會醫學之最關重要者。後當分別門類。加以詳說。以備社會採擇焉。

父權確定訴訟法對血球凝集反應現象（四簇）之運用及實例

林幾

一　應用之原理及定律

二　應用之技術及必需的注意點

三　四血簇之血球凝集現象應用於父權確定訴訟法之實例

第一　應用之原理及定律

吾人利用 Mendel 氏定律並同種血球之凝集現象原理。遂分得人類血球爲四簇。歷經東西多數學者研究。日有闡明。其各氏學理略已摘陳前稿。（本刊第十二卷第三期二二一二二頁）勿庸復贅。惟此血簇檢定對法醫學上之應用方法。曩時尚乏確定可靠報告。故概從

中國歷代醫學之發明(續)

王吉民

第四章　衞生

衞生一事。在中國古代。亦甚進步。關於衞生之文字。散見於諸子百家者。數見不鮮。周禮天官、禮記內則篇、論語鄉黨、所載尤詳。考衞生二字。首見於莊子。南榮趎曰。趎願聞衞生之經而已。其後謝靈運詩亦曰衞生自有經。可知我國古時之重視。然而衞生之種類甚多。茲分別述之如左。

一飲食

奕傳、禍從口出。病從口入。

千金方、原霍亂之爲病者。皆因飲食。非關鬼神。

論語、食不厭精。膾不厭細。魚餒而肉敗不食。沽酒市脯不食。失惡不食。臭惡不食。失飪不食。不時不食。

飲食與疾病。有密切之關係。如傷寒痢疾霍亂及各種腸胃病。大都由於不潔或腐敗之食品所致。孔子不食之箴。實飲食衞生之要旨也。

千金方所謂霍亂之原在飲食。與今世虎列拉傳染之學說相符。

論語、不多食。

葛洪、善養生者。食不過飽。飲不過多。

蘇子瞻、安分以養福。寬胃以養氣。

文中子、量腹而食。

唐子畏詩、不飽真爲卻病方。

高忠憲、口腹不節。致疾之由。念慮不節。殺身之本。

朱晦翁、節食以去病。寡慾以延年。

小戴禮、節飲食。節嗜慾。

飲食淸潔。固屬握要。苟不按時。或無節制。亦於衞生之道。大有妨礙。希臘大家竺理士曰。萬事有節。是長壽祕訣。可知中外古今。真理相同。惟當以中國爲先覺。

賀陽亨、白飯細嚼之。至糜爛咽之。滋心液。腹味無窮。益亦無窮。

孫思邈、凡食畢漱口數過。令人齒固。

抱朴子、淸晨建齒三百過。永不動搖。

自美人弗利查士發明細嚼之益後。一般衛生家。無不奉爲圭臬。英大政治家格蘭斯頓首相飯時。每口必嚼至三十六次始下嚥。一時播爲美談。豈料此事早爲賀陽亭道破亦奇矣。

近年歐美盛倡齒牙衛生。食後必須刷牙。不知吾國唐時。已有此種主張。

鹽鐵論、美味腐腹。好色溺心。

淮南子、五味亂口。使口損傷。

呂氏春秋、肥肉厚酒。務以自强。名爲爛腸之食。

國語、厚味實腊毒。

鹽鐵論、善養者。不必芻豢也。

左傳、食肉者鄙。不能遠謀。

論語、肉雖多。不使勝肉氣。

曾文正、菜不必貴。適口則足養人。

多少箴、少飲酒。多啜粥。多茹菜。少食肉。

論衡、欲得長生。腸中常淸。欲得不死。腸中無滓。

博物志、所食愈少。心愈明。年愈豐。所食愈多。心愈塞。年愈損。

吾人食品。須成分合度。不能偏於一種。否則。必惹起營養失調等症。據最近飲食學發明。有所謂維他命者。乃營養之要素。如新鮮瓜果菜蔬等。多含此質。吾國向主素食。頗有見地。自毒云者。穢物久停腸中。黴菌滋生不已。吸收入血。釀成疾病之謂也。肉食過多。最易發生此種情狀。故新大陸醫創自毒新說。力主飲食簡單。甚有以絕食爲治療唯一之法者。此誠失之於偏。博物志所食愈少年愈豐。論衡欲得長生。腸中常淸。可謂折衷之談。殊得個中三昧者。

本草別錄、佛書稱乳成酪。酪成酥。酥成醍醐。

涅槃經、從乳出酪。從酪出生酥。從生酥出熟酥。從熟酥出醍醐。最上。

漢書、以肉爲食兮。以酪爲漿。

衞生學大家邁其尼古夫氏。因研究布加利亞之居民長壽之原因。乃發明酸乳有防免血液中毒延年益壽之功。斯說一出。震動一時。咸目之爲長生不老之延壽劑。考我國北方蒙古各地。以牛馬羊駝乳爲酪。其亦酸乳之一類歟。

按中國醫學大辭典述酪之製法如下。先以牛馬羊駝之乳汁半杓。鍋內炒過。再入餘乳。熬數十沸。熬時常以杓縱橫攪之。乃傾出。罐盛待冷。掠取浮皮以爲酥。入舊酪少許。紙封放之。

性質甘酸寒無毒。功用潤燥利腸。生精血。補虛損。壯顏色。
本草、神農嘗百草。一日而遇七十毒。得茶以解。
日知錄、茶始於晉。
清異錄、茶盛於唐。
博物志、能飲真茶。令人少眠。
茶古謂之苦茶。又名檟。又名荈。
簡地利博士在英某醫學會演說。謂中國古時。深通衞生之理。乃歷舉吾國服裝飲茶等事爲證。查飲茶之習。爲何人發明。是否出於衞生之意。考諸古時。殊無確據。惟其有益於人。則無疑義。蓋不潔之水。可致霍亂泄瀉痢症傷寒。而易以茶。則水必沸。黴菌盡殺。可免除此害。自有此良好習慣。每年多少人得保全其生命。發明飲茶者。實衞生之功臣也。

二起居

呂氏春秋、飲食居處適。則九竅百節千脈皆通矣。
呂氏春秋、修宮室。安牀第。節飲食。養體之道也。
多少箴、少開口。多閉目。多梳頭。少洗浴。少羣居。多獨宿。多收書。少積玉。少取名。多忍辱。多行善。

少干祿。

荆園小語、早起有無限好處。

管仲、起居以時。飲食以節。則身利而壽命長。

孔子、夫寢食不時。飲食不節。習勞無度。疾共殺之。不其然乎。

禮記內則、凡內外雞初鳴。咸盥漱衣服。斂枕簟。灑掃室堂及庭布席。各從其事。

鹽鐵論、人無壽夭。各以其所好惡爲命。

柯爾曼氏嘗曰。欲維持健康。乃在發達習慣之良者。與阻遏其不良者。卽人格及動作思想與感覺上習慣上之養成。習於善則善。習於惡則惡。使習慣而合乎衞生。則健康自保。否則。疾病隨之。近日衞生教育家。頗注意於此。美國且有全國兒童健康之運動。目的在自幼養成良好習慣。使體力精神。於不知不覺中日臻於健全之域。吾國古時。頗重儀節。以上所列。語雖不詳。要皆含有至理。與泰西提倡衞生習慣之原則。相脗合焉。

多少箴中除少洗浴一句。當易以勤洗浴外。餘皆寓意精確。實起居衞生一篇妙文。

左傳、服之不衷。身之災也。

葛洪、冬不極溫。夏不極涼。

論語、必有寢衣。寢不言。寢不尸。
應璩詩第二壽夜臥不覆首。
蘇譚記蔡季通云。睡側而屈。覺正而伸。早晚以時。先睡心。後睡目。
千金方、半醉酒。獨自宿。軟枕頭。暖蓋足。能息心。自瞑目。
須防遺泄之法甚多。側睡其一也。仰臥覆眠。最易刺激性慾。寢不尸。睡側而屈。實攝生之要道。
吾人終日勤勞。精神疲乏。總賴睡眠以回復原狀。否則。百病叢生。故凡有礙睡眠之事。概須屏除。如起臥無常。在牀談話種種。皆宜切忌。寢時用腦。易致不眠。覆首而臥。有礙呼吸。先睡心。後睡目。能息心自瞑目。寥寥數言。具有深意。朱晦菴指爲古今來第一睡眠妙訣。信然。
莊子、毋勞汝形。毋搖汝精。乃可長生。
司馬遷、神大用則竭。形大勞則疲。
孟子、養心莫善於寡慾。
孫思邈、神氣淡則血氣和。嗜欲勝則疾病多。
王服素、治世莫如愛民。養身莫若寡慾。

淮南子、憂愁多患。病乃積。
內經、憂則氣結。喜則百脈舒和。
管子、憂鬱生疾。疾困乃死。
亢倉子、草鬱則腐。樹鬱則蠹。人鬱則百慝並起。
莊子、平易恬淡。則憂患不能入。邪氣不能襲。
淮南子、神清志平。百節皆寧。
大學、富潤屋。德潤身。心廣體胖。
曾文正、養生以少惱怒爲本。

泰西尚物質。中華重精神。二者各有所長。勿能偏視。歐戰以還。物質文明。根本動搖。精神學說。漸見流行。以醫學論。疇昔注重於肉體。今則趨重乎心靈。故催眠術也。暗示法也。不藥醫病也。心理治療也。種種派別。應時而生。可知潮流之傾向。我國數千年經驗所得之精神文明。其將吸引全球歟。

內經上古天真論。今時之人。以酒爲漿。以妄爲常。醉以入房。以欲竭其精。以耗散其真。不知持滿。不時御神。務快其心。逆於生樂。起居無節。故半百而衰也。

應璩詩、第一壽娘子配得醜。

彭鏗、上士異床。中士異被。服藥百顆。不如獨臥。

董仲舒論養生曰。天地之氣。不致盛滿。不交陽陰。是以君子甚愛氣。而僅遊於房。故新壯者十日而一遊於房。中年者倍新壯。始衰者倍中年。中衰者倍始衰。大衰者以月當新壯之日。而與天地同節矣。然其要皆期於不極盛。不相遇。疏春而曠夏。涸秋而睽冬。養微陽而固天地之房。謹微陰而助收斂之藏。

晚近歐美有二大運動。一曰廢娼。二曰禁酒。蓋色酒二物。流毒至廣。中外古今。所見相同。吾國對此。素持正論。故諺有好色傷身。酒是色媒等語。然今美利堅已頒禁酒之令。有多國已實行廢娼之舉。國人聞知。不知作何感想。

衛生家有夫婦不同牀之主張。近且有提倡異室而居者。蓋鑑於縱慾之害也。夫兩性過於接近。難免情動而放肆。異被異牀。正所以減少其刺激之機會。節慾之道。莫善於此。

房事度數。以若干爲適當。言人人殊。蓋體質有强弱。年齡有大小。生活狀態。氣候環境。亦各不同。難示一定之標準。然依生理學者所認爲普通適當度數言之。則少壯之人。月可四次。按年減少。與董子新壯者十日一遊。無甚出入。古人卓識。殊足多也。

周禮天官、官人共王之沐浴。

禮儒行、儒有澡身而沐德。

漢官儀、五日一假洗浴。

禮記、新沐者必彈冠。新浴者必振衣。又面垢不忘靧。

大學湯之盤銘曰。茍日新日日新。又日新。

史記周公戒伯禽曰。我一沐三握髮。一飯三吐哺。

論語、孔子沐浴而朝。

論語、浴乎沂。

左傳晉公子重耳出奔於魯。浴於負羈氏。

華俗有沐浴傷氣之謬論。目西人之勤浴為新異。不知吾國沐浴之說。由來已久。觀前所述。可證古人亦行沐浴。並不病其傷氣。第彼時科學未明。生理未曉。不能詳言其利益耳。

三運動

吾國右文左武。歷代相沿。萎靡不振。致有東方病夫之誚。近十年來。憂時之士。鑑於體育之淪喪。提倡尚武。舉凡東西技術。介紹中原。不可謂非佳兆也。學者不察。詫為創見。不知吾國體育發達之早。遠過於歐美。因就此項記載。彙成一篇。亦以顯揚國粹。且在世界體育史上。爭一位置耳。

淮南子、食氣者神明而壽。

莊子刻意篇、吹噓呼吸。吐故納新。熊經鳥申。爲壽而已矣。此尊列之士。養形之人。彭祖壽考者之所好也。

華佗古之仙者。爲導引之事。熊經鴟顧。引挽腰體。動諸關節。以求難老。

成元英疏、吹冷呼而吐故。呴暖吸而納新。如熊攀樹而自可以懸類。鳥飛空而能伸其脚也。

千金方、凡吐者出故氣。亦名死氣。納者取新氣。亦名生氣。

深呼吸有擴張肺部。强壯身體之功用。世人多以爲此術傳自歐西。實則爲吾國導引之士所發明。吹噓呼吸。吐故納新之術。卽深呼吸之運動也。

科學家謂人所吐出者爲炭氣。吸入者爲養氣。與千金方之故氣死氣。新氣生氣相同。

素問異法方宜篇、其病多萎厥寒熱。其治宜導引按蹻。

史記留侯世家、張良學辟穀導引輕身。

唐王冰註導引爲搖筋骨。動肢節。按謂抑按皮肉。蹻謂捷舉手足。蓋萎厥等病。多由缺少運動所致。故治法宜導引按蹻。

辛克來氏之絕食療病法。與道家之辟穀。其理相符。此法雖於腸胃病。頗著奇效。若目爲有治病之萬能者。則未免失之於偏矣。

考生理之學。西人重實驗。中土主氣化。一以鍛鍊肉體爲目標。一以葆精調氣爲指歸。學說不同。收效自異。然其有功於體育則一也。後人不知導引真旨。附會陰陽。混入神仙之說。奇離怪誕。謬妄已極。而斯道遂不切於實用矣。惜哉。

呂氏春秋、流水不腐。戶樞不蠹。動也。形氣亦然。形不動則精不流。精不流則氣鬱。

陸象山、精神不運則愚。血脈不運則病。

胡林翼、多逸則筋脈皆弛。心膽亦怯。

褚氏遺書分體篇、養臂指者常屈伸。養股趾者常步履。

魏封衡、體欲常勞。食欲常少。勞勿過極。少勿過虛。

曾文正、行步常勤。筋骨常動。養生之道也。

運動之益。古之養生家。未嘗不知。惜拘於禮教。日趨文弱。魏晉以還。或興或衰。降及明清。僅爲江湖暴客所習。而體操遂不復振矣。故周孔明云。自儒者以文學名爲儒。故用武者遂以不文名爲武。而文武分。自文武之途分。而千萬世之儒。皆爲婦人。蓋慨乎師道淪亡以言之也。

華佗、人體欲得勞動。但不當使極耳。動搖則穀氣得消。血脈流通。病不得生。臂如戶樞。終日不朽也。吾有一術。名五禽之戲。一曰虎。二曰鹿。三曰熊。四曰猿。五曰鳥。亦以除疾。兼利嗁足。以當導引。體有不快。起作一禽之戲。怡然汗出。因以着粉。身體輕便而欲食。

中土之體操術。向重理想。而無實習。有之。自五禽之戲始。華佗深通醫學。取法必精。其言體有不快。起作一禽之戲。怡然汗出。身體輕便而欲食。又云。人體欲得勞動。動搖則穀氣得消。血脈流通。病不得生。可謂深得體操之真諦。

後漢書佗年且百歲。而猶有壯容。又廣陵吳普從佗學。年九十餘。耳目聰明。齒牙完整。則五禽戲之價値可知。惜不傳於世。致後人欲奉行者。無從得之。誠恨事也。

達摩、靈魂欲其靜而悟。軀殼則欲其健而通。非靜則無以證悟而成佛。非健則無以行血而走氣。故體須勤勞得中。使筋暢神怡。而後靈魂無拘滯痒弱之苦。

達摩祖師印度人。梁武帝時入中國。居嵩山少林寺。首創十八羅漢手。爲少林拳之開宗鼻祖。相傳易筋經。亦達摩所著。該書爲練身善本之一。

蒲處貫保身要錄、養生者形要小勞。無至大疲。故水流則清。滯則汚。養生之人。欲血脈常行。如水之流。坐不欲至疲。行不欲至勞。頻行不已。然亦稍緩。卽是小勞之術也。又曰。每日頻行。必身輕目明。筋節血脈調暢。飲食易消。無所壅滯。體中稍不佳。快爲之卽解。舊列方太煩。崇實之人。不易爲也。今此術不擇時節。亦無度數。乘閒便作。而見效且速。忽略體育。固多缺憾。劇烈運動。亦非所宜。是故小勞之術。頗有見地。蒲氏尙有一法。當夜臥時。手摩四肢胸腹十數遍。調和血脈。甚合生理。與近今衞生家之乾沐浴類似。

郡齋諸書志八段錦一卷。不題撰人。吐故納新之術也。八段錦爲吾國最通行之練身法。其本傳自宋人姚公武編入神仙類。據王懷琪之考證。純爲外功。姚氏謂爲吐故納新。殊不可解。

嘗讀吾國體育史。而知一切運動。胥爲釋道二教所首創。老莊主靜。遂有坐功。釋迦主動。乃有拳術。前者流乎神仙一途。致不適用。後者來自天竺。亦非純粹。思之不無遺憾。

四遊戲

體操運動。在吾國發明之早。已詳述前篇。而游戲運動。如跳舞蹴踘游泳拔河等。人皆目爲來自歐西者。乃稽諸典籍。亦曾爲古人所道及。略舉數則。以證吾言。

內則、十三教舞勺。成童教舞象。
通典、樂心內發。感物而動。不覺手足自運。歡之至也。
呂氏春秋。昔陰康氏之時。民氣鬱遏。筋骨不達。故作爲樂舞。以宣導之。
路史、腠理滯著。而多重膇。得所以利其關節者。乃制爲之舞。
周葉時云、教之以舞。所以均調其血氣。而收束其筋骸。條暢其精神。而涵養其心術。
據此則跳舞之效。在宣導關節。而不使生重膇之疾。用意與今同。惟後人有用於祭祀。或用於宴會者。流風所至。竟變爲優伶娼妓之習技。與體育之本旨相去遠矣。
軒轅黃帝傳、黃帝令作蹴踘之戲。以練武士。
劉向別錄、蹴踘者。傳言黃帝所作。或曰起戰國之時。蹋踘。兵勢也。所以練武士。知有材也。皆因嬉戲而講練之。
太平清話、踏踘始於軒后。軍中練武之劇。以革爲圓囊。實以毛髮。
文獻通攷、蹴球蓋始於唐。植兩修竹。高數丈。絡網於上。爲門以度球。球工分左右朋。以角勝負。
戰國策、臨淄甚富而實。民無不吹竽鼓瑟。擊筑彈琴。鬭雞走犬。六博蹹鞠者。
會稽典錄、漢末三國鼎峙。年興金革。上以弓馬爲務。家以蹴踘爲學。

唐王保定摭言、咸通中。新進士集月燈閣爲蹴踘會。四面看棚櫛比。

酉陽雜俎、張芬曾爲韋皋行軍。曲藝過人。嘗於福感寺趯踘。高及半塔。

蹴踘。或曰踏踘、蹵踘、蹋踘、喻鞠。卽今之足球。爲運動中最有益者。球之製法。古時以革爲圜囊。實以毛髮。晚唐改爲吹氣。中山詩話有八片尖皮砌作球。火中燀了水中揉。一包閑氣如常在。惹踢招拳卒未休。可見當時蹴球之情形。且云惹踢招拳。則必用手可知。與今之Ruby球相似矣。

考足球之戲。昉於十四世紀英王愛德華第三之時。繼傳至美。今則風行全球。吾國各地。亦紛紛組織團體。相互比賽。就中尤以南華爲最著。歷年代表中國出席遠東運動會。連獲錦標。一雪病夫之恥。蓋蹴踘之戲。吾土發明最早。惜後世左文右武。遂鮮學習。今墜緒重振。成績斐然。足見先覺究優於後覺也。

莊子、孔子觀於呂梁。懸水三千仞。流水三千里。有一丈夫游之。孔子請問蹈水有道乎。曰。亡。吾無道。吾始乎故。長乎性。成乎命。與齊俱入。與汨偕出。從水之道。而不爲私焉。此吾所以蹈之也。孔子曰。何謂始乎故。長乎性。成乎命。曰。吾生於陵而安於陵。故也。長於水而安於水。性也。不知吾所然而然。命也。

六韜奇兵篇、奇技者。所以越深水渡江河也。

南史周文育傳、文育年十一。反覆游水中數里。跳高六尺。與羣兒聚戲。衆莫能及。

蘇子瞻、南方多沒人。日與水居也。七歲而能涉。十歲而能游。十五而能沒矣。夫沒者。豈苟然哉。必將有得於水之道者。日與水居。則十五而得其道。生不識水。則雖壯見舟而畏之。

據體育家云。游水爲游戲運動之最有益者。以其能發達全身之肌肉。無偏於一部之弊。觀以上各節。可知吾國古時亦有游泳之術。不過習之者大都爲漁夫舟子。有職業之關係。幷非以運動爲主旨耳。

封氏見聞記。拔河古謂之牽鈎。襄漢風俗。常以正月望日爲之。相傳楚將伐吳。以爲教戰。梁簡文臨雍部禁之。而不能絕。

又曰。拔河古用篾纜。今民則以大麻絙。長四五十丈。兩頭分繫小索數百條。挂與前。分二朋。兩勾齊挽。當大絙之中。立大旗爲界。震鼓叫噪。使相牽引。以卻者爲輸。名曰拔河。

景龍文館記、景龍四年清明。中宗命侍臣爲拔河之戲。以大麻絙兩頭繫十餘小索。每索數人執之以挽。六弱爲輸。時七宰相二駙馬爲東朋。三相五將爲西朋。僕射韋巨源少師唐休璟以年老。隨絙而踣。久不能起。帝以爲笑樂。

事物原始、今小兒兩頭索拽而對挽之力强者牽弱者而仆。則以爲勝負。此唐時清明節拔河之戲也。當時君臣亦以此爲樂。

古之拔河。卽今之拉繩爲游戲運動之富有趣味者。歐洲昉於何時。無從稽考。若中國濫觴於春秋。盛行於李唐。雖方法簡單。無藝術之價値。然能逗人喜笑。大有益於精神也。

封氏見聞記謂相傳楚將伐吳。以爲教戰。梁簡文臨雍部禁之而不能絕。可見此戲初僅行於軍隊。後遂成爲風俗。洎乎唐時。雖君相之尊。猶逢節演此以爲笑樂。則民間之風行。不難聯想而知。今則競尙歐化。國粹淪喪。小學校中。亦不多見矣。

五醫政

英國大政治家格蘭斯頓之言曰。國之强弱。當視其人民衞生如何。又曰。公共衞生。乃政治家第一職務。英相喬治曰。吾人不能以三等體格之人民。維持頭等之國家。細味斯言。可知公共衞生之重要矣。吾國古代。亦甚注意。周禮天官。不啻一篇衞生行政紀載。所惜繼起無聞。遂使後來居上。良足慨也。

周禮天官、醫師上士二人。下士二人。府二人。徒二十人。食醫中士二人。疾醫中士八人。瘍醫下士八人。

醫師掌醫之政令。聚毒藥以供醫事。

疾醫掌萬民之疾病。

瘍醫掌腫瘍潰瘍金瘍折瘍之祝藥劀殺之齊。

食醫掌和王之六食六飲六膳百羞百醬八珍之齊。

歐洲各國衛生事業之發達。僅百餘年。查英國於一千八百四十八年。始頒佈公共衛生法令。美日等繼之。現多國衛生行政。皆隸屬國務院。規定的款。設立專部。以司其事。英國辦理此事。經費每年共需五萬萬元。日本亦需一萬萬元。何怪其國家興盛而人民强健也。

周之醫制。頗爲周詳。與今之分科類似。所謂疾醫猶今之內科。瘍醫猶今之外科。食醫猶今之衛生科。醫師猶今之衛生部總長也。

周禮天官、凡邦之有疾病者。有疕瘍者造焉。則使醫分而治之。歲終則稽其醫事。以制其食。十全爲上。十失一次之。十失二次之。十失三次之。十失四爲下。

凡民之有疾病者。分而治之。死終則各書其所以。而入於醫師。

倉公傳、今臣意所診者。皆有診籍。所以別之者。臣意所受師方適成。師死。以故表籍所診。期決死生。觀所失所得者。合脈法。以故至今知之。

宋史職官志、太常寺太醫局。有丞。有教授。有九科。醫生額三百人。歲終則會其全失。而定其掌罰。

舊唐書職官志、凡醫師醫正醫工。醫人疾病。以其痊多少而書之。以爲考課。

東西各國政府。甚重民命。凡醫師開業。均須考試及格。方給以執照。准予行醫。吾國古代。亦行此制。至趙宋時。更爲嚴密。其命題有六。試法分三種。元沿宋制。自後無聞焉。迨清光緒間。復有考醫之舉。民國以來。曾有取締醫師之規則。惜乎皆不實行。關心改良醫學者。撫今追昔。能無慨然。

衞生行政中有一主要科。曰生命統計。以核人民死亡之多寡。而定治療之得失。猶如設肆者。必有明晰之簿記。方知營業之盈虧。右列各節。有稽其醫事。書其所以。皆有診籍諸語。則必有記錄可知。實醫案之濫觴。亦與生命統計相近似也。

尚書、禹惡旨酒。

抱朴子、民有醉者相殺。牧伯因此輒有酒禁。

唐高祖武德間詔曰。酒醪之用。表節制於歡娛。芻豢之滋。致肥甘於豐衍。然而沉湎之輩。絕業亡資。惰窳之民。騁嗜奔欲。方今烽燧尚警。兵革未寧。年數不登。市肆騰貴。趨末者衆。浮沉尚多。

肴羞麴糵。重增貝費。救弊之術。要在權宜。酒能傷人。婦孺皆知。然晚近嗜此者。幾徧全國。凡婚喪宴會。莫不置酒相勸。一時成爲風氣。今且變本加厲。大有不飲酒不得爲文明之勢。更有舍較純之國產。而嗜猛烈之洋貨。不特利權外溢。身心受害益深。其影響國民之健康。詎淺鮮哉。美國鑑於酒害之烈。毅然頒佈禁酒憲法。施行以還。成績甚著。反觀我國。雖早有禁令。徒爲具文。願衞生家急起提倡。以刈除惡俗也。

腺質治療之要旨(續)

高一簣

甲狀旁腺

甲狀旁腺及其與疾病之關係

近年來研究甲狀旁腺及其與疾病之關係之結果，可略述於左。

此腺之解剖學，胎生學，組織學方面絕無新智識增添。卽腺內普通之細胞，及特種之細胞，核小而染色極深，其細胞漿(Cytoplasm)屬於嗜伊紅性(Eosinophil)者，於機能上有何不同，仍未確悉。

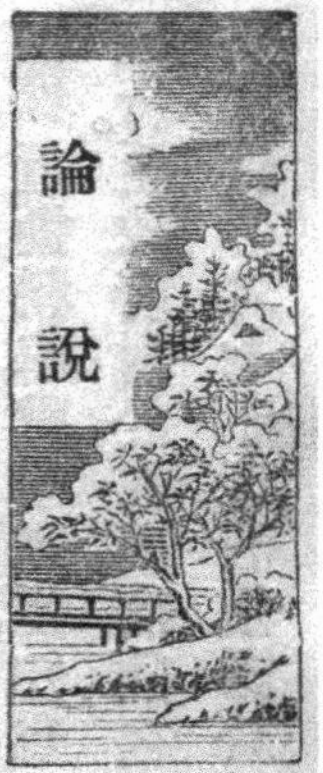

國民政府應設中央衛生部之建議

顏福慶

國民政府之主要政策。首在謀人民之幸福。而公共衛生。為增進人民康健與愉快之唯一要圖。竊按建國大綱第十一條。及國民黨對內政策第三條。均以地方政府應盡力於撫幼、養老、濟貧、救災、衛生等事業為言。其所以相提並論者。蓋先總理之意。欲以衛生之預防方法。以制止疾疫之流行。使孤病無告之民。得以減少。並用衛生之治療方法。俾窮苦病黎。得減輕其痛苦。卓識宏謀。至堪欽仰。誠以一國貧民之增多。及其生產力之減少。最大原因。由疾病及不幸之夭亡所致。據德國之統計。貧民之總數中百分之五八、二悉因此等原因而來。國家所消耗於濟貧救孤之費。每年為數甚巨。吾國經濟上之損失。必更多於各國。是則彰明較著無庸疑義者也。其次一國國力之厚薄。純視其國民之强弱為標準。如多軟弱無用及發育不全之國民。必無强國之希望。現吾黨將實行徵兵制度。倘以疲憊擾病之徒。濫竽充數。全國國民軍之軍力。將直接受莫大之損失。是更不容不顧慮及之。再次如中央無衛生行政機關。全國衛生設施不全。安能施行適當之防疫政策。海關檢疫所亦付缺如。吾國在國際間之地位。行將降低。而於國際貿易大受影響。綜上諸端。足徵公共衛生關係民族之强弱。民生之裕絀。國權之隆替。綦重且大。

國民政府應卽設施全國有系統之衛生行政機關。迅建中央衛生部。以主理全國衛生行政焉。茲分述其理由及辦法如下。

現代各國之衛生行政

一　社會發達史已證明凡由政府或團體所行使之一切政務。其効力均確較個人所能者爲偉大。成例之最早而最切要者。如法令之制定。以保生命財產之安全。軍警之組織。以防內外之擾亂。後乎此者。如國家敎育交通之辦理。以及最近各國公共衛生之設施。均其彰明顯著者也。

二　近世科學醫學進步。知爲社會康寧計。公共衛生確係刻不容緩之要圖。東西各國。早已施行。至政府對於人民疾病之防護。更多有特別之設施。如英美兩國政府。均供給全國醫院病床百分之七十五。而俄國於醫院病床。則全數供給。在英德日三國。又有所謂國家衛生保險之設施。英國於防護方面。特別盡力外。治療方面。並由政府聘請全國醫士之半數。足爲全國人民三分之一盡治療之義務。其所以如此致力者。一則係爲國家經濟計。不得不有如是之設施。再則以政府對於一般民衆。應充分盡其所負之職責。就此而引伸之。可知治療與防護二者。實相依爲用。如分別施行。必將減少效果。故近十年以內。寰球約有二十餘國。均設有中央衛生部。以掌理全國之衛生行政。

三 國民政府如欲實施其服務社會之政策。並採用最新衛生行政之方針時。須將各國政策之最合於吾國情形者。分別而採用之。惟欲求達此目的。非具有以下之卓識。決不爲功。

（一） 熟悉醫界進化之歷史。

（二） 須知政府對於衛生行政應盡之責任。

（三） 須知衛生行政將來發展之趨向。

（四） 須知吾國衛生上特殊之需要。

右列各項。即本此原理爲根據。如能以適當之方法實施之。則一切機械式之模仿。不合國情之項政。均堪免除。於國家經濟之節省。醫務前途發展。均有莫大之利焉。

衛生行政之職責

衛生行政之進展。略與其他各政相同。先由各城市設立衛生行政處。但各分衛生處因無系統之聯絡。遂應有中央衛生部之產生其目的在求免除一切職權之抵觸。而謀行政上之敏捷與統一。且同時應負衛生立法與司法之職責各地衛生處如能各司專責則彼此推諉之弊。立可免除。若復有中央衛生部。與以相當之指導與監督。其成績自易完美，故求地方或中央衛生行政之良效。則必建立中央衛生部以執行左列職務。

一 監督各地衛生行政處應盡之職責中央衛生部對於各分處。或給以相當之補助費。或常派員調查其成績。或聘衛生專家爲充顧問。所以資鼓勵而謀各種衛生事業之進步。

二 執行一切與各處有相重複或各處無力舉行之事件。前者如疫病隔離之執行。後者如由中央衛生部設總試驗室。代各處决定診斷。並製造各種血淸。

三 執行一切中央必須應盡之職責如實行海關檢疫等。

晚近各國對於衛生行政之發展。於英國一九二一年至一九二二年之衛生行政費。可見其一斑。在此一年中支出之政費約共五〇〇〇〇〇〇〇〇金磅之多。此五萬萬金磅中。僅有百分之十九用於初高兩等教育。百分之十八用於修築道路。而百分二十二。則全用於衛生事業。此外中央政府補助各分處。約有四百萬磅之多。以促進其事業。外邦對於衛生事業之注意。於此可以知矣。

吾國衛生行政之現狀及其弱點

各國衛生行政之組織。均由逐漸改進而臻完備。現値吾國革命之際。如能因時善導。卽於此時規定合於吾國特別需要之計劃而實行之。則他國所有已經遞變之程序。均可一步躍過。而立卽實現完備之衛生行政也。惟此項計劃。必深攷各國衛生行政之進化。與其現下所採方針之大綱。並須曉然其將來發展之趨向與夫本國特別之需要。倘欲謀有條不紊之衛生行政。則非有中央衛生部之組織不可。

現在吾國衛生行政之不統一。爲唯一之最大缺點。廣州市因在國民政府統轄之下。將于各種衛生之設施。似已循正軌而漸進。但其鄉村及省會衛生行政之建設。則仍尚缺如。至北京政府衛生行政之組織。則毫無系統之可言。除中央防疫處及北滿防疫處外。餘均無甚成績。下列一表。（表見反頁）可見其最初組織之不良。

吾國現今衛生行政之弱點有左列諸端

一　政權分散而不統一。

二　北京政府之策略。係將各地之衛生行政權劃歸各該地之警察所辦理。吾國之治警察

吾國現行之公共衛生行政組織表

- 外交部……東三省防疫事務所
- 敎育部……學校衛生
- 農商部……工人衛生
- 內務部
  - 京師警察所
    - 試辦公共衛生事務所
    - 衛生司
      - 官醫院
      - 第一科
      - 第二科
      - 第三科
  - 京師市公所——傳染病醫院
  - 中央衛生會
  - 衛生司
    - 衛生陳列所
    - 第一科
    - 第二科
    - 第三科
    - 第四科
    - 衛生試驗所
  - 中央防疫處
  - 省長
    - 各省警察所
      - 衛生科
      - 各城警察股
    - 縣長
    - 衛生科
- 海軍部……軍務司、醫務科
- 陸軍部……軍醫司

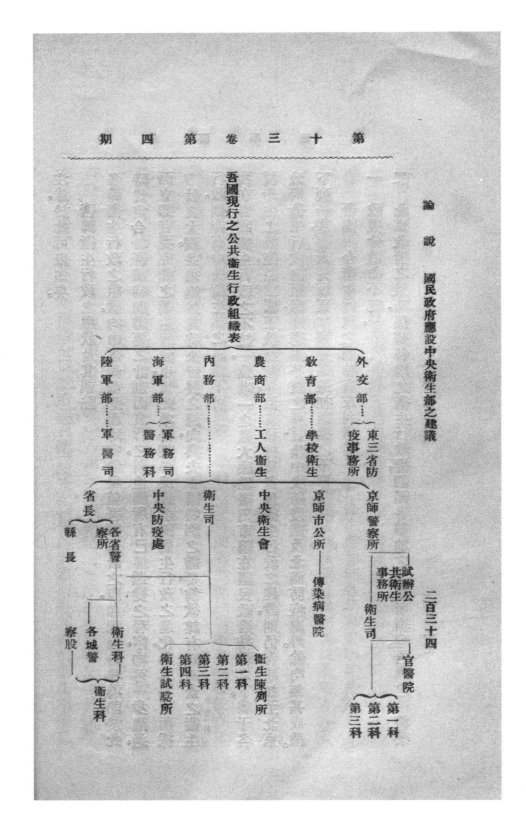

者。能於衛生事業具有充分知識或有特別興趣者。實如鳳毛麟角。夫以此等不合格之人。治理各地衛生事業。無怪乎其成績之無可觀也。

三 因多數衛生事業由內務部管轄。但每以部長缺乏衛生知識而不重視衛生事業。其所任之衛生司。亦多係無該項資格者。以致各種衛生事業。不能興辦。如此項政權初卽置於專門人才之手。則其所收效果。何僅至如是耶。

四 吾國現在之衛生行政。多限於治療之一方面。而預防不屬於衛生行政之範圍。此實錯誤。如政府欲以最少經費而謀最大多數人民康寧之幸福。則防護與治療。應同屬於衛生範圍之內。而吾國因醫界人才與國家經濟缺乏。治療與防護二者。合并更爲需要。

成立中央衛生部之必要

考察各國近代衛生事業進步之趨向。均有設立衛生部之需要。近十年內。凡英俄諸國。英國殖民地。戰後中歐各新起國。以及南美中美之各大國。約有二十餘邦。已實行此制。而在吾國當此革命進展百廢待興之時。更爲建設衛生部以計劃各種衛生事業之最良時機。如因經濟困難。可暫時縮小其範圍。先行實施左列各項。

一 草訂全國衛生行政法令。

二　擬訂各地方衛生行政機關業務之標準。

三　擬訂五年或十年之進行計劃。

四　製定預算表。

五　預備造就各項關於衛生行政之人才。

甲　選派具有衛生經驗之醫界人員。出洋專習公共衛生學。以養成高等專門人才。

乙　訓練醫學畢業生以公共衛生知識。以備各地衛生處得有專員負責辦理。

丙　設立衛生專門學校。以養成衛生檢查員之人才。

丁　設立產科學校。以養成產科相當之人才。

六　規定全國海關檢驗所之計劃及預算。并即從速使之實行。

七　設立中央衛生試驗所。

採用之人才

衛生行政人員。應以醫界素有公共衛生經驗者任之。此外得聘任素富公共衛生及醫界上之經驗者。以充中央衛生顧問。商訂一切關於衛生及醫學上事業之進行計劃。惟衛生顧問。除津貼開會時之費用外。純盡完全義務。并另須聘請一二素有國際間之盛名者。充當高等顧問。以助理擬定衛生法令及海關檢驗章程等。此種高等顧問之薪金。可由洛氏醫學基金部。或國際聯盟之衛生部以供給之。

建議之事項

一　應設立衛生部。爲中央政府最高衛生行政之機關。以集合各地分散之任務。並使中央政府於衛生行政上得充分敏捷與統一之管理。

二　衛生部之職務。均與上列各項相同。

三　衛生部一年度之預算總額爲七六八二四元。須經中央政府審訂之。

附

衛生部經常費預算書一份。

國民政府衛生部編製表一份。

國民政府衛生行政機關系統表一份。

衛生部經常經費預算書

歲出經常門

科目	全年度預算數	說明
第一款　衛生部經常費	七六・八二四	
第一項　俸薪	六九・六二四	
第一目　薪水	六八・七六〇	部長一人、月支銀八百元、處長五人、月合支銀二千二百五十元、技正二人、月合支銀四百八十元、技士處員共十五人、月合支銀一千八百元、書記十八人、月合支銀四百元、以上共計月支銀五千七百三十元、年共支銀如上列。
第二目　工食	八六四	夫役六人、月支銀七十二元、年共支銀如上列。
第二項　辦公費	四・六八〇	
第一目　郵電	四八〇	郵政約共支銀五元、電報約支銀二十元、電話約支銀十五元、月共支銀四十元、年共支銀如上列。
第二目　文具	一・八〇〇	紙張約支銀五十元、筆墨約支銀十元、印刷約支銀八十元、雜項約支銀十元、月共約支銀一百五十元、年共支銀如上列。
第三目　購置	六〇〇	應用器具裝修均屬之、月約五十元，年共支銀如上列。
第四目　消費	一・八〇〇	茶水約支銀二十元、電燈約支銀五十元、煤炭約支銀八十元、月共支銀一百五十元、年共支銀如上列。
第三項　雜費	二・五二〇	
第一目　書報	六〇〇	圖書、雜誌、報章、廣告、月約五十元、年共支銀如上列。
第二目　雜支	一・九二〇	一應日用均屬之、月約一百六十元、年共支銀如上列。

國民政府衛生部編制表

- 衛生部部長
  - 總醫官
    - 醫務處……處長……處員
    - 保健處……處長……處員
    - 祕書處……處長……處員
    - 公益處……處長……處員
    - 顧問室……高等顧問……顧問
    - 技術室……技正……技士
  - 總醫官
    - 中央海關檢驗所……所長
    - 中央檢疫事務所……所長
    - 傳染病院……院長
    - 中央衛生試驗所……所長
    - 中國藥制編審委員會……委員長
    - 中央衛生委員會……委員長
    - 公共衛生專門學校……校長
    - 產科專門學校……校長
    - 衛生陳列所……所長
    - 衛生材料所……所長

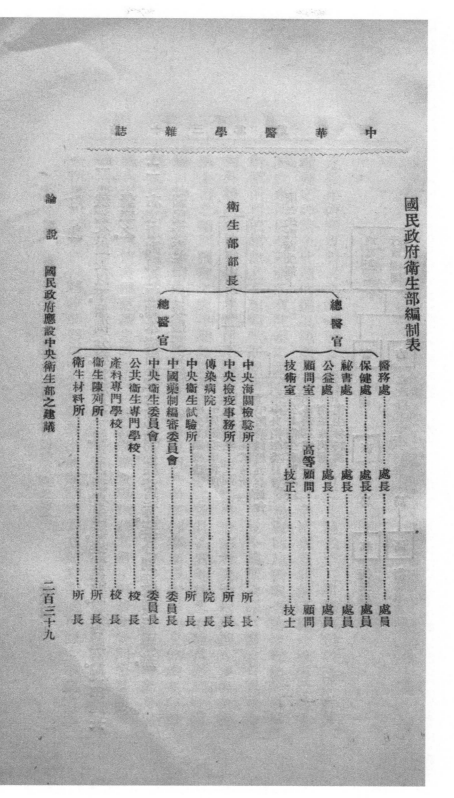

附註

一　隸部各處長以下。照例分科。惟科長一職。現因經費困難。擬暫緩設。凡各處員。概由處長督率之。

二　右表所列執行機關。本擬同時設立。爲顧慮經濟起見。擬分別緩急。逐漸舉辦。

國民政府衛生行政機關系統表

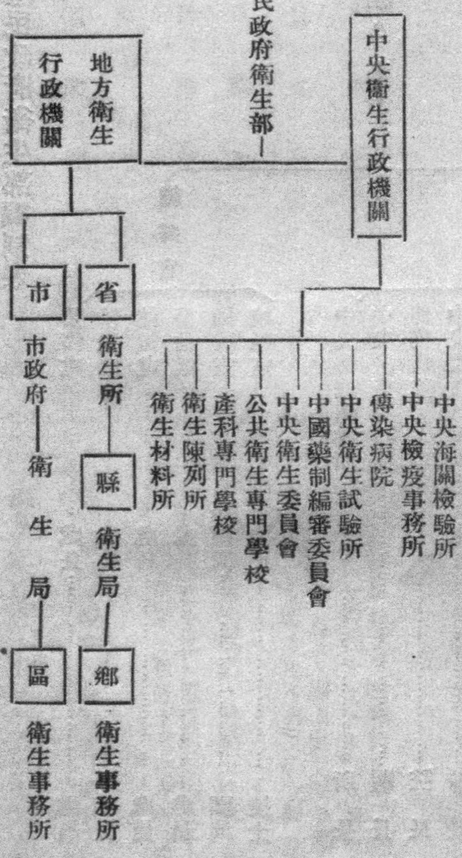

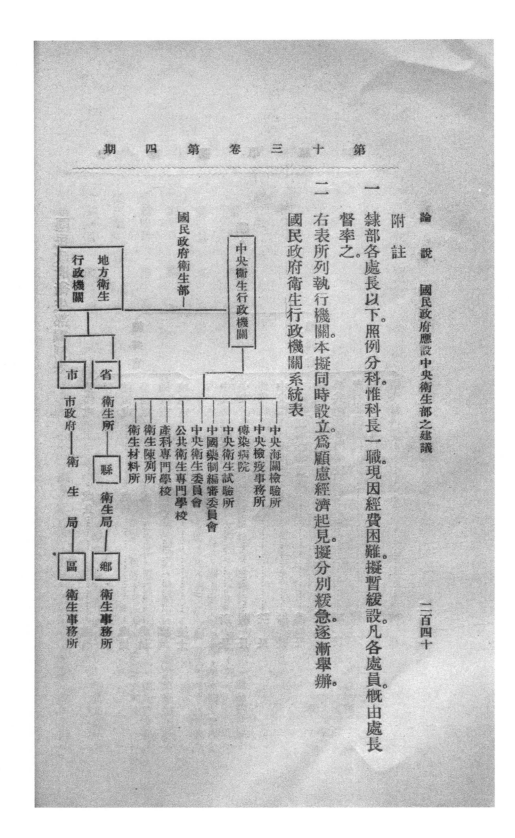

用法

電化銀之注射方法。甚爲簡便。姑將應加注意之點。提出數條。以供參考。

(一)預備　電化銀不論何國製品。每管必另附無菌鹽水一管。大概五西西電化銀。則附一西西無菌鹽水。用時先開電化銀之玻璃管。再開無菌鹽水。以空針吸之注入電化銀中。再抽吸數次。使其混和。若須同時用數管。亦必先行如法混和鹽水。始可吸入大注射針。施行注射。

(二)注射　用量少者。即在皮下注射。用量多者。可施靜脈注射或在臂肌處作筋肉注射。均無痛苦。惟用器及皮面均須注意消毒爲要。

(三)用量　電化銀用量宜足。否則無效。成人每次普通用二十西西。少則十五西西。多可至五十西西。視熱度之輕重酌定。惟靜脈注射用量約可減半。或減去三分之一。注射後或熱度暫爲增高。亦無妨礙。其見效時間約須在半日或一晝夜之後。宜令病家安心守待。以後熱度雖降。仍宜續用一二次。以免反覆。長熱症更宜連用多次。勿遽灰心也。

中國歷代醫學之發明（續）

王吉民

第四章

一藥餌

甲動物

曩昔外人常識我國用動物入藥之非。斥腎虛食腎。肺病食肺爲迷信。無藥理之根據。然近今新治療。漸趨此途。尤以器官療學哄動一時。其間世所公認爲有效者。如甲狀腺之於癭症。酸酶之於胃病。睪丸之於陽萎。猪卵之於痛經。凡此種種。皆中土所固有。誰云吾國數千載所得之經驗。無研究之價值哉。

靨　千金方、羊靨七枚。陰乾海藻乾薑各二兩。桂心昆布逆流水邊柳髮各一兩。爲末。蜜丸。如芡子大。每含一丸。嚥津。

千金翼方、取鹿靨酒漬令沒。火炙乾。納於酒中。更炙令香。含嚥汁。味盡更易。盡十具卽愈

外台秘要、羊靨一具。去脂酒浸炙熟。含之嚥汁。日一具。七日差。

雜病治例、羊靨猪靨各二枚。昆布海藻海帶各二錢。洗焙牛蒡子炒四錢。右爲末。搗二靨和丸。彈子大。每服一丸。含化嚥汁。

杏林摘要、猪靨七枚。酒熬三錢。入水瓶中。露一夜。取出。炙食二服效。

醫林集要、猪靨焙四十九枚。沉香二錢。真硃砂罐煅。四十九粒。沉香二錢。橘紅四錢。爲末。臨臥

冷酒徐徐服二錢。五服見效。重者一料愈。以除日合之。忌酸鹹油膩濇氣之物。

本草綱目、靨音掩。俗名咽舌是矣。又名猪氣子。玉璽曰。在猪喉系下。肉團一枚。大如棗。微扁色紅。主治項下癭氣。瓦焙研末。每夜酒服一錢。

本草綱目羊靨條。靨卽會咽也。氣味甘淡溫無毒。主治氣癭。古方治癭。多用猪羊靨。亦同類之義。

本草綱目引王荊公癭詩、內療煩羊靨。

張氏醫通、牛靨瓦上焙乾。爲末酒服。治喉痹氣癭。

靨卽今所稱之甲狀腺。癭乃甲狀腺病之一。治法有二。卽靨與碘是也。上列各方。有用昆布海藻海帶者。蓋此等物含碘質甚富耳。特古人不諳化學。竟知用此。此吾所以重視中土之經驗。而樂爲之表彰於世焉。

羊靨一物。應用甚廣。除治癭症外。凡一切新陳代謝之疾。如虛損、神經衰弱、月經不調、喘息、發育不良等。均有特效。此爲近年新發明。古書未載。爰誌之以備借鏡。

鷄膍胵　千金方、治反胃吐食。鷄膍胵一具。燒存性。酒調服。

袖珍方、消導酒積。鷄膍胵乾葛爲末等分。麵糊丸。桐子大。每服五十丸。酒下。

李時珍、主治反胃消酒積。

本草備要、能消水穀。治反胃小兒食瘧。

張氏醫通、治食積腹滿。反胃泄利。

猪肚 日華諸家本草、治小兒疳蚘黃瘦病。

吳普、消積聚癥瘕。

酸酶爲治胃病聖藥。係用猪羊胃製成。價格甚昂。鷄內金與酸酶。實同一物。而價極廉。前閱博醫會報、載某氏曾試用鷄內金以代酸酶。頗爲滿意。因提倡代用以節省病家之藥費云。

鹿茸 本經、益氣强志生齒不老。

別錄、療虛勞洒洒如瘧。羸瘦四肢痠痛。腰脊痛。小便數利。洩精溺血。

日華本草、補男子腰腎虛冷。膝無力。

時珍、生精補髓。養血益陽。强精健骨。治一切虛損。

西說鹿茸爲峻補之藥。因其中含亞摩尼亞。峻補之力。卽在於此。舊時取亞摩尼亞之法。有由各種獸類之角。提煉而成。尤以鹿角爲最佳。故亞摩尼亞。古名鹿角酒。其成分除亞摩尼亞外。尚有燐酸鈣、炭酸鈣、膠分、並軟骨素等。皆有袪痰與奮養身之効。

鰣魚　孟詵、補虛勞。

張路玉、鰣魚性補。溫中益氣。

魚肝油係由鱉魚之肝提出。爲補肺聖藥。那威產者最佳。中國之鰣魚。亦有同樣功用。五十年前。僑寓甯波之麥高雲醫士。曾謂其功用可治肺癆云。

乙植物

中國植物之豐富。爲環球冠。一披本草。即可瞭然。現在各國通用之藥。中土幾無一不備。更有極靈効之藥。爲西人尙未發明者。亦比比皆是。日本頗注意此事。曾將各種漢藥。以化學方法提煉。製成新劑。邇來各處。亦從事研究。尤以南滿醫校北京協和醫校。成績最佳。他日必有許多新藥產生。以供吾人之試用也。

麻黃　本經、發表出汗。去邪熱氣。除寒熱。

大明、開毛孔皮膚。

傷寒論、麻黃湯方。麻黃三兩。去節。桂枝三兩。去皮。甘草一兩。炙。杏仁七十個。湯去皮尖。右四味。以水九升。先煮麻黃。減二升。去上沫。內諸藥。煮取二升半。去滓。溫服八合。覆取微似汗。

張仲景、一身面目黃腫。其脈沉。小便不利。甘草麻黃湯主之。方用麻黃四兩。水五斗。煮去沫。入甘草二兩。煮取三升。每服一升。重覆汗出。不汗再服。愼風寒。（按此方治寒傷榮。爲發汗劑。）

金匱要略、麻黃附子湯方。麻黃三兩。水七升。煮去沫。入甘草二兩。附子炮一枚。煮取二升半。每服八分、日三服。（按此方治水腫。爲發汗退腫法。）

必用方。天行熱病。初起一二日者。麻黃一大兩。去節。以水四升。煮去沫。取二升。去滓。着米一匙及豉。爲稀粥。先以湯浴。後乃食粥。後覆取汗卽愈。

李時珍、散水腫風腫。

王琦跋張氏侶仙堂類辨曰。糧道患內閉。溺不得下。勢甚急。諸醫皆束手。盧晉公以人參麻黃各一兩定劑。不踰時溺下。

麻黃古來漢醫。視爲發汗要藥。近年新醫發明有祛痰鎭咳及治喘之特效。於是聲價益高。攷麻黃入藥之起源。雖遠在四千年前。但其科學之研究。方自近年開始。日醫長井氏首先分析其成分。得一種有機鹽質。曰依弗特靈。卽今所謂麻黃之有效成分也。其聞名於歐洲。則係北京協和醫校陳克恢君所介紹。蓋陳君與斯蔑士君研究此藥歷時甚久。一九二五年嘗將心得發表於博醫會報。翌年又披露於藥學雜誌。另撰論文報告美國醫學大會。以供討論。上海大陸報。曾有專電紀載此事。醫界對於麻黃之注意。蓋自此始。厥後各藥商如派德、禮來等廠。紛紛來華。採辦原料。聞去年運美者已達二十萬金。將麻黃收羅一空。現已製成精品有片、散、水、三種。運回中國發售矣。外人科學之發達。進取之精神。洵足令人欽服。漢醫稱麻黃之功用。除治肺痿上氣外。尤有利尿退熱之特效。此說西醫尚未證明。日醫三浦博士更謂其有散瞳作用。以之點眼。功與何馬都平同。德國馬克藥廠。曾製一混劑。名買定。其主要藥爲依弗特靈云。

當歸　本經、主治婦人漏下絕子。金瘡。煮汁飲之。

甄權、主治女人瀝血崩中。

大明、破惡血。養新血。治癥癖。

肘後方、治小便出血。當歸四兩剉。酒三升。煮取一升。頓服。

聖濟總錄、治墮胎下血不止。當歸焙一兩。葱白一握。每服五錢。酒一盞半。煎八分。溫服。

聖濟總錄、治衄血不止。當歸焙研末。每服一錢。米飲調下。

普濟方、治室女經閉。當歸尾沒藥各一錢。爲末。紅花浸酒。面北飲之。一日一服。

太醫支法存方、治婦人百病。諸虛不足者。當歸四兩。地黃二兩。爲末。蜜丸梧子大。每食前米飲下十五丸。

元素、凡血受病。必須用之。

宗奭藥性論補女子補不足一說。盡當歸之用矣。

婦人良方治產後血脹腹痛引脇。當歸二錢。乾姜炮五分。爲末。每服三錢。水一盞。煎八分。入鹽酢少許。熱服。

時珍、和血補血。

司徒氏云中國藥方中最多見者。厥惟甘草。次爲當歸。其傳至歐洲。在一八九九年。係德國滿克藥廠製成流膏藥丸。名郁門那。據云對於婦人月經不調諸疾。頗具特効。又北京協和醫校曾一度研究其有效成分爲何。猶未見報告也。

遠志　本經、治咳逆傷中補不足。除邪氣。利九竅。益智慧。

李時珍、遠志之功。專於强志益精。治善忘。

本草從新、善豁痰。

西洋民間昔亦以遠志入藥。希臘藥史載其有治肺癆之功。近年日人下山氏用科學方法。檢出一苦味質。與些乃加根。同山本氏復以化學及動物之實驗證明其效力在些乃加根之上。而價格不及其半。故日本第四板藥局方已收入祛痰劑。而代些乃加云。

使君子　開寶、主治小兒五疳。殺蟲。

李時珍、凡大人小兒有蟲病但每月上旬侵晨空腹食使君子仁數粒。或以殼煎湯嚥下。次日蟲皆死而出也。或云七生七煨食亦良。忌飲熱茶犯之即瀉。此物味甘氣溫。既能殺蟲。又益脾胃。

全幼心鑑、治小兒蛔痛口流涎沫。使君子仁爲末米飲五更調服一錢。

上海仁濟醫院曾以使君子代山道年。試用年餘。成績甚佳。據云此物對於殺滅蛔蟲。獨擅勝場。且鮮副作用。有時或因體質關係而發生黃視嘔吐惡心等症。亦不甚重。查此藥以閩川產者爲上。製法先將硬殼打碎。取出長形之核。用火炒之。如炒落花生然。至生香味爲度。乃研爲末。用量成人每次一英錢至二英錢。宜與蓖麻子油或大黃粉或硫酸鎂和服。

鷓鴣菜　連江志、生海石上。色微黑。

漳州府志、鷓鴣菜散碎花微黑。出漳浦。

本草綱目拾遺、療小兒腹中蟲積食之卽下如神。

除蟲之藥。（尤其是蛔蟲）首推山道年。市肆出售之番塔餅等。即以此製成也。所惜價値昂貴。而服之間有危險。尚非良藥。迺者日本新出一驅蟲劑。曰滅疳。寧有山道年之特效。無山道年之副作用。一時譽滿醫林。然一究其原質。實爲鷓鴣菜製成也。

大風子油　李時珍、氣味辛熱有毒。主治風癬疥癩楊梅諸瘡。攻毒殺蟲。

嶺南衛生方、治大風瘡裂。用大風子燒存性。和蔴油輕粉研塗。仍以殼煎湯洗之。

李時珍、取大風子油法。用子三斤。去殼及黃油者。研極爛。瓷器盛之。封口入滾湯中。蓋焗密封。勿令泄氣。武火煎至黑色如膏。

前歲北京恊和醫校成立時學術演講。論及中國患痲瘋者。有四十萬人。治法首推大風子油。此油在昔亦習用之。因製法不良。効未大著。今以化學法經幾度之試驗。調製純淨。在斐立賓檀香山等處。治痲瘋奇効。查大風子油爲吾國朱丹溪所發明。遠在數百年前。因乏化學常識。乃爲外人成功一良藥。豈不惜哉。

土茯苓　本草綱目引中山經云。昔人不知用此。近時弘治正德間。因楊梅瘡盛行。率用輕粉取效。毒留筋骨。潰爛終身。至人用此。遂爲要藥。

土茯苓能解梅毒之說。在明代盛極一時。其聲譽之隆。不僅限於國內。遠如印度波斯新疆。亦悉其名。故印度文獻有梅毒來自歐洲。惟中國木（即土茯苓）不須發汗。可以治愈之語。然此物亦徒有虛名耳。以科學嚴格試驗。其效至微。早在廢棄之列矣。

丙 礦物

西人用藥。以礦物居多。近年因化學進步。新製之藥。尤難僂指。如六〇六九一四及各種止痛藥。皆係人工造成。可謂極化學之能事矣。然一加攷據。皆脫胎於十五世紀之煉丹術。吾國製煉之法。創始於周。周禮天官瘍醫鄭玄注云。五毒五藥之有毒者。今醫方有五毒之藥。合黃堥。置石胆丹砂雄黃磁石於其中。燒之三日三夜。其烟上着。以鷄羽掃取之。以注創。惡肉破骨盡出。此卽輕粉粉霜銀朱生生乳之祖。迨漢唐之世。道教流行。煉丹之術。尤有進步。雖其輕身不老等說。不足徵信。然此法實開化學之源。於醫界不無相當之功績也。

輕粉　本草綱目、水銀粉又名汞粉膩粉峭粉。主治通大腸。轉小兒疳痹瘰癧。殺瘡疥癬蟲。及鼻上酒皶。風瘡瘙癢。痰涎積滯。水腫鼓脹。毒瘡。

李時珍、升鍊法。用水銀一兩。白礬二兩。食鹽一兩。同研。不見星。鋪於鐵器內。以小烏盆覆之。篩灶灰鹽水和。封固盆口。以炭打二炷香。取開則粉升於盆上矣。其白如雪。輕盈可愛。一兩汞。可升粉八錢。

水銀之用甚廣。聖惠方、直指方、宣明論。醫壘元戎。醫學統旨。均稱其効。此物外用由來已久。內服始於中藏經明目丹。在未發明六〇六前。僉以此物爲梅毒聖藥。製法與外洋化學提煉法略同。惟手續簡單耳。

白堊　本草綱目、白堊又名白善土白土粉畫粉。氣味苦溫無毒。主治泄痢。千金翼方、反胃吐食。男女皆治。白善土煅赤。以米醋一升淬之。再煅再淬。醋乾爲度。取一兩研。乾姜二錢半炮。爲末。每服一錢。調下。服至一斤。以止爲妙。普濟方、水泄不化。日夜不止。白堊煅乾姜炮各一兩。楮葉生研二兩。爲末糊丸綠豆大。每米飲下二十丸。

歐洲大戰時。有斯當夫氏。在巴爾幹各醫院以白堊治霍亂。成績甚佳。據云用此法後。霍亂之死亡率。由四十五減至二十四。即生理食鹽水。亦不能及。其方係水與白堊各半和勻。病者每半小時或一小時飲一杯。約六盃病愈。

中國之礦物藥。除上列二種外。尚有多種。堪與舶來品媲美。尼路氏在一八八九年。曾將本草綱目金石部各要藥。用化學分析其成分。謂宮粉、輕粉、白礬、硼砂、砒霜、硫磺、石膏、青礬、水銀、紅粉、浮石等品。價廉物美。堪以代用西藥。李德氏於一九二五年。在協和醫校化驗以上各藥。證明尼說不謬。並增驗石胆、礬綠、朴硝數種。稱爲純潔可用云。

二水治法

水治法在歐洲十八世紀時頗爲盛行。一七九八年蘇格蘭醫柯利氏。提倡最力。曾著熱症用水治之效驗報告一書。厥後漸不爲世人所注意。迨一八六一年。白蘭氏復振興之。且加以科學的研究。遂有今日之治療成績。特常人多疑此法來自外洋。不知吾國漢代名醫早已用之。一披簡册。當知吾言非妄也。

素問陰陽應象大論、其有邪者。漬形以爲汗。

又五常政大論、行水漬之。和其中外。可使必已。

史記倉公傳、菑川王病。召臣意診脈。曰。蹶上爲重。頭痛身熱。使人煩懣。臣意卽以寒水拊其頭。刺足陽明脈。左右各三所。病旋已。

後漢書華佗傳、有婦人長病經年。世謂寒熱注病者也。冬十一月。佗令坐石槽中。且用寒水汲灌。云當滿百。始七八灌。戰欲死。灌者懼求止。佗令滿數。至將八十灌。熱氣乃蒸出。囂囂高二三尺。滿灌。佗乃燃火溫床。厚覆良久。汗洽出。着粉。汗糝便愈。

傷寒論、過經成壞病。針藥所不能制。與水灌枯槁。陽氣微散。身寒。溫衣覆令汗出。表裏通利。其病卽除。

傷寒論、病在陽。應以汗解之。反以冷水噀之。若灌之。其熱被刧不得去。彌更益煩。肉上粟起。意欲飲水、反不渴者。服文蛤散。

傷寒論發汗後。飲水多必喘。以水灌之亦喘。

傷寒論、脈濡而緊。濡則衛氣微。緊則營中寒。陽微衛中風。發熱而惡寒。營緊胃氣冷。微嘔心內煩。醫爲有大熱解肌而發汗。亡陽虛煩躁。心下苦痞堅。表裏俱虛竭。卒起而頭眩。客熱在皮膚。悵怏不得眠。不知胃氣冷。緊寒在關元。技巧無所施。汲水灌其身。客熱應時罷。慄慄而振寒。重被而覆之。汗出而冒巔。體惕而又振。小便爲微難。寒氣因水發。清穀不容間。嘔變反腸出。顚倒不得安。手足爲微逆。身冷而內煩。遲欲從後救。安能復追還。

葛稚川肘後方、傷寒時氣。溫病熱極。猝未可者。以冷水漬青布罨之。

靈夢弼、熱症至極。汲新井水浸衣裳。互熨之爲妙。

南史、將軍房伯玉服五石散十許劑。更患冷疾。夏月常復衣。徐嗣伯診之曰。乃伏熱也。須以水發之。非冬月不可。十一月冰雪大盛時。令伯玉解衣坐石上。取新汲冷水。從頭澆之。盡二十斛。口噤氣絕。家人啼哭請止。嗣伯執檛檛諫者。又盡水百斛。伯玉始能動。背上彭彭有氣。俄而起坐。云熱不可忍。乞冷飲。嗣伯以水一升飲之。疾遂愈。自爾常發熱。冬月猶單衣。體更肥壯。

外臺秘要、治乳石發動。若得時氣。冷熱不調動乳者。皆是寒熱所致。其狀似瘧。久久不療。損人

中国近现代中医药期刊续编·第一辑

性命。縱服湯藥。必終難差。宜作生熟湯浴之。方以大器盛湯。若大熱。投少冷水。即於湯中坐勿動。須臾百節開。寒熱之氣。皆從毛孔中出。變作流汗。若心中熱悶者。還服少許熱湯。卽定。久乃出湯。以衣覆被蓋睡。豁然平復。如患太重者。不過兩三度卽差。外臺秘要霍亂門、若熱霍亂則渴心煩。欲得冷水吃。則宜恣意飲冷水及土漿。取足定止。

葛可久治一人。得傷寒病。不得汗。比葛往視。則發狂循河而走。葛就捽置水中。使禁不得出。良久出之。裹以重繭。得汗而解。

儒門事親余家親屬故舊小兒有患瘡疱黑陷。腹內喘者。余以白虎湯加人參。涼膈散加當歸桔梗。連進數服。上灌下泄。晝夜不止。又使睡於寒涼之處。以新水灌其面目手足。膿水盡去。蓋四肢者。諸陽之本也。兒方爲瘡疱外燔。沃以寒水。使陰氣循經而入。達於心肺。如醉得醒。是亦開昏破鬱之端也。如是救活者。奚啻千數。

名醫類案傷寒門、程元章婢患熱病。發狂奔躁。不納粥飲。體昏憒。家中謂不可治。舁入池上茅亭。以待絕命。明日天未曉。聞有叩宅扉者。謂爲鬼物。叱之。婢曰。我是梅香。病已無事。乞卽歸家。啟門信然。驚問其故。對曰。半夜後。髣髴見一黑物。將濕泥草徧罨我身上。環繞三四十匝。便覺心下開豁。四肢清涼。全無所苦。始知身在茅亭中。蓋此婢放一鼈於池內。含濕泥草罨其身者。

即鼈也。蓋陰隲所招云。

本草綱目、衄血不止。用新汲水隨左右洗足。及冷水噀面。冷水浸紙貼顖上。以熨斗熨之。

本草綱目、金瘡出血不止。冷水浸之即止。

本草綱目、傷寒陽毒熱盛昏迷者。以氷一塊置膻中。（在兩乳中）良。

按治病方法。不一而足。總括之可分爲細菌學、化學、物理學、三大類。以動植礦物醫療內外婦幼各科之病症者。曰化學的治法。常人最爲重視。至若細菌物理二類。則忽焉不講。此雖習慣使然。要亦常識未充。如水治法。即物理的治法之一。應用既廣。奏効尤宏。乃世人多目爲西法。忌之如虎。不知此係我國古法。用之得當。未始非醫家之利器。此種謬誤觀念。不得不急正之。

三免疫

痘疹定論、宋仁宗時。丞相王旦生子俱苦於痘。後生子素。招集諸醫。探問方藥。時有四川人請見。陳說峩嵋山有神醫能種痘。百不失一。其法以尖圓紅潤四字俱全痘痂。研末。納於男左女右之鼻孔內。

醫宗金鑑、古有種痘一法。起自江右。達於京畿。究其所源。云自宋眞宗時。峩嵋山有神人出爲丞相王旦之子種痘而愈。遂傳於世。

按醫史家言。種痘之術。昉於東方印度波斯等國。歐洲之有是法。係滿提高女爵士於一七一八年。由土耳其傳至英倫。旋法奧德俄諸邦。爭相效法。遐邇風行。至牛痘發明。始棄而不用。或謂中土之種痘術。亦自印度傳入。說頗近似。蓋吾國古時。並無痘症。漢馬援征交趾。軍士染痘。流傳國內。始有此病。且四川峨嵋山與印度毗連。兩國交通。率由此途。各種醫術。藉以輸入。固意中事也。至王旦之紀載。當在一〇二二年。先滿氏約七百年。

鼻苗種痘。雖可預防天花。然頗多危險。且有傳染之弊。得失參半。倘非善法。故文明各國。自有牛痘。即嚴禁鼻苗。以重民命。

本草綱目、牛蝨生於牛身。狀如蜱麻子。有黑白二色。主治預防小兒痘疹毒。焙研服之。

本草綱目引談埜翁方、用白水牛痘一歲一枚。和米粉作餅。與兒空腹食之。取下惡糞。終身可免痘疹之患。一方用白牛蝨四十九枚焙。菉豆四十九粒。硃砂四分九厘。研末蜜丸。如小豆大。以菉豆湯送下。

牛痘爲英醫哲納耳氏於一七九八年發明。其傳入中國。係東印度公司皮森氏於一八〇五年（即嘉慶十年）帶至澳門。繼傳於粵。該地邱浩川首習其術。著引痘略一書行世。然此法輸入迄今百年有餘。仍未普及。致染天痘夭亡之嬰兒。頻年不絕。返觀外國。因政府頒布法律。强迫人民種痘。天花一疫。竟至絕跡。兩兩比較。感喟奚如。

自來傳染病之預防接種。平時常用者。祗有皮下腹膜靜脈等處施行注射。從無內服藥物者。一九二四年有法醫啤斯烈克者。赴熱帶病衞生學會。發表局部免疫新論。謂以胆汁漿苗藥片內服。其功與普通接種同。是亦免疫學中之新理也。本草綱目之內服牛蝨。以防天花。殆亦此理歟。斯時苟有人焉。如哲納耳之熱心研究。吾知牛痘之法。可早百年發明。而億兆嬰孩。不至枉死於天痘矣。

千金方、鷄眼風之不能取去者。取瘤上黃膿。刺於鷄眼風周圍皮中。則肌死而脫落。

按瘤上黃膿。刺入鷄眼風周圍皮下者。即近世之移植化膿菌。俾起炎症。以剝落病性表皮組織耳。吾國唐代。已知此法。古人醫學之精。洵足令人嘆服。然膿性善惡不一。施用未可一概。是則古人未知。待乎後人之發明矣。

沙眼之診斷及療法

蔡秉樞

沙眼 Trachoma 之爲害甚大。七八年前。我國上下。知之者殊鮮。幸我醫界。極力宣傳。始喚起國

第十三卷第五期

專著

中國衛生芻議

黃子方

（一）中國現時之衛生狀況

國之文明與否，固以文化爲標準；但西人有言曰，「一國之文明程度，可以其衛生之程度測之。」斯語也，驟聞之，極覺空洞，細按之，則確有不可易之理在。即如吾國號爲文化最早之國，然一察其現時國內衛生事業之不振，大足驚心怵目，因謂其文明未爲健全，亦無不可。茲先述其實在狀況，并舉其改進之方，以與留心國事者一商榷焉。

中國人民之確數，及生產與死亡之多寡，尚無真確之統計。然約略計之，中國人民之死亡率約爲千分之三十（卽每一千人每年中之死亡數爲三十人）。而歐美各國人民之死亡率常爲千分之十五，更有若干城市其死亡率在千分之十二以下者。兩相比較，中國人民之死亡率與歐美先進各國相較，實超出一倍之數，即我國每年每千人中比較多死十五人。照此計算，以中國人民之衆，（四萬萬）每一年中，枉死之人（卽可以不死而不幸竟死之人）其數實在六百萬人左右。此六百萬人苟加以適當之簡易保護，卽可決其能獲健存，然今不幸而死，此皆衞生事業不振之故也。

又此六百萬人中，未滿週歲之嬰孩，約居百分之二十，（卽一百二十萬人。）此種嬰孩死亡率之高，（卽未滿週歲之嬰孩每一千中每年之死亡數）較諸先進各國之嬰孩死亡率，實爲二百以上與一百以下之比例。成人之死尙可委諸其他原因，至於嬰孩之死，則多在護養之不得其法，此又中國衞生事業缺點之一也。

以上所舉六百萬人中，其百分之二十五至四十，（卽一百五十萬至二百四十萬人）爲死於胃腸病者。此種病症，可因取締飲水及食物，並滅除蒼蠅，與提倡個人衞生而減少至半數。此等衞生事業，極爲輕而易舉，而竟未能見諸實行，吾人思之，能無遺憾乎？尙有百分之十五（卽九十萬人）係死於天花症者。此症於十八世紀時，在歐洲各國，曾佔死亡數中百分之十，但至現時，以歐人積極防範消除之結果，已成僅見。欲預防此症，遍種牛痘，便可收效。但亦未見中國國家或地方有積極實行之者，此又不能不引爲遺憾也。此外枉死者，爲癆病（其數約在百分之十五，卽九十萬人）及其餘與社會經濟狀況有關係之諸症，消弭雖屬不易，顧亦非絕對無術可施者也。

據京師警察廳公共衛生事務所之調查，在其行政區域內住民死亡數中百分之三十九・四，未經醫士之治療，百分之四十四・三，僅經舊醫士之診視，其經「科學的」醫士之診療者，僅百分之十六・三而已；於此可以見中國「科學的」醫業之不發達。又據該所調查一吾國北部頗稱進步之大工廠，其中雇傭人員之患砂眼者，佔百分之九十五；衣服上發見白虱者，佔百分之八十；而患榮養不良症者，亦居百分之五十。又有三學校中之學生，共計一千二百人，經該所檢驗，其中患砂眼者有百分之十四・一；患齲齒者有百分之三十・九；患扁桃腺炎者有百分之十六・二云云。此等病症，在學理上皆極易防治，而吾國工廠學校中患之者，竟有如是之多。由是以推，吾國因衛生事業之忽視，以致每年不應死而死者有六百萬人，不應病而病者亦不下六千萬人，苟政府能即實施簡單之衛生設備，則數年之內，枉病枉死者，必可減少半數，故吾人對於衛生事業，不能不急起力圖改進之方。

按八九十年前之英國人口死亡之數目，已有極精確之生命統計，其衛生官吏對於若干種病症，早已能籌防治及消除之方法，以期預爲輕減而不使滋蔓。故近數十年中，英國人民之壽命平均數由未滿四十歲一升至五十八歲。美國紐約一埠於一千八百八十年時，其壽命平均數尚在三十六歲左右，至一千九百二十年時，亦由衛生行政進步之結果，竟升至五十三歲，不及四十年之間，其壽命平均數增加十七歲之多，其收效不可謂不大。求其原因，則由政府不惜鉅費以圖衛生事業振興之故。考英國之衛生經費，僅就地方政府衛生年費一項論，即有中幣五萬萬元之多。日本以彈丸小國，而其全年衛生費亦在日金一萬萬元左右，由此可見外人對於衛生事業之注意。試觀吾國中央政府及地方政府之衛生事業用費，每年總計尚不及一百萬元，相形見絀，顧已甚鉅，況用之未得其當，更無成績之可言。依此而論，衛生事業在中國，實為今日亟宜振興之一大政策也。

（二）創設衛生事業之原則及應加審慎各點

中國衛生事業之宜力行振興，既如前述。但籌畫如有未精，則舉辦不免失着。茲先將其原則及應行審慎者，特為提出，以免毫厘千里之虞。

（甲）原則　吾人辦理衛生事業，其目標應集中於可以預防之病原及死因，將此目標確定後，再行妥籌種種消除方法，勿作散漫無的之計畫，方可期功不虛糜。又所採用之方法，須適切本國現時之經濟程度與社會狀況，方可期衛生事業之實效與增進。

（乙）審慎　吾人所採用之衛生方法，宜注意於實際，勿落虛名與形式。對於現代世界各國關於公共衛生事業之措施及方法，應先一一洞悉無遺，並須了解其原理，不可一味摹倣，以致不合實際徒勞無功。因現時各國，其所施行之衛生行政，固多由於經驗及智識進化之結果而來者；但其中亦難免有因傳統之沿襲，或為特別情形所拘束，或為當時主持人之淺見而行諸實際者，若一概採取而施諸吾國，未免貽削趾適履之譏。近時亦有一二國家其國內所採衛生政策一以摹倣先進各國之成法為能事，不問其有無科學的根據而盡數採納應用，此實辦理衛生事務者之最大錯誤。吾人欲辦吾國公共衛生事業並期於五十年內與最進步之國家並駕齊驅，則目今籌築基礎時，必須參考各國數十年來在經驗上及學理上證明為最合理及最具實效之原則及方法用之，切勿效各國衛生當局之墨守陋習使其衛生行政之進步常較其科學智識之進步落後數十年也。

(三)中國公共衛生第一步之辦法

(甲)國家公共衛生總機關之設置

國家立各部院及各機關皆為保持全國人民之安全而設，衛生事業尤為人民安全之最重要者，不可不使居重要地位。

依吾人意見，吾國政府如達勵精圖治之日，對於全國衛生事業應另闢一部，假定其名曰衛生部，以總理全國衛生事宜，即不然，亦宜特設衛生專署，使衛生事業有所責成。蓋今日中國之社會狀態，已起劇烈之變化，新發生之各問題，如民衆衛生，勞工衛生，及社會救濟等，殊有供政府考慮之價值，不設獨立之部署以統籌一切，徒賴內務部衛生司，實難應付。此種部署，本篇暫以國家公共衛生總機關稱之，其目的在採取各國學理上實驗上證明爲最適切及具有遠見之最新公共衛生原則及方法，立予施行。此種最新原則及方法在西洋各國，或因惑於舊說，或格於習慣，或爲組織上無稽之沿襲，及各機關間權限之錯雜不清所困，雖欲採行而有所不能，吾人應極力行之，以促中國公共衛生之急速進步。至其收效之宏淺，則視當事人員之學識才幹，經費之多寡，及事權之能否統一爲斷。

事權之統一與否，關係於事業之成敗者至鉅。依吾人之見解，中央政府現時分隸各部之衛生諸務，應令一併移交國家公共衛生總機關掌管，庶免行政上之分歧重複及抵觸。此種分歧重複抵觸各情形，在各國已數見不鮮，以其歷史傳統之關係，一時頗難改革。我國若能於創設之初，即力矯此弊，去其非而存其是，則我國之衛生前途，必大有希望，否則下列各種計畫，皆難收實效，此吾人所必須鄭重標明者也。

(乙)公共衛生之步驟

依據上述原理，於從事之初，即將衛生行政權集中於一機關內，一切行政上之原則及方法均採各國最新研究上及實驗上證明爲最適切及具有遠見者，並參以國內現時之經濟狀況及社會現象，則吾國之國家公共衛生總機關在最初五年內所可擬定之辦事程序，約分下列之三段步驟：

第一，國家公共衛生事業其可首先辦理者如下：

(一)爲國家及地方養成學識高深之衛生人員　其養成辦法，應如下列：

國內現時於公共衛生事務曾作理論之研究及有實際經驗之士，擇其優異者，招之使爲國家公共衛生機關服務。

外國經驗宏富資歷深老之衛生人才，於創始數年內，可酌聘若干人以爲顧問。

派遣才學兼優之士，赴外國留學，使習實際之公共衛生訓練。

下文之衛生模範城內，應多與各地方之衛生人員以觀摩之機會，以期增進其識見。

國家公共衛生總機關對於各地方政府應負栽培衛生人員之責。

(二)中央衛生模範城之籌畫　中央政府所在地應指定作爲中央衛生模範城，施行極適切之公共衛生行政，以爲全國樹一辦理衛生之模範，俾供各地方之仿傚。此模範城且可兼爲訓練衛生人員之實習場。

（三）地方衛生行政之獎掖　國家公共衛生總機關對於地方衛生行政，應酌爲定一標準，如地方政府能遵此切實奉行者，總機關應斟酌情形代認其經費若干，以資鼓勵；至對於地方衛生事務之視察及行政上之指導等，均屬國家公共衛生總機關之任務。

（四）醫務人才之培植　中央政府所在地應設一完善之醫科大學，其所授之課程對於預防醫學上之各項理論及實習與治療醫學上之各項理論及實習須並重不悖；且大學內應設立一規模完善之公共衛生科，專門造就公共衛生人才。公共衛生科教學各員宜允其兼在中央衛生模範城中充顧問及行政員等職；而中央衛生模範城之各衛生機關，亦宜應公共衛生科之要求而爲其實地教授及學生練習之所。

上述之國立醫科大學應使其畢業生不獨不爲公共衛生運動之阻礙，且成爲輔助公共衛生事業之人；其公共衛生科則爲造就高深之公共衛生人才。他處如有規模完全之醫科學校，亦可鼓勵使之對於預防醫學及公共衛生學加以注意，以期衛生事業一往順利。

(五)國民之衛生教育　此應與教育當局合作，將個人衛生及公共衛生兩項，編成教科書，作爲小學校之衛生功課；並在各中學及大學課程內將衛生一項列爲必修之一，供學生講讀用之課本，務須經衛生學及教育專家之協同審定。公共衛生之根本解決，其癥結不在政府或其他任何團體，而在國民各個人之自覺，明乎此，則知衛生教育之不可或忽矣。

(六)疫務之調查報告及生命之統計　此項事務，在今日亟應舉辦。又醫藥，防疫，接牛各種法律條例之編訂，關係甚鉅，故亦宜從速組織醫藥法制委員會編訂一切。

(七)中央衛生試驗所之設置　試驗所職員應選才學俱優堪爲將來科學發展之導師者充之。

(八)海港檢疫及通商口岸衛生事業　此中牽涉國際之處甚多，宜酌量與國際聯盟衛生部合作。

第二，城市公共衛生事業　指中央政府所在地爲一中央衛生模範城施行適切之公共衛生行政，實爲國家公共衛生事業之最要部分，既如前述。此模範城在最初數年內，其應辦之事務如下：

（一）設立一衞生事務董事會，延聘學深望重之人物爲董事，贊襄一切衞生行政；又設一衞生事務局爲執行機關，其局長以下各主要人員，均宜擇學識經驗兼長者任用之。

（二）一般衞生事務：（甲）飲料食物及藥物之切實取締；（乙）糞便穢土之淸除；（丙）蠅類害物之除滅；（丁）妨礙衞生各種營業之切實禁絕等，以五年內成績得百分之九十五爲目的。

（三）生命統計事務：（甲）完密之戶口調查；（須將姓別年齡職業等一一從詳備載）（乙）死亡，生產，結婚，及傳染病之報告；（須將詳細情形，一一敍列）（丙）關於病死生產等之登記；（丁）病死原因之證辨（此種登記證辨等所用之方法，須採用切合實用者）；（戊）發行年報等事，以五年內成績得百分之九十爲目的。

（四）衞生教育事務：（甲）學校之衞生教導；（乙）發行衞生書報；（丙）新聞宣傳；（丁）公衆演講；（戊）開衞生展覽會；（己）演衞生電影等，以五年內成績得百分之九十或一百爲目的。

（五）傳染病防範事項：（甲）强迫種痘；（乙）霍亂，腸熱症，初生兒破傷風，白喉，猩紅熱，鼠疫等之預防及病者之入院療治；（丙）傳染病病原及死因之證辨，報告及登記。此事以五年內成績得百分中之六十或七十爲目的。

（六）衛生試驗所及傳染病院　中央衛生模範城之衛生試驗各務，可利用中央衛生試驗所兼代辦理一切，擔承模範城內各種化學及細菌學的免費試驗與診斷，及血清疫苗之供給。

傳染病院爲收容傳染病病人之所，此種設置，於預防隔離及治療上皆不可缺，模範城中其規模尤宜力求完備。

（七）醫藥開業者之監督　醫士，牙醫，護士，接生婦，藥劑士等之登錄，註册，及取締。

（八）模範城中劃定一適當區域，施行極端嚴格之衛生政策（區域可命名衛生模範區），以一切完全符合衛生原理爲目的，俾資辦理衛生者之觀摩。（此模範區所辦各務如下項所擬者因其需欵甚鉅，需要專門人才又甚多，在初辦期內，尙不能遍及全城。

第三，衛生模範區事業　衛生模範城中指定一施行嚴格衛生政策之區域爲衛生模範區。其應辦之事務可爲擬定如下：

（一）一般衛生事務之成績，應以得百分之九十或一百爲目的。

生命統計以得百之分一百爲目的。

衛生教育以得百分之一百爲目的。

傳染病防範以得百分之九十或九十五爲目的。

其餘在模範城所行各務，此區均宜執行，且宜從嚴處理。

（二）花柳病及癆病之處理　對於花柳及癆症之處理，其事務如下：

報告及診斷（應令各醫生據實報告。）

求診（患者令赴公立診療所就治。）

覆驗（花柳病及癆症經治療後，往往病根依然存在，故經相當時日，須令病人就診療所請求覆驗。）

繼續醫療（花柳等症，一至症候過去，即形若全愈，其實每有復發之虞，故應令其繼續醫療，以求根本除滅。）

訪問（令看護就區內挨戶訪問，遇有癆症病人，應即勸令赴公立診療所求治；見其住居有不合衛生者，則隨時加以指導。）

另設癆症醫院及天然療養院以供病人移住，俾資靜養。

（三）孕婦及孩童之保護

(甲)懷孕期內之保護，其事務如下：

產前看護訪問（一遇區內孕婦，應卽派看護隨時前往訪問，教導懷孕期間種種攝護方法，孕婦如有病患，宜卽勸其赴診。

住院生產（勸令孕婦在醫院中分娩，以便受產科專醫之保護，此種辦法，於孕婦及嬰孩均獲益甚鉅，以孕婦在醫院之分娩達百分之四十爲目的。）

對於接生婦之切實取締及監督。

(乙)嬰孩之保護　二歲以下之嬰孩宜常令赴公立診療所就診；又對於二歲以下之嬰孩按期令看護前往訪視，使嬰孩克臻强健，一方並實行生產登記事務。

(丙)兒童入學前之衛生　二歲至五歲之兒童宜常令赴診療所求診與嬰孩同；又看護訪問亦在不可缺。

(四)學校衛生　其事務如下：

學校內之一般衛生。

體格檢驗。

體重試驗。

學生身體畸缺之矯正。

學生之日常檢驗及習慣之記錄。

傳染病之防範。

衛生訓導及體育。

率領學生參觀城區衛生事業等。

（五）公共衛生看護　此卽派遣看護婦挨戶作衛生訪問之制也。可採溫世魯氏（Winslow）等所主張之混合看護制度行之。卽每居民二千五百人，置一公共衛生看護婦，遣其逐日挨戶訪問居民之病苦並授以衛生上之各項保護；此外並另設專門看護婦四五人，須於保嬰看護，癆症看護，孕婦看護，學生看護等各具一種特長者，以資臨時調遣是也。

（六）工廠衛生　勞工神聖工廠內之衛生問題，誠爲切要之圖。茲將模範區內對於工廠衛生應辦之事務，列舉如下：

工人之體格檢驗。

設置工人診療所及藥局。

選派保護工人之看護。

工廠一般淸潔衛生之監察。

各種關於衛生事件之記錄等。

(七)衛生試驗 中央衛生試驗所兼辦，無庸另設。

(四)結論

人民之生死，關係於國家强弱者至巨。如上文所舉，現時中國人民死亡率較之歐西各國，其數倍出，每年不應死而死之人多至六百萬名，不應病而病之人多至六千萬名，其死亡之主因，百分之六七十爲嬰孩疾病，胃腸病及天花餘若癆症及其他與社會經濟狀況有關連之各症，皆非不可避免者也。據此足見國人於公共衛生，毫未注意。然則國人生命前途，其可懼爲何如耶？國家自强之道，固不儘衛生一端；而衛生不良，未有其國能日臻文明而無礙者；亦未有人民困於病弱之中而其國能日進興盛者，此則謀國者於國內公共衛生現況不可不一再加以注意也。

本文所擬可供吾國在最初五年內實行之公共衛生計劃，共分三層：

(一)國家公共衛生總機關計劃。

(二)中央衛生模範城計劃。

(三)衛生模範區計劃。

本文所擬各項計劃,均係按察國內情形而行,不求躐等欲速,以符循序漸進之天然定例;一旦果能見諸實行,則五年之內,凡模範城地方,其死亡之數,必可大減,而全國各地之衛生事業亦可因之聞風興起,有相當之進步。論者謂中國公共衛生現在萌芽時代,決不能遽有良好之成績,吾人則以爲不然,蓋中國衛生事業,前無古人成式。少種種之隔閡,正可一舉而數設學理上之良法,使其一躍而爲世界之模範,亦復不難,顧在吾人之進行何如耳。茲再就吾人進行之精神上言其要點如下:

公共衛生應注重於根本問題,即切實授兒童以個人衛生及公共衛生之教育,以爲將來永遠之衛生根基。

培養醫學人才,應用正當切實之教育法。使將來醫士不僅知治病,且知防病,不僅知防病,且知强種保身之要則。

又如國內醫生及各家長對於大小病症之發現,應即報告衛生當局,而政府對於人民疾病,擔負驅除責任;對於人民衛生擔負保護責任,有如目前對於人民有保護人命財產,驅除盜賊之責任。然此乃吾人於吾國公共衛生五十年後之希望,即實行「醫學國家化」是也。

更有進者：卽國內各醫士及看護衛生人員等，應一律歸由政府任用。而於每一城市設一衛生廳。其制度，一如各地方之有警察廳然。廳下分區，區復分所。衛生所掌簡單之治療並介紹較重病人至區診療所就診，衛生區署掌診療所及醫院等事；地方衛生廳則掌更重大之醫療及手術各務，並總管傳染病醫院，療養院及試驗所等。餘如城市中一般清潔衛生之監察，派遣看護逐戶訪問，衛生教育，佈告，報告，統計及研究，討論等事，亦屬地方衛生廳所應辦。關於衛生事業之機關與人員，能如此設置，方爲妥應。而人民享受此等機關之權利，不必直接納費，亦如享受警察保護之權利然。如此，則眞所謂「醫學國家化」矣。

公共衛生在今日已卓然成爲一延年益智及增進身體健康之科學藝術。苟欲提高社會之根基，並人民之生活幸福，使國家日益進步，民族日益文明，則公共衛生實爲一種必不可缺之事務。深望留心民生者一注意焉。

（三）求根治之實效

注射新六〇六。目的在根治梅毒。故雖忍受艱苦。犧牲金錢。亦所不恤。若於治病之根本問題。不能得完滿之解決。則誰復願受注射耶。故醫者對於根治一端。必須有確實之指示。以盡天職。惜新六〇六之根治梅毒。究須注射若干。迄今衆論紛歧。尚未一致。或主張須速行注射數月乃至數年之久者。事實上甚難辦到。或又謂祗須數次注射。即可全治者。按之實際。又不盡然。查美國數大醫院。有一種折中辦法。沿爲成規。頗可採取。其例如下。

每星期注射新六〇六一次。速續七次爲一全劑。總量約達四或五格蘭姆。末次注射後。隔兩星期行華士曼試驗。若仍見陽性反應。則休息數星期。再繼續注射一全劑。至華士曼試驗得陰性反應爲度。大概早期梅毒。一全劑已可肅清。晚程梅毒。有須注射至二三全劑者。

綜觀以上各節。實以第三問題爲最關重要。此點務須對病者加以說明。俾有長期注射之決心。不致稍見效驗。遂卽中止。必達根本治瘉之目的。庶不愧爲最安全之注射法也。

傷寒病之全療法

The Complete Treatment of Typhoid Fever

鄭信堅

一九二六年夏季，傷寒病流行於廣東，非常劇烈，廣東屬於亞熱帶區域，在普通時期，該病已爲其他省會之冠，當一九二六年國民革命軍軍興，各省健兒雲集，素居溫帶區域之人，忽然變換氣候，且在軍中露宿風餐，對於飲食，素不講求衛生，故此病多發於由北方南來者，或閩粵優秀子弟之初入隊伍操軍事生活者。當時傷寒病之流行於廣東，頗極一時之盛，軍人既得此病，軍醫院之設備不全，看護又缺乏訓練，故死亡率增加，約在七十%以上，其死之時期，多在極期 Acme，因發熱高而易生腦症狀，神色昏迷，舉動失常，不能絕對安臥，以致非常出血，或幸而過此時期，至自然退熱，因看護不週，食物不宜，起坐太早，以致腸出血，或因病室不良，至患者受感冒，結果更合併肺炎而死。軍醫院醫生，一遇此種病人，多束手無策，不能不轉送來院。自夏初至秋末，結束此種病人之數目，約在四百以上，在此經過期間，施治方法前後不同，其治療標準之確定，詳述於下。予依此治療標準，其死亡率之減少，大有驚人之勢。若能早期診斷，并能縮短此病之經過。予初以爲地方之關係，固不能以一隅施治適當，遽認爲金匱秘方，但予今春離粵，就弋磯山醫院內科工作，亦依此治療標準處置此病，結果改變醫院環境，得人稱譽，與在粵相等。予每得病者之告訴，多謂染此沉疴，必至不起，予不敢以一得之愚從而秘之，坐令大多數生命失此活命靈藥，特供諸同好，以期共同研究而益加改善焉！

社會上人之習慣，非在不得已之時，不肯進醫院求治。必俟中醫治療之結果，及市上懸壺醫生之勸告，其時已病入膏肓，不易救藥，若患者一覺不豫Malady，頭痛 Headache 不思食 Anorexia 及便秘 Constipation 等，即求醫治，則幾可毫不費力。但予所收之傷寒病人，多數係已瀕於危者。

(甲)初期療法 Treatment in initial stadium:—

即患者自覺倦怠及不適於工作 He feeling of lassitude and inaptitude for work 之潛伏期 The period of incubation 已過，而覺畏寒 Chills 頭痛 Headache. 腹痛 Abdomen pain, 及持續發熱 Steady rise in fever. 脈搏充實 The Pulse in full in volum, 而不與熱度相平衡 but not rapid when compared with the temperature. 在病理上之變化則爲脾腫 The spleen become enlarged 及腹部發現薔薇疹 The rash appears in the form of rose color spots on the skin of abdomen.

(一)水療法 Hydrotherapil

(子)鹽水緩注法 Murphy drop 用橡皮管通入肛門，徐徐滴下鹽水。每分鐘約六十滴，若病人之吸收力強，則每分鐘七十至八十滴，若滴入過速，使腸內發出不快感覺，完全排出，反失効力。但插橡皮管須十分小心，否則恐傷腸粘膜而出血。

(丑)冷水浴 Cold water bath 病人安臥床上，護士用冷水 30°—32°c 浸濕厚毛巾，先洗濕有髮之處若病人發生好感，然後從頸至踵，全身洗之。冷水浴法之最宜注意者，不可從身軀洗濯，因熱上升，容易使病者發生昏睡。浴後須保護胸廓，以免合併肺炎。第一第二星期中，最好每日早晚一次。

(寅)灌腸法 Enemata 傾空腸內容 Evacuation of Contents of intestine. 最易使人發生快感，祗能於病之初發時行一二次，用緩下劑之後，可以不用此法。

(二)藥物療法 Medicomentus

(子)厄米訂注射法 The emetine hydro chlorid subcutoune injection 每日一次，每次半厘，須持續十二次至十六次為止。

(丑)强心劑及利尿劑 Cardistonie and diuretic 傳染病不忘强心劑。乃載在治療聖經第一章。但利尿劑亦不可缺。若熱度高而排尿少，最易惹起腎脹炎 Nephritis 及尿毒症 Uremia，據予之經驗，最好用 Tct. digitalis and Urotropin 合劑為宜。若發見血尿及腸出血 Hematuria and Hemorrhage from intestine 須立卽停止，俟止血後然後再用。

(寅)緩下劑 The laxantic 灌腸法若多用，病人最為厭惡，且恐惹起肛門炎，Proctitis 故此劑不可缺，平常仍推 Colomel 但遇臌腸 Meteorisnurs 或齒齦炎 Gingivitis 須立卽停止。

(卯)退熱劑 Autipyretic 多數醫士反對用此劑，但予經驗中若任病人因熱度過高而發生不寐 Insomina 譫妄 Delirium 昏睡 Sannolence 及抽搐 Convulsion 甚至發揚 Exaltation 躁狂 Mainacal，則病勢之進行更劇，預後多爲不良。予試此劑於二百傷寒病人，全無副作用，因此縮短經過。急收治愈之效，用之於早期，持續十天，可完全退熱，在一星期內，雖不能降至常度，但決不高過百度，若祇用 Pheuacetive 或 antipyrine 不能退熱，必二者合用，然後發生退熱作用，有溫度表如下，可資參考。

(辰)健胃劑 Stomachic 如稀鹽酸 Acide hydrochloride dilute.

(三)食物療物 Dietetics

在治療中最佔重要，普通醫士多不注意於此。以爲發熱時期，不必斤斤於食物，據予之經驗，對於病人若少給食物，則病者之體力恢復甚遲。體重損失過甚。其中病人因饑思食，以致多食 Polyphagia，往往再發。Relopse，或腸出血 Hemorrhage of integtine 致死，即使幸而不死，非繼續治療一月不爲功。且不能如初期之從心所欲。當病之程中常發生恐嚇症狀，反之若對病人給予充分之食物，病者體力不失，體重不減，一至恢復期便能行走，故予採用後之方法，收極好之効果。

I. The treatment of Typhoid fever with food		
Time	Quantity	Article
6 o.cl. A.M.	One cup	Orange juice
7 ,, ,,	,, glass	Cow milk (no sugar)
8 ,, ,,	,, ,,	Rice water
9 ,, ,,	,, ,,	Chicken broth
10 ,, ,,	,, cup	Orange juice
11 ,, ,,	,, ,,	,, ,,
12 Noon	,, glass	Boiling water
1 ,, P.M.	,, cup	Orange juice
2 ,, ,,	,, ,,	,, ,,
3 ,, ,,	,, glass	Cow milk
4 ,, ,,	,, ,,	Chicken juice
5 ,, ,,	,, ,,	Rice water
6 ,, ,,	,, ,,	Chicken broth
9 ,, ,,	,, cup	Orange juice

(One cup=200 cc. One glass=300 cc.)

Estimation of Calorie		
Fifteen calories per pound in gravity		
Quantity	Article	Calorie
2 glasses= 600 c.c.	Cow milk	400
5 cups =1000 ,,	Orange juice	1000
2 glasses= 600 ,,	Rice water	600
3 ,, = 900 ,,	Checken broth	1080
Total 3100	Total	3080

(乙)極期 Acme

即第三第四星期，其時脈數達百一十或百三十，體溫早晨減退，The temperature shows marked morning remissions, 下痢及臌腸 Diarrhœa and Meteorism 合併肺炎或心脹衰弱增加，肌肉抽搐與譫妄同發。其特別危險則為腸出血。多數患者往往因循延誤，予所得之病人，多數已發現重的症狀，為昏迷 Stupor 或發揚 Exaltation 不安 Restlessness，其中尤以腸出血為最多。此期療法，大致與前相同，但有特殊症狀發現，不能不對症治之。

(一)水療法 Hydrotheropic

其最要者為鹽水緩注法，但行之宜十分小心，因此時最怕腸出血。若處理不當，反而冒極大的危險。

冷水浴，若病者熱高而心脹不衰弱時，用之甚為適當，熱高而脈弱時，非至不得已時不用。

灌腸法，若因大便閉結，則宜加甘油 Glycerine 與水相混而用之。

冰囊 Ice bag. 覆於前額，以減輕頭痛及高熱度。若患者訴胃部苦悶，以冰囊覆之為最宜。若遇腸出血，則宜放置於腹壁。

鹽水皮下注射。Soline infusion, 若遇腸出血時，宜用此以助血運，但予喜用皮下注射，因靜脈注射，有時發生意外危險。

(二)藥物療法 Medicamentus

如上所述，Emetine 皮下注射，及强心劑，利尿劑，健胃劑，均爲必要之藥，緩下劑及退熱劑，當酌量情形而用之。

至於 Linctura valerian 與 Potose bromide 合用。對於腦症狀發生時，或發生多時皆能使之恢復，最好首次用 Morphine gr. ¼ 與 Potose bromide gr.X 同服之，則腦症狀立刻停止，雖遇譫妄 Delrium 躁狂 Maniacal 發揚 ecaltation 或昏迷 Stupor 亦能使病人恢復原狀。

(三)食物療法 Dictatics treatment.

本療法在此期與前期後期同一重要。宜注意病者之拒絕食物。若遇此種病人，須用像皮胃管通過食物 Nose feeding 以管養之，不可輕忽病人之營養也。

(丙)恢復期 Convalescence

在第四及第五星期之間 Between fourth and fifth week. 體溫降至常度，但在衰弱病人，則脈搏快而弱，腹部膨脹，在深的昏睡狀態。喃喃譫語，時有無意識的手足亂動，此期中須注意血運上之合併症。

(一)水療法 Hydrotherapy

祇適用 Murphy 5 drop soline 爲增加病人血運，但熱度退至正規時可以停止。

灌腸法於不得已時，用甘油及水 Glycerine Z II water 3000 卽足。

冰囊若遇腸出血可置之于腹壁上。

注射鹽水若發生衰脫症狀宜用鹽水注射皮下。

(二)藥物療法 Medicamentus

若無進行症狀，初期及極期所用之藥均須停止。若遇腸出血則注射 Hemastatics serum 或 Coagu line，及內服 Calcium lacture 若病人衰脫則注射 Comphoroil 肺炎亦用此藥及祛痰劑 Expectorantic 胸部貼用 Autiphrogestine 膨腸極度亦可用此藥貼於腹壁及放風。

(三)營養療法 Dietatic treatment

以上三期經過皆同等重要。

本病爲看護妥當使病者絕對安靜則無不可治之病。

下列之表爲營養療法用退熱藥之成績。

營養療法之成績（此統計表乃指病人退熱後恢復其體力與病前相等），此表係由 1250

No. 1

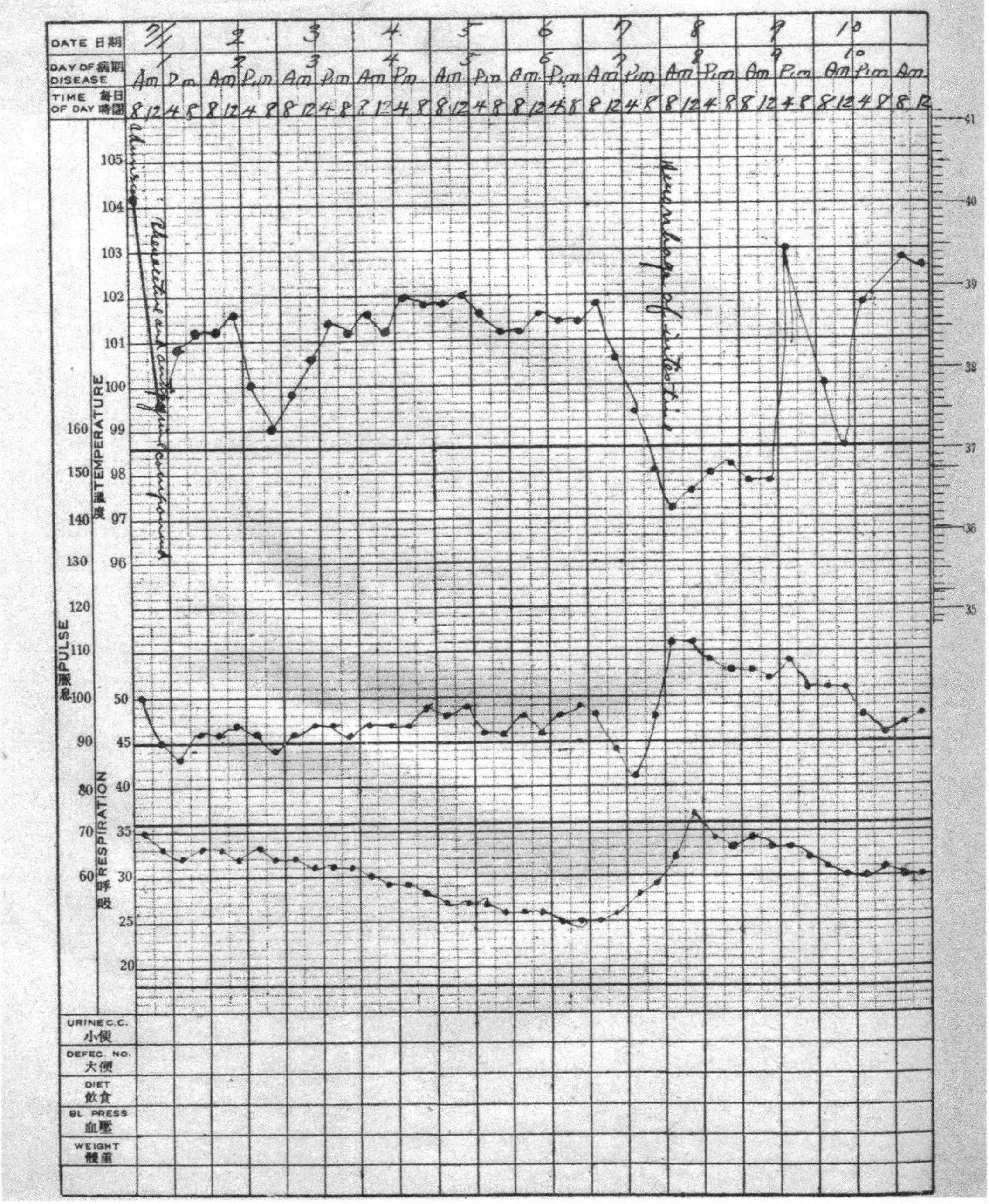
DATE 日期
DAY OF DISEASE 病期
TIME OF DAY 每日時間
TEMPERATURE 溫度
PULSE 脈息
RESPIRATION 呼吸
URINE C.C. 小便
DEFEC. NO. 大便
DIET 飲食
BL PRESS 血壓
WEIGHT 體重

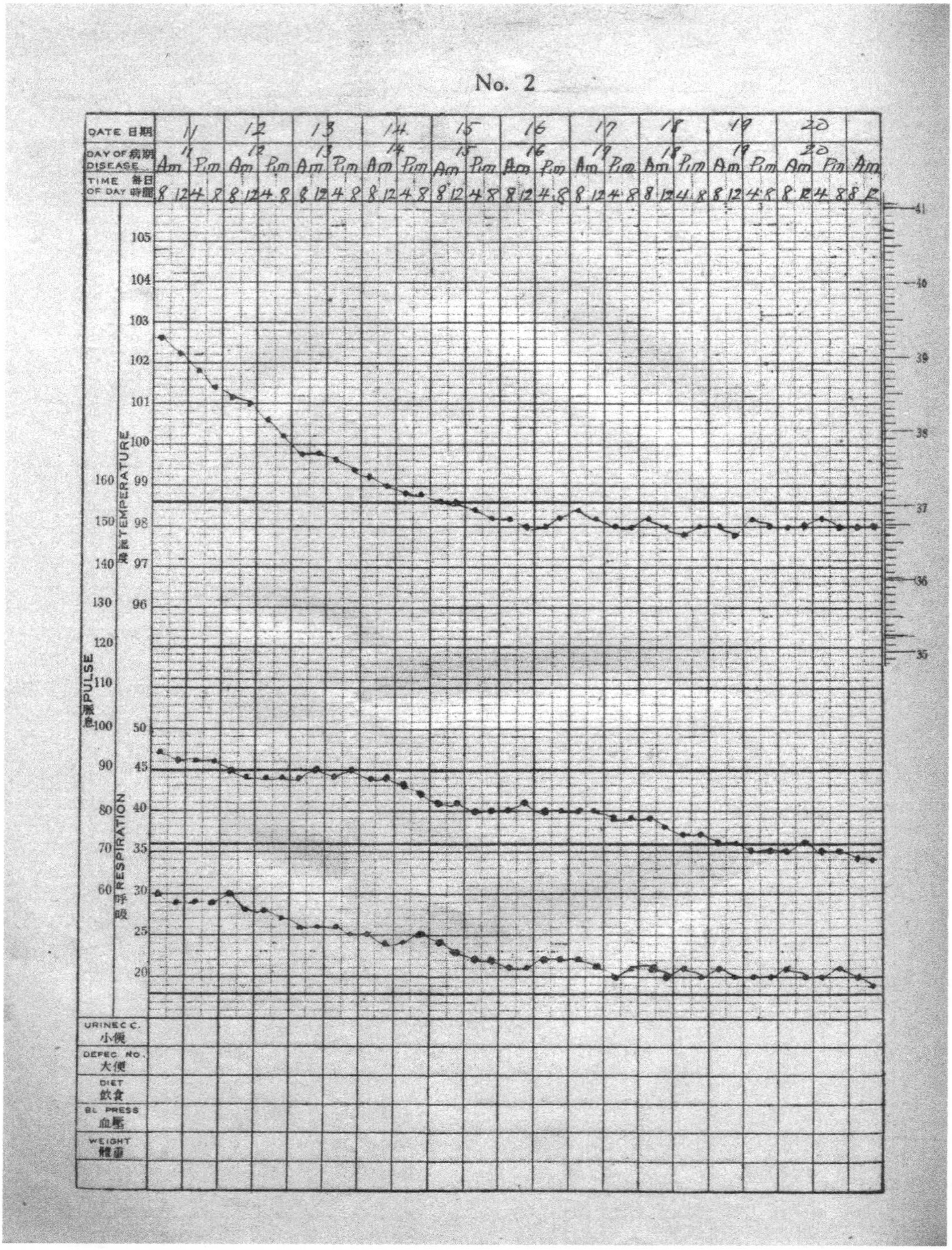
No. 2
DATE 日期
DAY OF DISEASE 病期
TIME OF DAY 每日時間
PULSE 脈息
TEMPERATURE 熱度
RESPIRATION 呼吸
URINE C.C. 小便
DEFEC. NO. 大便
DIET 飲食
BL. PRESS 血壓
WEIGHT 體重

病人集合而成，分前後二期試驗。及貧富相差而有此結果。

恢復體力及體重	第一週	第二週	第三週	第四週	死亡
充分營養	五十三	一百二十七	三十	○	○
次等營養	五八	八十	一百五十二	五六	○
缺乏營養	○	○	三百二十四	三百八十四	十二

西譯中醫典籍攷

A Study of Books on Chinese Medicine Translated into Foreign Languages.

王吉民

之江大學校長費佩德博士。余之摯友也。日前造其廬。參觀其私家藏書樓。發現英譯中醫書籍數卷。乃借之歸。詳加流覽。籍悉吾國醫學。在二百年前已輸入歐洲。此亦有趣之事。爰將攷據新得。艸成是篇。聊爲研究醫史者之參攷資料耳。

查該書爲法人都哈爾德新著。名曰中國地理歷史年事政治紀錄。於一七三五年在巴黎刊行。英譯本有二。一爲一七三六年卜羅氏譯。共四中册。不甚完備。且乏精彩。一爲克飛氏刊行。

共二巨册。初版在一七三八年。再版在一七四一年。余所見者。一七三八年版也。據著者自序。關於醫藥引用之書。共計四種。曰脈理。曰藥物。曰醫方。曰衛生。細攷之。其脈理一書。即高陽生之脈訣。都氏作爲王叔和脈經。誤也。譯者爲一神父。名夏斐氏。全書四卷。均經譯完。此爲西譯中醫典籍完本中之最早者。其藥物係李時珍之本艸綱目。僅節譯數卷。醫方著者以是另是一書。實卽綱目中之附方。節譯數則而已。查本艸綱目。頗爲外人注目。曩者高麗沙非倫醫校米路教授嘗謂余曰。彼等已着手翻譯此書。迄今裘葛十易。米氏之書。猶未出版。令人望穿秋水也。至衛生一書。殊不知其何指。蓋書名譯音。頗似「長生」「遵生。」云係康熙三十六年刊行。田脫利古理神父譯述。然觀其內容。又與沈氏尊生及遵生八牋互異。究不知其爲何書也。

紹興醫藥月報載羅馬之漢尼巴入中國而得內經素問等書。歸國後。專心力學。十有餘年，醫名大震等語。此節全無根據。蓋略讀西洋史者。僉知漢尼巴向未漫遊東亞。何由獲得內經諸書。且彼乃名將。不諳醫理。卽得之。亦無從遂譯也。

或謂內經已譯成洋文。如馬素氏之花柳病學有云。紀元前二三六七年黃帝著內經。曾由德比理氏譯述云云。查德氏爲法人。著中國醫藥論一書。於一八六三年刊行。此本是否將內經全部直譯。余未寓目。無由斷定。然以鄙意度之。必是節譯。否則。何以不名內經譯本。而僅題爲中國醫藥論耶。

尙有洗冤錄一書。已譯英文。爲著名中國學者環橋大學東方文化教授嘉爾斯博士所譯。嘉氏前充中國領事。一八七三年在寗波時。因見官廳驗屍。輒擕洗冤錄。遂引起興趣研究而翻譯之。初分期刊載於中國評論。時爲一八七五年也。迨一九二四年。乃將全書重刊於英國皇家醫學會誌。余始得窺其全豹。此書運筆暢達。立意確當。洵佳搆也。

西譯中醫典籍。余所知者。僅上列數種。此外無聞焉。攷吾國經史子各書。大都已有譯作。卽小說一類。如三國志、紅樓夢、西遊記、聊齋誌異、今古奇觀等。亦有譯本。獨關係人類消長之醫書。尙不多見。同志中有欲振興中醫。發揚國粹者。盍秉生花之筆。選重要之書。亟爲迻譯。以供西方學者之研究。而促世界醫學之進步。是亦吾輩應負之責也。

今後所希望於學校當局學校校醫及學校學生者

What are Expected from School Authorities, School Physicians and Students.

陳聞達

民族之强盛。全恃其各個國民體魄之强健。欲謀體魄之强健。非注意於衛生之訓練不爲功。

肺結核病自療之經過

傅連暲

十年前。余受汀區教會公聘。爲各縣旅行醫生。路途相隔數百里之遙。來往均以步行。如此者三年。竟因積勞致罹肺疾。初僅咳血數日。似不甚劇。仍然服務。不期翌年。病竟加劇。咯血甚殆。幾將不起。此時余即遵用普通療法。兼服 Mist Brompt 連服一月。病始稍痊。民國七年。南北交戰。禍延吾汀。地方人士。有紅十字會之組織。聘余爲主任醫士。前赴戰地。救治一切殘傷兵民。比返。又轉任汀州福音醫院醫士。斯時病雖未見加劇。然終以未得充分休養。普通療法。未能盡施。疊年均患咯血。終難脫體。年來幸蒙各醫友介紹治法多方。茲已日見起色。若能完全休息。自信能達全愈目的。用敢將所經過拉雜錄出。一以介紹於病家。一以請教於同道。

普通療法(一)休息。(二)日光。(三)空氣。(四)補養。皆當務之急也。然補養一層。有更須注意者。厥爲暑天宜食齋。冬天不妨多食肉類。藥品之補益者。暑天以「幾怪帕勒托」爲最佳。冬天則「麥精魚肝油」爲宜。至淨魚肝油。不易消化。於暑天及有潮熱之病者。似在禁品之例。乾嗽兼服「克司蘭納」亦甚有裨益。若咳血發熱。咳嗽盜汗。則當注射「牛母山」Pneumosan 四十針。分作四期注射。用法可依該藥說明書應用。凡咳血發熱者。此藥最佳。四期完滿。熱度退淨時。

改用「結核素菌。」Tuberculin 蓋「牛母山」對於各期肺癆。均可應用。惟於第三期間。雖能見微效。然終難以成功。至於結核菌素。祇限用於無潮熱之癆病。且方見咳血時。亦在禁品之例。至其用法。宜遵王完白博士所常用者而行。然亦不能一律。待達一竓十分之時。務要十分小心。以余之經驗。每次似不宜驟加一度。譬如前次十分之二。後次祇可加至十分之二五。或仍宜注射十分之二。如此者二三次不等。至能接受時。緩緩增加方可。倘在注射期間發熱。自當立卽停止。仍宜改用牛母山。連注十針。熱除時。繼用結核菌素。待達一竓十分之九無反應二三針後。始告終止。此外如 Sod. Dacodylate, and Sod. Morrhoate 余均注射過。皆難速於見效。至於 Hetol, Krysolgon 等。均未試用。不敢妄斷。除用以上各法外。尤宜依廬山肺癆療養院文院長之主張。實行休息法。若俞鳳賓博士教余養心之法。更爲治肺之妙訣。蓋癆病者。神經過敏。易患失眠。苟非置生死於度外。而靜心調養。不爲功也。

握姆納丁對於流行性感冒之功效

傅連暲

握姆納丁。(Omnadin)又名百病注射藥。究竟能否百病百治。名符其實。固未可必。然而對於治療流行性感冒確有奇效。特提出一例以證之。則知其功效之何如耳。

民國十五年冬。長汀縣政務委員黃君介弟患流行性感冒甚重。邀余診之。余即以普通退熱之劑治之。無效。改用 Omnadin 注射。甫三針。熱退盡。再三針。病霍然。既而政務委員主席蕭君。亦染斯疾。較黃君爲尤劇。初服中藥數日無效。召余醫治。余仍治以退熱劑。亦無效。正欲改用 Omnadin 而其家屬力持不可。再主用中醫。自二次用中藥後。病甚危殆。熱度終日不退。每在一百零四五度間。時作譫語。且大便流血數日。此時再召余入診。更復遍請各西醫及某英國醫士共議治法。皆束手無策。且某醫士竟誤爲傷寒症。斷爲不治。因其熱高下血。病狀與傷寒相似。難怪其然。余承蕭君信任。只好獨負責任。即與其家屬約定。約須注射十二次。每日早晚各一次。每次二竓。作肌肉注射。待六次射畢。熱度即退。人亦清醒。再射六次。完全痊愈。惟心力虛弱。改用强心補劑。以至於健康。此種危險之流行性感冒症。若非該劑之力。恐不能使其恢復也。故稱百病注射藥。不如稱爲流行性感冒特效藥。或作爲退熱特效藥。高明以爲然乎。祈指教可也。

論著

對國民政府醫學前途之希望

Some Suggestions on Health Programmes in China

伍連德

光陰荏苒。疾如流矢。轉瞬間自創造民國。打倒專制。屈指已屆十有七載於茲矣。回溯此十餘年間。一般頑固守舊之流。與夫少數眼光低淺之外人。危言聳聽。信口雌黃。每謂吾國人民。決無扶助民國富强之希望。乃近年來吾國深知國家內情外勢。竟能各存國家興亡匹夫有責之志。振奮精神。羣策羣力。共起圖存。各盡所長。爲老大中華爭體面。以雪八十年來之積恥。而冀爭雄於友邦。造福於世界。此國民革命事業。所以至今日而能漸告成功也。夫世間之事。莫不有理存焉。散之則理呈萬象。聚之則理成一心。革命事業者萬象也。熱心國者一心也。其理既正。則功自成。革新之事之所以漸臻完善處。今日軍事告終。百政更新之時。欲使吾國漸進於永久强盛之地位。當先謀根本改革。删盡陳腐惡習。振興實業。注重農務。使有實學經驗者督行其事。他如專門學校。亦歸專門人材辦理。舉凡要政。均須羅致專家。聘任賢能。以從事研究。例如利用揚子江流。以發生電力等事。相機舉辦此皆國民政府所宜開誠佈公盡力施行者也。吾國地大物博。人民衆多。凡屬國民。此後尤宜勿分畛域。協助政府。以盡扶助國家之天職。首先提倡理賢任能。罷除不肖。今者大局既定。萬事方新之際。而吾儕同志。不拘留學畢業於何國。均宜各盡所長。貢獻國家。務期老大中華造成有系統有組織之國。使爲世界中興之邦。庶不負先烈改造國家之本旨焉。若夫醫學一道。尤屬切要。試就歐洲或日本之醫學統計觀之。凡市民每千名中。卽有醫士一名。返觀吾國四萬萬人民中僅有醫士一萬二千名。醫學之程度如何。由此可知。然回憶二十年前。著者爲北洋陸軍醫學校幫辦時代。全國醫士。尚不足八百之數。今既達一萬二千之多。亦可見大有增進。試以歐美比例計之。吾國支配於二十行省中之醫士。應有四十萬。每省每年應培植醫學生二千名。統計全國每年須造就醫士四萬名。以十年後計之。始達四十萬也。然或因環境所關。力與願違。倘能得此半數之醫學人材。亦堪略資挹注。暫應吾國目前醫務之急需也。按近世醫學發明。日新月異。由治療而預防。英諺有云。一兩之防勝於一斤之治。誠哉斯言。是亦醫學進步之一徵也。考世界各國。其醫學尚未發展者。祇有吾國與印度而已。就印度考察之。其國受制於英百五十載。每年之統計。一歲以下之嬰兒每千名夭折者。約達三百至四百名之多。其產婦之死於無學識經驗接生者不知凡幾。其他死於鼠疫流行。以及因飲料不潔或未沸之故。而釀成霍亂傳染及結核等症。而遭非命者。更不知若干矣。尤以婦女小孩終日深居於無陽光之下者爲多。而回教民族爲尤甚。此乃結核傳染之一大原因也。又觀吾國目不識丁之人與夫已受教育之頑固分子。至今猶有不欲與聞最新衛生事業者。是故欲於市政倡行公共衛生。誠非易易。幸而近日國人民智漸進。公共衛生已隨時舉辦。則較之印度。自有天淵之別矣。蓋緣印度人民。迷信宗教。無志改進。我國人民則信仰醫學者日漸增多。苟當局者能提倡於前。市民不難服從於後。若更以新知識輸入於民衆腦海中。使其撫育嬰兒得獲安寧。脫離無辜夭折。循序發育。既可免疾病之叢生。又能省却一宗醫藥之用費。一舉兩得。則市民又何樂而不爲之乎。更望吾國醫界之後進者。當注意精求之目標。非徒從事治療已也。其最重要者。對於治療上應加注意。宜知西法治療。必能比之一般專恃世襲遺傳之古方迷信五行六氣爲魔障之中醫奏效迅速。由是西醫西藥可望日增月盛無疑矣。更宜於每城市中設置完善新醫院。聘請專門醫士看護分內外婦孺等科治療。直轄於政府或市政當局。凡在市內行醫者。皆可將奇難雜症送至該院診治。或施行相當手術。或爲彼輩之顧問。此皆國民政府所宜視爲當務之急者也。夫改革之難。不僅在乎實行。而尤在乎籌備之不完善。與偏執一已之私見而已耳。中山先生所謂知難行易者是也。吾深盼吾國醫界諸君。勿分界域。應同負共勉圖進之責。以輸所學於祖國。利用個人學識經驗。爲國家謀幸福。始終不懈。同心共勉。爲此用敢不揣冒昧。略擬改良吾國醫學之管見數則。竊願與同志暨當局一商榷之。區區之愚。蓋亦本孔門言志匪曰能之。竊願學焉之意云爾。

一宜在南京設立中央醫務處。專事編製法律條文。以管轄醫業事宜。審查醫科研究注册醫生。嚴懲庸醫。鑑定醫科課程。頒佈藥局方劑。監督牙醫看護等事宜。

二每省都會最少應立醫校一處。其程度應與世界醫校相等。每校加設完善房舍。足用病床。週到看護。專門醫術。最新醫院以輔助之。

三宜在南京更設一中央衛生行政總處。以學識經驗素著之醫界人材。由內務部委任爲處長。此種醫務機關。應從事實際。積極服務。勿蹈北京從前之衛生處多屬敷衍行事之覆轍。并宜常與世界國際衛生研究機關。互相交換知識。以資考鏡焉。

四宜設國立海口檢疫處。應仿美國彿的兒衛生處之辦法。直隸於財政部。聘任富有國際海口檢疫學識者主持醫務。吾國海沿廣闊。最少亦須備有醫員六十名。方足防禦由航輪侵入或由陸路傳染於航輪之各傳染病。又應與友邦各檢疫機關。直接互相聯絡感情。或請遠東國際聯盟衛生會代爲介紹。

五宜由大城市衛生總處設法獎勵城鎮衛生事業。使一般市民。深明衛生之道。及實施衛生之益。並宜宣傳對於早產及正產之扶助。保嬰育嬰之良方。結核傳染之禦防。使一般鄉民均知最新衛生之理。藉以注册生產死亡之調查。暨整頓衛生事業之統計。

六獎勵醫業衛生之研究。凡在國內各省所發生之病症。須加意考察病源。探求善法。防其蔓延。例如痲瘋症腸寄生蟲未知病原之熱症先天不足營養失宜諸症等。均宜設法根本滅除。

七根據科學方法。研究土產藥物。藉以發明良藥正確之作用。卽歐西各國亦蒙其益。試觀最近研究痲黃一物。發見其內含有痲黃素。現爲世界公認係屬一種良藥也。又宜將歷代相傳之秘術。利用深奧生物理化之學理。以彰明其合理之作用。而期吾國之醫術日益進步。總之吾國人若甘心放棄而任醫學日就衰敗。使國家不振。斯亦已矣。倘欲由根本上之改善。以冀吾國醫術與歐西並駕齊驅國勢日臻强盛者。吾敢斷言曰。宜速自改良醫術始。此吾所良深盼禱於國民政府者也。

首善醫院院長方石珊

日本醫學發達史談

Lecture on Medical Use Japan

民國十七年五月一日在北京協和醫科大學講演

日本自室町幕府時代（明嘉靖年間）始輸入西洋醫學。其初（1556）以葡萄牙外科（南蠻流外科）爲起點。至德川初世（1649）繼以荷蘭外科。然前後二百餘年間。日蘭國交不絕。而學問上仍無密接往來。不能有長足進步者。實其鎖國主義有以致之。

寶曆年間（1751—1764）有前野良澤者。奉漢醫吉益東洞之學。仕於中津侯。年逾四十。見蘭書瞠目不解。乃發憤而學蘭語。明和八年（1771）三月四日小塚原刑場有觀臟之舉（按幕府時代常以死囚屍體供幕府醫官實驗之用。此舉名曰觀臟。惜該醫官等仍墨守古法。鮮有能闢古書之謬者）前野約其友杉田玄白往觀。以資實地攷證。臨場出所攜蘭文解剖圖譜。與所觀臟腑相比較。一一符合。毫釐不爽。乃恍然悟漢醫學說疏漏逾甚。不若蘭學之足信也。歸與杉田約同譯解剖學。惟前野所習蘭語僅六七百字。自知力有不勝。遂聚當時名門子弟漢學淵博如杉田玄白，中川淳庵，桂川周甫，石川玄常，桐山正哲，等六七人。欲以臆測臨譯事。卒之一行文義輒耗數日之力。猶且不解。幸其志強固不撓。經年餘竟能一日迻譯十行。乃欣然如獲異寶。四年凡易稿十一次。成書四卷。名曰解體新書。其自序曰。

漢土古今醫家說藏府骨節者不爲不多。後世馬玄臺，孫一奎，滑伯仁，張景岳，輩所論三焦椎節。皆相齟齬。類各阿其所好。千古遂不歸一。吁鹵莽亦甚矣。夫藏府骨節。其位置有一所差。則人以何而立。治因何而施。今我邦先輩欲發明之。間有解剖而視者。然痼乎舊染之瘵。見厥藏府與舊說左者。則復徒事懷疑。殆類數典忘祖焉。云云。

自是書刊行後。世人知西洋醫學。有究理者。有實測者。其治術之妙。蔑以復加。於是明達之士雲集都下。拜前野，杉田之門而就學焉。不及十載。學蘭語者日衆。由荷蘭輸書數十部。爭相譯刊。蘭學漸興。並有瘍醫新書。和蘭局方。和蘭藥譜等書先後出版。而日本蘭醫遂自成一派。日與漢醫相抵抗矣。

先是前野之師。吉益東洞與山脇東洋，香川修庵等。皆漢醫古方家之泰斗。嘗置疑於內景說。以素問靈樞難經爲不可信。曾以觀臓所見。著成臓志一書。雖不如前野解體新書之詳確。然而啓發迷蒙。其爲功亦非淺鮮矣。

繼前野之後。有宇田川槐園者。爲津山侯之侍醫。年二十五通蘭語。以是時日人信蘭醫者僅囿於外科。慭焉憂之。乃專攻蘭文內科書者十年。著西說內科選要一書。抉西洋內科醫術之奧妙。其說風靡一時。後逐歲增補不輟。晚年著述尤篤。迨易簀時尚有未完之稿。由其門人續之。計內科選要外。尚有遠西名物考。東西病考。遠西草木略。西洋醫言等書。皆名作也。

是時有大槻玄澤者。著蘭學階梯。倡修語學。並重訂解體新書十四卷。瘍醫新書三十卷。其他著作積三十餘種。門生遍天下。率多出類拔萃之才。因是之故。蘭學遂由江戶廣播全國矣。大槻之門人小石元俊子名元瑞者。尤具卓識。習蘭方。旁涉素難。著述甚富。其說蓋折衷漢洋。辯妄啓蒙。厥功亦偉。

文政六年(1823)荷蘭東印度公司醫官錫堡氏隨蘭督抵長崎。設筵講學。注重臨床實驗。從遊者衆。於是日本之荷蘭醫學乃從理論入實驗之途。且錫堡尤擅長眼科。治効如神。而時人信仰蘭醫亦較前更盛矣。

天保十三年(1842)皇女欽宮達和召蘭醫小森玄良主治。此爲日本蘭醫入宮之始。

德川幕府爲日本新思潮漸盛之時。當局者爲時勢所迫。遂於文化八年(1811)設翻譯局於天文台。歷任局長都爲醫學專家。故蘭學既興。而醫術進步尤速。迨弘化年間(1844—1848)日文之理學，化學，植物學，解剖學，生理學，病理學等基礎醫書。內科，外科，眼科，產科，兒科等臨床醫書。無一不備。此時蘭醫初盛。而反動之力卽因之以起。於是漢醫一派，遂日夜處心積慮。力謀所以排除之矣。

嘉永二年（1849）。幕府忽下令禁修荷蘭醫學。有著作者非經審定不許出版。而審查者復恃勢濫用職權而阻抑之。林洞海譯藥性論。呈驗之後竟延二年不予批准。於是蘭醫同業迫不得已。乃以種痘名義。祕密結社講習學術。而日本之荷蘭醫學。賴以傳續不斷者此也。

嘉永六年（1853）美國遣使東來請求通商。當局以外交吃緊。海陸備戰。欲求救治鎗傷之術。大槻俊齋首譯荷蘭軍陣醫書。不經審定逕自出版。藥性論隨亦發刊。蘭醫之禁始漸弛。幕府遂亦下令解禁。荷蘭醫學得以復興。迨安政五年（1858）。將軍德川家齊病篤。復擢蘭醫伊東玄朴，戶塚靜海，竹內玄同，伊東賢，坪井信良，林洞海，等爲侍醫。自是以後。漢醫信用遂一落千丈矣。

德川時代。日文醫書甚多。今以富士川游一家收藏者計。已達三百十一種。是其著述之盛。已可槪見。

明治維新（1869）。醫藥制度及醫學教育皆取法於德意志。其進步之速。一日千里。前後僅數十年間。日本新醫學。竟能與歐美並駕齊驅。大學林立。人才輩出。著作尤極豐富。較諸德川時代不啻霄壤之別。

當唐高祖武德六年(623)。日本曾派遣學生來習漢醫。故漢醫之入日本。遠在奈良朝以前。迄至德川末季。爲日人所信用者。歷一千二百四十餘年。今乃幾乎澌滅。僅爲史料以相傳者。其故安在。蓋亦彼邦先輩善能啟迪而已。啓迪之法。舍迻譯著作別無徑路。此前野，杉田等具有卓識大可欽慕者也。嗚呼日本醫史推尊前野杉田輩爲蘭醫創始之人。盛道其革新之功者。豈偶然哉。

西洋醫學輸入吾國。始自何時尙待查攷。惟迄至今日。譯本寥若晨星。併咸同間(1851)閩粵舊本統計之。良莠雜湊。不及百餘種。較諸日本六十年前德川時代醫書之數。尙短其半。然則吾國新醫學之不發達。夫亦可恍然於其故矣。

日本南蠻寺興廢記載。有百姓善五郎者。泉州墨村人。缺唇貧無聊賴。乞食近鄰。潛京都東寺廊下。南蠻寺憐而納之。授以醫術。四年寺廢(1585)。改名島田清庵。開業於東湊云云。可見西洋醫學輸入日本之初。習之者率亦廝養下流。品類龐雜。不易爲世所增重。此其學術之昌。所以必有待於前野也。吾國士夫素重保守。凡有一二創見之士。出而糾正古人之紕繆者。輒責以詆毀經文。目之爲楊墨異端。故知漢醫者。亦以尊古闢西爲主旨。未肯求新。矧往昔吾國習西醫者。又多島田之流。殊乏前野之輩。世人每視爲末技。更無信用之可言。是欲求新醫學之發達。蓋亦難已。今者國內醫學校所出人才。爲數不少。其於科學基礎。外國文字。較諸當時日本前野輩已出其上。益以留學各國歸來者日衆。第能同心協力。以先覺者自任。或廣譯醫書。以普學識。或以研究所得用國文筆之於書。以事提倡。平日撝謙者去其存拙之心。而勇於自信者毋抱寡和之感。則新醫學前途。有不日新而月異者。吾不信也。然則日本前野輩豈得專美於前哉。

猩紅熱鏈球菌毒素與抗毒素

Scarlatinal Streptococcus Toxin and Antitoxin

程慕頤

甲　溶血性鏈球菌與猩紅熱之關係

溶血性鏈球菌常見於猩紅熱病人之咽喉。故多數學者。信以該菌爲猩紅熱發病之原因。一八八四年 Löffler（一）氏常由猩紅熱病人之咽喉。檢出溶血性鏈球菌。一八八五年 Crooke（二）氏亦由猩紅熱病屍查見該菌。Klein（三）氏特名此種球菌曰猩紅熱鏈球菌。一八九五年 Marmorek（四）氏採集猩紅熱病人咽喉間之溶血性鏈球菌。首先創製鏈球菌血清。一九〇〇年 Baginsky 及 Sommerfeld（五）於該項病人屍體之心血中。發見該菌。一九〇二年 Moser（六）氏由惡性猩紅熱病人血液內。分出各種溶血性鏈球菌。注射於馬而得免疫血清。用以

中國歷代醫學之發明（續）

王吉民

第六章　內科

一　疾病史

一　鼠疫

靈樞寒熱篇黃帝問於岐伯曰、寒熱瘰癧、其在於頸腋者、皆何氣使生、岐伯曰、此皆鼠瘻寒熱之毒氣也、留於脉而不去者也、黃帝曰、去之奈何、岐伯曰、鼠瘻之本、皆出於藏、其脉上出於頸腋之間、其浮於脉中而未內着于肌肉、而外爲膿血者、易去也、

千金方惡核病者、肉中忽有核纍、大如梅李、核小如豆粒、肉瘮痛壯熱𤺋索惡寒是也、與諸瘡根瘰癧結筋相似、其瘡根瘰癧因瘡而生、似緩無毒、惡核病卒然而起、有毒若不治入腹、煩悶殺人、

嘗讀中醫學報、輒見有鼠疫在中國數千年前已經發現之說、而以靈樞鼠瘻條爲證、然細味之、殊屬誤解、蓋靈樞所稱之鼠瘻、即今之瘰癧耳、至千金方之惡核症、雖較近似、但無的証、亦難遽斷爲鼠疫、故吾敢斷言中土古遠書籍、實無鼠疫紀載、惟近賢筆記、間有載之、爰爲臚舉如左、聊供醫史家之借鏡云爾、

洪稚存北江詩話、趙州師道南、今望江令師範之子也、生有異才、年未三十卒、其遺詩名天愚集、頗有新意、五言如海霞明雁路、松日淡僧衣、一庭如野闊、雙鶴並人長、均係未經人道者、時趙州有怪鼠、白日入人家、即伏地嘔血死、人染其氣、亦無不立殞者、道南賦死鼠行一篇、奇險怪偉、爲集中之冠、不數日道南亦以怪鼠死、奇矣、

師道南死鼠行、東死鼠、西死鼠、人見死鼠如見虎、鼠死不幾日、人死如圻堵、晝死人、莫問數、日色慘淡愁雲護、三人行未十步多、忽死兩人橫截路、夜死人、不敢哭、疫鬼吐氣燈搖綠、須臾風起燈忽無、人鬼尸棺暗同屋、烏啼不斷、犬泣時聞、人含鬼色、鬼奪人神、白日逢人多是鬼、黃昏遇鬼反疑人、人死滿地人烟倒、人骨漸被風吹老、田禾無人收、官租向誰考、我欲騎龍上天府、呼天公、乞天母、灑天漿、散天乳、酥透九原千丈土、地下人人都活歸、黃泉化作回春雨、

兪曲園筆記、同治之初、滇中大亂、賊所到之處、殺人如麻、白骨飛野、通都大邑、悉成坵墟、亂定之後、孑遺之民、稍稍復集、掃除胔骼、經營苫蓋、時則又有大疫、疫之將作、其家之鼠、無故自斃、或在墻壁中、或在承塵上、人不及見、久而腐爛、人聞其臭、鮮不疾者、皆驟然而起、身上先墳起一小塊、堅硬如石、顏色微紅、捫之極痛、旋身熱譫語、或逾日死、或即日死、諸醫束手、

不能處方、有以刀割去之者、然此處甫割、彼處復起、其得活者、千百中一二而已、疫起鄉閭、延及城市、一家有病者、則左右十數家遷移避之、踣於道者無算、然卒不能免也、甚至闔門同盡、比戶皆空、小村集中絕無人跡、老子云、師之所至、荊棘生焉、信矣、馬星五觀察馴良雲南人、爲余說如此、蓋其所親見也、

藥言隨筆、滇黔兩粵、向有時疫痒子症、患之者十中難愈二三、甚至舉家傳染、俗名耗子病、以鼠先感受、如見有斃鼠、人觸其臭氣則病、室中或不見鼠、時症必流行、所感病象、無論男女、壯弱、一經發熱、即生痒子、或在腋下、或現兩胯、兩顋、或痛而不見其形、遲則三五日、速則一晝夜即斃、

按鼠疫又名核疫黑死病、西洋諸國自古有之、十四世紀曾大疫一次、人民死亡四分之一、十七世紀英國倫敦又發現大疫、死者六萬餘人、斯時該城戶口僅四十五萬、而死者如是之衆、其酷烈可知、十八世紀歐洲疫癘纏綿不絕、惟自一八四一年以後、寂焉無聞、直至近年、始復發見、據醫史家云、此次大疫起自中國雲南、一八九四年傳至廣州、全城一百五十萬人、染是疫而亡者有六萬之多、同是又傳至香港、遂成疫癘、蔓延世界、而印度受害尤烈、每年死者達百萬云、

鼠疫之病菌爲桿形、於一八九四年、經法醫耶先氏在香港所發現、同時日醫北里柴三郎亦在是處研究斯疾、得有同樣之結果、至今兩國人士、皆互爭首先發明此菌之榮譽、夫華人在港習西醫者其數甚衆、竟無一能闡發鼠疫之病因、而反勞他人越俎代謀、不亦愧乎、

二　梅毒

兪辨續醫說、萆薢條、弘治末年、民間患惡瘡、自廣東人始、吳人不識、呼爲廣瘡、又以其形似、謂爲楊梅瘡、若病人血虛者、服輕粉致生輕毒、鼻爛足穿、遂成痼疾、

李時珍本草綱目、茯苓條、楊梅毒瘡、古方不載、亦無病者、攷近時起於嶺表、互相傳染、自南而北、遍及海宇、又謂近時弘治正德間、因楊梅瘡盛行、世人率用輕粉取效、

陳司成黴瘡秘錄、細攷經書、古未言及、究其根源、始於午會之末、起自嶺南之地、致使蔓延通國、流禍甚廣、

按吾國醫家、謂中國古無梅毒、有之當在西歷一五〇五年、即弘治末年、始日醫亦多主是說、岡村龍彥曰、十六世紀中葉以前、中日二國無梅毒、喬木伯壽國字斷毒編曰、明弘治末葉、我後伯原天王永正初年時、司噴斯人首傳黴毒、以其來自司噴斯、名曰波跨逾

年有西商自廣東至長崎、亦染此症、又以其來自廣東、名曰廣東瘡、竺田秀慶月海錄曰、永正九年、人民都罹唐瘡、亦稱琉球瘡、妙法氏記曰永正十年、天下患唐瘡、據以上諸說、則知中國梅毒之起源、當係葡萄牙人由印度傳入廣東、於一五一二年間復由廣東傳至日本長崎也、

外人亦有謂梅毒實起源於中國、繼傳至歐洲者、如一八六三年、法醫戴博理著中醫畧論、謂中國梅毒自古有之、黃帝內經曾載此症、一八九〇年、英醫譚臣著華人醫術論語亦近似、且舉宋竇漢卿瘡瘍經驗全書、以証其毒始於古代之廣州、由是推想阿拉伯人與學人通商、或沾染其毒而傳至泰西云、然戴譚二氏之言、殊非盡當、蓋歷攷內經、未見梅毒下疳等名、且無梅毒類似之病、吾國人士崇拜古人之觀念最深、凡有著作、必引經據典、而徧覽諸書、未有一人道及是症曾見內經者、且竇氏瘡瘍經驗全書四庫提要、謂宋史藝文誌不載、康熙洪瞻巖重刊、乃曰得宋刊秘本、故細校之、殆亦虛詞、而戴譚二氏攷據之不確、亦可無疑矣、

合上述種種觀之、梅毒果自西而東耶、抑自東而西耶、此點頗難解決、戴譚二氏之說確無左証、而中日醫家之論、亦非盡是、蓋古醫籍中曾有梅毒之記載、其說列後、

金匱要畧、陳修園箋註、浸淫瘡即棉花瘡、楊梅瘡、惡癘之類、
千金方、妬精瘡、男子在陰頭、女子在玉門內、並似疳瘡、作白齊食之大痛、疳即不痛也、
儒門事親、下疳論、夫下疳久不愈者、俗呼臊疳是也、
外科精義、陰瘡有三、一濕陰瘡、一妬精瘡、一陰蝕瘡、亦名下疳瘡、又曰陰蝕瘡者、由腎臟虛邪、熱結下焦、經絡痞澀、氣血不行、或房勞洗浴不潔、以致生瘡、隱忍不醫、焮腫尤甚、由瘡在裡、措手無及、疼痛注悶、或小便如淋、陰丸腫痛是也、或經十數日潰爛、血膿、肌肉侵蝕、或血出不止、以成下疳、

考金匱要畧著於漢、千金方著於唐、儒門事親著於宋、外科精義著於元、皆明前之作、謂十五世紀中國始見梅毒一語、其不確亦無疑義也、然則中國之梅毒果自何時起耶、證諸上說、漢唐時已見之、第未稱爲梅毒、而別取名陰蝕瘡、浸淫瘡、妬精瘡耳、謂浸淫瘡即梅毒、理由未確、姑置勿論、而陰蝕瘡、或妬精瘡、即下疳、固明爲梅毒也、故可斷言曰、（一）中國明代以前、已有下疳、古人不知其即爲梅毒、或以梅毒混入大痲瘋一類、（二）明弘治間、梅毒盛行、古人至此、始將梅毒與其他各症之界限分清、而獨立爲一類、

三　脚氣

素問厥論、巨陽之厥、則腫首頭重、足不能行、發爲眴仆、陽明之厥則癲疾、欲走呼、腹滿、不得臥、面赤而熱、妄見而妄言、少陽之厥、則暴聾、頰腫而熱、脅痛、䯒不可以運、太陰之厥則腹滿䐜脹、後不利、不欲食、食則嘔、不得臥、少陰之厥則口渴溺赤、腹滿心痛、厥陰之厥則小腹腫痛、腹脹、涇溲不利、好臥屈膝、陰縮腫、䯒、

素問疏五過論、皮焦筋屈、痿躄爲攣、

靈樞經脉篇、虛則痿躄、足不能起、

靈樞百病始生篇、厥氣生足悗、

左傳、沃饒而近鹽土、鹽水淺、於是乎有沈溺重腿之疾、（沈溺重腿形容脚氣之病狀）

千金方、夫脚氣得之無漸、或微覺疼痺、或兩脛腫滿、或行起澀弱、或口入腹不仁、或時冷熱、小便秘澀、喘息氣衝、喉氣急欲死、食嘔不下、氣上通者、皆其候也、

醫學綱目、脚氣頑痲腫痛爲痺厥、足痿軟不收者爲痿厥、脚氣冲心爲厥逆、

醫學正傳、脚氣先從氣衝穴隱核痛起、及兩足脛紅腫、或惡寒發熱、狀若傷寒、筋攣掣痛、是其候也、或一旬或半月、復作如故、漸漸而致於足筋腫大如瓜瓠者、多有之矣、

梁武帝書數朝、脚氣轉動不得、

千金方脚氣者、黃帝之緩風濕痺也、

又頑弱名緩風、疼痛名濕痺、

又考諸經方往往有脚弱之論而古人少有此疾、自永嘉南渡、衣纓士人多有遭者、

又魏周之世、蓋無此病、夫脚氣之疾、先起嶺南、稍來江東、

張子和曰、厥之爲狀、手足及膝下、或寒或熱也、世傳爲脚氣、寒濕之病、豈知內經中無脚氣之說、王太僕亦云本無脚氣、後世廣餙方論而立此名、古謂厥者、即今所謂脚氣者也、然厥當分二種、有寒厥、有熱厥、

巢元方、江東、嶺南、地土卑下、風濕之地、易於傷人、

玄珠、古無脚氣之說、內經名厥、宋齊後始名脚氣、

韓愈文、知汝得軟脚病、往往而劇、是疾也江南之人、恒有之、

醫學正傳、東南卑濕之地、比比皆是、西北高燥之方、鮮或有之、

後梁紀、會陰雨積旬、黃澤道險、堇泥深尺許、士卒援籐葛而進、皆腹疾足腫、死者什二三、

武帝大通三年、侯景圍臺城、閉城之日、男女有十萬餘、穿甲者兩萬餘、圍困久之、人多身腫氣急、死亡十之八九、

隋煬帝大業元年、劉方征林邑士卒腳腫死亡者十有四五、

按腳氣我國自古有之、惟史籍相沿、名稱不一、周秦時名厥、又名痿躄、兩漢間名緩風、名濕痺、晉宋時呼爲腳中、腳弱、梁陳始名腳氣、隋唐謂之軟腳病、又稱爲江南之疾、且區別爲二種、其有腫者爲濕腳氣、無腫者爲乾腳氣、至其流行、歷代皆有、尤以漢唐時爲最、發現區域以溫濕之地、如江南一帶、及沿海各省爲最多、而尤以嶺南爲最盛、

外人亦有研究中國腳氣病史者、斯德氏熱帶病之診斷及治療曰、腳氣病之近世學識、可謂由一六二九年賓梯阿之著作始、而中國則遠在紀元前二六九七年已提及之、在紀元後第二世紀、且載在典籍、至第七世紀、則明確詳載之、據華人病症篇曰、腳氣一症、在中國數千年以來、早經認識、而麥哥溫在海關一八八一年醫報卷二第二十四頁云、腳氣病載在紀元後一一〇〇年至一二〇〇年、且有專書論及該病、並分腳氣爲兩種、敘述頗確、嘉查二氏之熱帶病學、亦曰在第二世紀時、中國有一書提及腳氣、在第七世紀更詳述之、據上述各書而覈核之、則華人發明腳氣一病、遠在西醫之前、

通鑑、陸遜疏、鬱霧冥其上、鹹砂蒸其下、善生流腫、轉相洿染、

胡三有注、流腫者、調毒下流、足爲之腫、古人謂之重尰、今人謂之腳氣、

巢元方、凡脚氣皆由感風毒所致、得此病都不覺、或先無他病而忽得之、或因衆病後得之、

千金方、凡脚氣病皆由感風毒所致、得此病都不令人即覺、會因他病一度、乃始發動、

外台秘要、此由風濕毒氣與血相搏、正氣與邪氣交擊、而正氣不宣散、故疼痛、邪在膚腠、血氣則澀、隔皮膚厚搔之如隔衣不覺知、名爲不仁也、

明醫指掌、脚氣乃腎火挾濕、見於皮肉紅腫如雲痕、或隱現紅色、按之熱且痛者是也、

李公坦、脚氣實由水濕、此病係一種水毒地氣所生、非風寒暑濕所干涉、

內經、諸濕腫滿、皆屬脾土、又曰傷於濕者、下先受之、蓋脾主四肢、足居下而多受其濕、濕鬱成熱、濕熱相搏、其病作矣、

素問、蹠跛風寒濕之病也、

素問、清濕下虛、則病起於下、

春秋左氏傳、韓獻子曰、郇瑕氏土薄水淺、民以是乎有沈溺重腿之病、

詩小雅巧言篇、既微且尰、鄭箋曰、此人居下濕之地、故生微尰之病、

後漢書、下濕多痺、

簡明醫彀、脚氣之病、多生於水濕、亦有夾風夾寒夾暑者、其發時則或腫或痛、濕熱勝者、成

水泡瘡、成赤腫丹毒、或如疝氣、

靈樞本神篇、腎氣虛則厥、

靈樞衛氣篇、下虛則厥、

司馬遷、楚越之地、烹海爲鹽、飰稻羹魚、地勢饒食、不恃賈、而足以故呰窳、（呰弱也窳病也）即脚氣也、

淮南子、穀氣多痺、

按脚氣之病原、各家論斷、頗不一致、今尚未能確定、歷代中醫之說、概括言之、可分爲濕氣、腎虛、風毒、水毒、及飲食中毒五說、而根於濕氣之說、爲立論中之最占多數者、西說約可分爲二大類、曰細菌、曰中毒、主張前說者、有各種釀毋菌原動物寄生蟲病原菌等、然除萬森及胡禮二氏之學說、尚有研究價値外、餘皆無確證、未能爲世所公認、現在學者、都主張後說、顧各中毒原因、有砒素毒、草酸毒、炭酸毒、腐物毒等、而近年則以米中缺少生活素之說爲最動人聽聞、均認腐敗之米、實爲脚氣之主因、與我國史記所載、飰稻羹魚之說、不謀而合也、

至關於脚氣之中國專書、實未多覯、僅唐之李喧新撰脚氣論三卷、嶺南脚氣論一卷、蘇

中国近现代中医药期刊续编·第一辑

鑒徐玉等脚氣論一卷、李蘇徐三家脚氣方一卷、宋董汲脚氣治法總要二卷、徐叔向脚弱方八卷、徐文伯辨脚弱方一卷、車若水脚氣集二卷、清曾超然脚氣芻言一卷、所足供爲脚氣病參攷之中醫書籍、僅此數種而已、

四　癘風

素問風論、風寒客於脉而不去、名曰癘風、癘風者、榮衛熱胕、其氣不淸、故使鼻柱壞而色敗、皮膚瘍潰、

又風氣與太陽、俱入行諸脉俞、散諸分肉之間、與衛氣相干、其道不利、故使肌肉膹膹而有瘍、衛氣有所凝而不行、故其肉有不仁也、

素問脉要精微論、脉風成爲癘、

論語、伯牛有疾、子問之、自牖執其手曰、亡之命矣夫、斯人也而有斯疾也、

按痲瘋二字、不見於經傳、論語載伯牛有疾、魏何晏集解有云伯牛有惡疾、未明言其何種惡疾、至宋朱晦菴乃注曰、先儒以爲癩、說者曰癩即痲瘋也、攷痲瘋係一種極難治療之慢性傳染病、流毒普遍、據調査全世界患痲瘋者有二百萬人之多、而此巨數中華人實佔大半、

歐洲當一〇九四至一四九二年之間、有癩瘋院二萬餘所、就法國一國而論、當一二二三九年亦有癩瘋院二千餘所、癩瘋爲害之廣且厲於此可想而知、據西史紀載皇族中之染伯牛之疾者亦不乏人英王亨理第八、法王路易第十四、其鐵證也、然英國癩瘋之絕跡、頗覺神速、前世紀全國祇存一癩瘋人、此人逝世後、英國癩瘋遂行告終、迄今歐洲各國除瑞典那威外、絕少癩瘋人影踪矣、考其所以有如此成績者、實因多設癩瘋院之故、返觀我國患癩瘋者如此之多、而全國所有癩瘋院總計不滿二十處、且皆爲外人所創辦、讀之能無感於中乎、

五　天痘

醫學入門、太古無痘疹、周末秦此乃有之、

漢史、馬援征陵蠻、匈奴卒於軍、始傳痘瘡、

肘後方、此歲有病天行發斑瘡、頭面及身、須臾周匝、狀如火瘡、皆戴白漿、隨決隨生、不即療、劇者數日必死、療得瘥後、瘡瘢紫黯、彌歲方滅、此惡毒之氣也、世人云、以建武中於南陽擊虜所得、乃呼爲虜瘡、諸家參詳作療用之有效方、取好蜜通身摩瘡上、或以蜜煎升麻、數數拭之亦佳、

文仲陶氏云、天行發瘢瘡、須臾遍身、皆戴白漿、此惡毒氣也、世謂永徽四年、此瘡從西域東流於海內、但賫葵菜葉蒜虀啖之則止、鮮羊血入口亦止、初患即食之、少飲下菜亦得、晉說薛生白徵士云、西漢以前無童孩出痘之說、自馬伏波征交趾、軍人帶此病歸、號曰虜創、

按吾國古無痘症、說文玉篇等籍、皆不載痘字、此病之起源、未甚明確、醫學入門謂周末秦初時發現、此屬推測之詞、史記醫說則謂漢建武中、馬伏波征交趾、帶此病歸、僅此一說、別無確證、惟肘後方之天行、實即痘瘡無疑、曰班瘡、頭面及身、皆戴白漿、隨決隨生、瘡瘢紫黯、彌歲方滅、此皆天花之徵兆、可知晉時、確有此症、至文仲陶所云、永徽四年、此瘡傳自西域、流於海內、顯係指另一痘疫而言、蓋其時種痘術已早發明也、

査歐洲古時、亦不詳言痘症、及紀元後三〇二年、優斯卑亞氏初載之、五七〇年、馬兒阿主教、始用痘字、五八一年、法國嘉利哥里氏復述痘疫流行、迨至八六〇年至九三二年間、阿拉伯名醫羅斯氏者出、詳述天花之狀、極爲明確、至是痘之一疾、始爲獨立之症、然較之肘後方所載、已後六百餘年矣、

痘之稱謂不一、一名虜瘡、謂擊虜所得者、或曰聖瘡、言其變化莫測也、或曰天瘡、言爲天

行疫癘也、或曰百歲瘡、言自少至老、必出一次也、或曰菀豆瘡、言其形似也、

六　消渴

素問氣厥論、多食數溲、曰消中、

又脉要精微論、癉成爲消中、

又陰陽別論、二陽結謂之消、又曰二陽之病發心脾、其傳爲風消、爲息賁、

又通評虛實論、凡治消癉甘肥貴人、則膏粱之疾也、

又奇病論、此肥美之所發也、肥者令人內熱、甘者令人中滿、故其氣上溢、轉爲消渴、

又夫五味入口、藏於胃脾、爲之行其精氣、津液在脾、故令人口甘也、其氣上溢、轉爲消渴、

金匱、男子消渴、小便反多、飲一斗、小便一斗、

後漢書、李通素有消疾、

又司馬相如有消渴病、

中藏經、消渴者因冒風衝熱、飢飽失節、飲酒過量、嗜慾頻傷、或餌金石、久而積成、使之然也、

魏畧曰、卞蘭得消渴疾、時明帝信咒水、使人持水賜蘭、蘭曰、治病當以方藥、何信於此、遂不肯飲、以至於卒、

蘇東坡文集、眉山揭穎臣病消渴、日飲水數斗、飯亦倍常、小便頻數、服消渴藥、逾年、疾日甚、自度必死、予令延蜀醫張肱診之、笑曰、君幾悞死、乃取麝香、當門子、以酒濡濕、作十餘丸、棘枸子煎湯吞之、遂癒、問其故、肱曰、食果食酒物過度、積熱在脾、所以食多而飲水、水既飲多、溺不得不多、非消非渴也、

宋陳無擇曰、暑濕喜歸心、心中之、則使人噎悶、昏不知人、入肝則眩暈頑痺、入脾則昏睡不覺、入肺則喘滿痿痺、入腎則消渴、

醫賸、閔參政王懋德、自延平歸、忽瘦甚、鬚髮皆枯、云乃消渴症、百藥罔效、先是延平一鄉官、潛謂人曰、王公病、曾有嘗其溺否、有此患者、其溺甚甜、此不治驗也、王後聞之、初試微甜、已而漸濃、愈益甜、王亦自知不起、乃曰、消渴病聞之、溺甜則未之聞也、

李氏消渴論、消渴者原其發動、爲腎虛所致、每發則小便至甜、

孫氏生生子醫案一書、辦年五旬、酒色無憚、忽患消渴症、一晝夜小便二十餘度、清白且長、味甜、少頃、凝結如脂、色有油光、

按消渴症、舊時有上消中消下消之別、謂之三消、即現所稱糖尿病是也、本病原因頗複雜、其中最要者爲膵臟損壞、致消費糖分之機能頓減、血中積糖逾量、遂從尿排出、考膵

字爲日本所製、舊譯爲甜肉、一名膵、俗名夾肝、此爲內臟之一、主消化、頗關重要、我國醫家向不識之、認爲脾之一部、唐容川中西醫判曰、中國醫書無甜肉之說、然甘味屬脾、乃一定之理、西醫言甜肉、不知甜肉即脾之物也、楊如侯靈素生理新論曰、近世泰西醫術輸入、謂脾臟之外有膵臟、膵主消食、脾主製造白血球、以我國醫經獨少膵之一臟、爲一大缺點、然詳考之內經、祇言脾是賅括之義也、難經言脾有散膏半斤之論、則就內經所論而詳言之矣、厥後王叔和脉訣、及孫思邈千金方皆宗之、而孫景思又謂此散膏能磨化飲食、然仍將此散膏隸屬於脾、認爲一物、此散膏即西人所謂之膵臟、我國雖未別爲二、然非不知有膵而遺之也、且以西說考之、膵尾銜接於脾門、其全體之動脉、又自脾脉分枝而來、然則脾膵之相關如此、中西所論、其功用又相合如此、是蓋一而二、二而一者矣、綜上二人之論斷、凡稍習解剖學者、類能言其謬誤、乃唐楊等無從善如流之勇、强不知以爲知、遺害後人、實非學者所應取之態度也、

英醫威利斯氏、於一六二一年至一六七五年間、首先察覺患消渴病者之尿、時有甜味、於是此症得根本區別爲二種、一尿中有糖、一尿中無糖、醫賸及李氏生生篇、亦述及此點、惟查醫賸爲清費伯雄所著、年歲在洪楊之間、斯時西醫早已傳入中土、費氏之說、抑

獨自試驗所得、抑受西說之影響、則漫不可考、

二、診斷學

一、愛克斯光線

後漢書扁鵲傳、扁鵲勃海郡鄭人也、姓秦氏、名越人、多時爲人舍長、遇舍客長桑君、謹侍之、十年不衰、一日長桑語扁鵲曰、我有禁方、欲傳與公、公毋泄、扁鵲敬諾、乃出其懷中藥予扁鵲曰、飲是以上池之水三十日、當知物矣、乃悉取其禁方書予扁鵲、扁鵲如言飲藥三十日、能隔垣見人、以此視病、盡見五臟癥結、特以診脈爲名耳、

醫旨緒餘、世傳華佗神目、置人裸形於日中、能洞見其臟腑、是以象圖俾後人準之爲論治規範、

中西醫話、唐葉法善有一鐵鏡、鑑物如水、人每有疾病、以鏡照之、盡見臟腑中所滯之物、後以藥療之、竟至痊癒、

西京雜記、上咸陽秦庫方鏡、廣四尺、高五尺九寸、人以手捫心而來、則見腸胃五藏、歷然無碍、

按一八九三年、呂德貞氏發明愛克斯光、此爲診斷學中一重要之創見、舉凡內臟諸疾、

均可照而得之、其在外科方面、運用尤廣、如骨折、脫臼、彈傷、胃瘍等症、得先以愛克斯光診察、決其癥結所在、施以治療、成績昭著、此前人所夢想不到者也、雖然我國古時、似亦曾提及之、上列各條、頗堪注意、故英國劍橋大學東方文化教授嘉爾斯氏在中國文化一書中第一三二頁有「世傳紀元前五百年一名醫、能洞見人之臟腑、此即愛克斯光之濫觴歟」一語、惟詳考扁鵲華佗兩紀載、敘述簡畧、萬不能以區區數語、而即武斷其爲愛克斯光、祇可以神話視之、至唐業法善之鐵鏡、西京雜記之方鏡、比較進步、且與光線之學似相符合、惟無充分證據以證明之耳、中國各項事物發明者頗多、且常在東西各國之先、惜繼續無人、轉就湮沒、此亦一例也、

二　滴血

洗冤錄、父母骸骨在他處、子女欲相認、令以身上刺出血、滴骨上、親生者則血入骨、非則否、親子兄弟或自幼分離、欲相認識、難辨眞僞、令各刺出血、滴一器之內、眞則共凝爲一、否則不凝也、

滴血一法、爲我國歷來所認爲辨骨肉驗血統者、而歐西法醫界則否認之、目爲無科學之根據、不料近日此法竟蒙一般學者所注意、茲特介紹四段、關於此問題之紀載於後、

以供研討、

十三年、上海某律師、於報端發表復用洗冤錄之提議、爲是上海高等檢察廳、特向同濟大學、徵求對於該書之意見、以上司法部醫科病理學院院長德醫博士歐本海、及助教杜克明、乃將意見書刋登爲同濟醫學月刋第一卷第一期、分優點、誤點、缺點三段、語多中肯、其批評滴血曰、「按此法亦不適用、蓋任何二人之血、苟共滴一器內、不久即凝合爲一、不必盡係骨肉至親、近世法醫學有時能斷定二人之必非父母子女、但尙無法能認明二人之必爲父母子女也、

十五年九月、北京各報載有本月二十七日日本東電訊云、金澤醫科大學教授古畑博士、關於血液鑑別親子關係之研究、已告成功、擬於上月十六日在京都帝國大學舉行之日本學術協會大會、以「自血清學上所觀之親子鑑別」題目、正式發表其研究、同年十月十八日東京電詢、目下在京都大學開會中之日本學術協會第二次大會、頗呈盛況、十七日由二十六名之學者、發表關於二十三科目之獨創的研究、金澤醫大教授古畑博士、陳述將從來視爲不可能之親子關係之化學的鑑別、詳爲陳述云、

據林幾於東方雜誌第二十四卷第十八號親生子之鑑定一文內謂親生子之鑑定、在

以前法醫學界認為屬於不可能範圍、雖我華當前八百餘年、已有洗冤錄一書、內曾載有滴血驗親一項、但至今日科學昌明、世界此類不合於科學原理、類乎神話的記載、當然未能邀得世界專門家的引用、殆近數年來因個人的血清診斷學日漸進步、其影響於法醫學界、殊形偉大、最初不過對是否人血一層、能藉血清以診斷、而至今日則更進以解決此係何種血簇、於是吾人對於父權確定訴訟法、遂得一互相解決機會、

梁伯强氏於科學第十二卷第十二期、「最近血液類別研究之趨勢、及其與我國民族—漢族—變遷之關係」一文中、謂血液類別是什麼、這就是六百七十多年以前、當宋淳佑時洗冤錄上滴血試親的意思、這方法沒有經過實驗的證明、自然是不確當、但這理想原是很對的、可惜當時沒有經過科學式研究、所以不會進步、不會實現、不然那就不必今日待歐洲人來發明了、至此問題實有急待解決之必要、因為在法醫學上是很要緊的、以前野合子女的父系證明、醫學上是完全不可能的、我國的洗冤錄上、雖曾創立法則、沿用到今、但實際上是完全不對的、現在歐美法庭、對於類別制定、既經推行、今日我國正當改良司法的時候、不適用的洗冤錄、自當拋棄為是、

觀上四條、可知滴血之法、迄未完全解決、惟其頗有研究之價值則無疑、若假以時日、或

有特別之貢獻、亦意中事也、

三　切脉

周禮、以五氣、五聲、五色眂其死生、兩之以九竅之變、參之以九藏之動、

史記扁鵲倉公列傳、越人之爲方也、不待切脉、望色、聽聲、寫形、

史記倉公傳、倉公少而喜醫方術、高后八年、更受師同郡元里公乘陽慶、慶年七十餘、無子、使意盡去其故方、更悉以禁方予之、傳黃帝扁鵲之脉書、五色診病、知人死生、決嫌疑、定可治、

難經、望而知之謂之神、聞而知之謂之聖、問而知之謂之工、切脉而知之謂之巧、望而知之者、望見其五色以知其病、聞而知之者、聞其五音以別其病、問而知之者、問其所欲五味、以知病所起所在也、切脉而知之者、診其寸口、視其虛實、以知其病在何藏府也、

史記扁鵲傳、秦太醫令李醯自知技不如扁鵲也、使人刺殺之、至今天下言脉者由扁鵲也、

金匱要畧、上工望而知之、中工問而知之、下工脉而知之、

千金方、上醫聽聲、中醫察色、下醫診脉、

望聞問切、稱爲四診、乃我國舊有之診斷學也、與今西醫之視診、聽診、觸診、打診、測診等

法同、考脉學始自黃帝之時、更由扁鵲而倉公、遂傳於後世、至王叔和撰脉經十卷、開脉學之先河、嗣後代有專出、然皆陳陳相因、無切實之發現、反攷古人診病、雖徵脉候、尚觀氣色、以望聞問爲重、切脉次之、故有神聖工巧之分、上中下工之別、扁鵲且不待切脉、聽聲寫形、非若今人偏於脉理而忽畧望聞問三要也、須知切脉爲診斷學中之一法、非云切脉不能斷病、蓋未可完全恃脉爲斷耳、

攷吾國脉學、頗曾鳴盛一時、在二百年前已傳至歐洲、此爲一極趣之事、人鮮知之、先是有法人名都哈爾者、著一書、名中國地理歷史年事政治紀錄、於一七三八年、在巴黎刊行、其中關於醫藥引用之書、有脉理一帙、細攷之、即高陽生之脉訣、都氏作爲王叔和脉經、誤也、譯者爲一神父、名夏斐氏、全書四卷、均經譯完、此爲西譯中醫典籍完本中之最早者、都氏原書爲法文、英譯本有二、一爲一七三六年、卜羅氏譯者、計四中册、不甚完備、且乏精彩、一爲克飛氏刊行、共二巨册、初版在一七三八年、再版在一七四一年、

寇宗奭曰、醫人祗據脉供藥、其可得乎、如此言之、焉能盡其術也、此醫家之公患、

王海藏曰、病人拱默、惟令切脉、試其知否、夫熱則脉數、寒則脉遲、實則無力、虛實無力、可以脉知也、若得病之由、及所傷之物、豈能以脉知乎、故醫者不可不問其由、病者不可不說其

故、

診家正眼、近世醫者、既自附於知脈、而病者亦欲試其本領、遂絕口不言、惟伸手求診、而醫者遂強爲揣摩、若揣摩偶合、則信爲神奇、而揣摩不合、則薄爲愚昧、噫嘻、此內經所謂妄言作名、爲麤所窮也、如是而欲其拯危起殆、何異欲入室而反閉門耶、

焦氏筆乘東坡曰、士大夫多祕所患以驗醫能否、使索病於冥漠之中、吾生平求醫、必盡告以所患、然後診之、故雖中醫治吾疾、常癒、吾求疾癒而已、豈以困醫爲事哉、

徐靈胎診脈決死生論、病之名有萬、而脈之象不過數十種、且一病而數十種之脈、無不可見、何能診脈而即知其爲何病、此皆推測偶中、以此欺人也、

王勳臣曰、診脈斷死生易、知病難、

王元禎曰、脈理吾惑焉、蓋自太史公作史記、言扁鵲特以診脈爲名、則其名固可見矣、余以兩指按人之三部、遂定爲某府某藏之受病、分折七表八裏九道、毫毛無爽、此不但世少其人、雖古亦難也、此不過彼此相欺耳、

脈學中最難明者、厥爲分脈、三部九候、既配以五臟六腑、復別以左右陰陽、種種立說、令人不可思議、自叔和以大腸候之兩寸、與經旨大異、後世駁詰之者甚多、聚訟紛紜、莫衷

一是、西人合信氏曰、華人雖著書立說、詳言脈理之奧、謂可辨別各脈、不爽毫釐、用以欺人、而余從未遇一人敢直認能如此者、且余願出重賞、凡能僅恃切脈而能指出其人患何病、此重賞即爲其所得、然亦無敢當場試驗者、漢德生曰、中醫缺乏深遠之觀察、或天然之本能、此可不必苛責、惟强不知以爲知、謂可辨脈、以虛爲實、志得意驕、無一肯窮求眞理者、此不可不責也、總之醫籍關於脈學之論既多、而又荒謬、讀之不禁令人憤恨塡膺、不得不起而斥其虛僞、觀二氏之言論、實足代表一般外人對于中國脈理觀念之輕視、雖然吾國學者亦未嘗皆盡信之、如寇宗奭、王海藏、蘇東坡、徐靈胎、王勳臣等輩、固早已駁斥之、認爲不可盡恃、不俟外人指責而始明其荒誕不經也、然則舊有脈理、果皆虛無飄杳乎、此又未盡然也、蓋古今醫學名家、以脈斷症者、比比皆是、恒見老醫僅恃三指、亦能將患者病狀、詳述無遺、夫脈學既積有四千年之歷史、復經無數人之攷究、斷非忘謬無稽、其中必有至理、吾國不乏有識之士、且多淵博之才、決難以一完全虛僞之事、因因相欺、盡天下人而率信之焉、查近世之新醫者、以有種種良器爲助、天賦各器官多不習用、已失其機能、譬之盲者之聽覺及觸覺、以專恃故而常習用之、以是異常銳敏、雖極纖微之音質、普通人不覺者、而彼已先覺之、可爲例証、又如善賭者之指、非常靈敏、恒能一摸即知牌數、此又一例也、由此推之、老練之中醫、因多揣摩、其指羅感覺增加、切脈時乃能覺察特別徵兆、而常人則殊莫名其妙也、是故中國脈理、未必全無根據、惟是近日科學如此進步、各種化學的及器械的診斷法、如是準確、致切脈漸失其用、中國脈學、在今日祗可視之爲過去之供獻、在歷史上留一陳跡而已、

鼠疫之流行及禦防總論

伍連德

考察已往之經過、方明今日之確切、審近追遠、方知得失、鼠疫之流行由來久矣、就余個人之經驗、於禦防沿革上、揆諸各種經過情形、業已詳載於敝處之歷年報告大全書中、茲就禦防法論之、讀者則更見一般也、此論多就一九二八年、于通遼一帶鼠疫流行薈集一切經驗述之、先討論以往所見之懷疑、或由已經發現鼠疫各區域言之、即下述各疫區情形也、

甲　東北亞細亞鼠疫史

一　薦蘭士拜加尼亞（東省西北與俄屬連帶地）之疫情

查此區所發生鼠疫之經過、及禦防之籌劃、完全已詳述於著者肺疫論文中、即（一）至一九二五年無疫例、於一九二六年發現數例、于一九二七年無疫、祇有一疑似疫例發見於一九二八年夏而已、（二）一九二八年十二月、據可靠之報告稱、距比薦魯夫士忌利華（即赤塔花士尼奧店斯忌路之一站地方曾發見疫症區）至三百英里地方發見肺疫十七例、此地為鼠疫發源地、蓋該地所產動物以旱獺為多、由旱獺而傳播疫毒於人類也、該地獵戶頻年以業旱獺為生、或食其肉、或剝其皮、皆為有利可取、偶一不慎與病獺接觸、是其染病之主因、或由旱獺身上之跳蚤、而媒介于人類、獺蚤為 Orops ylla silantiewi, (Cerophyllus S.) 人體被蚤所囓、毒入血行而疫生焉、此人即罹初期染疫病狀、其症狀為何、染疫者多屬腺疫、（患者腋下或窩間生腺腫） 在人類互相傳染者、多由有肺症狀者、有傳染之素因、但疫之流行不容易發起者、尤在乎相當之防疫機關、隨時監查於未雨之前而先綢繆也、於一九一〇及一九二〇兩年間曾見大流行兩次、係因彼時地方防疫機關設備欠妥、人民罕知鼠疫之危險、或動物時季傳染增加所致也、惟照余等對此項考查可

追思彼時該地流行之日、係一八六三年、距今誠久遠者也、

二　外蒙古疫情

查該地確據之證明、其發源最早之流行日、乃于十九世紀之六十年間、其性質與蔫蘭士拜加尼亞不同、多信以爲鼠疫、乃由大地方或平常交通各路發現、惜無的確之紀錄耳、

按疫情消息（一及二）最好以下述三節分析述之、

(甲)與蔫蘭士拜加尼亞疫發源區之各縣

著者于論文中已搜索該地疫情多寡、同時有一九二七年車臣汗（現名爲奧波縣）流行消息甚詳、已在著者防疫處第六冊報告中（二）述之、以後又蒙古庫倫之薩斯田博士報告（三）詳述一切如左、

一九二八年八月三十一日、有報告來庫倫稱、在奥博縣發見旱獺病、該地政府輒印派遣防疫隊前往調查、於九月乃至十月上旬、發見疫例十名、以後未見再有同樣報告云、

(乙)外蒙古以西各縣、此處早已見過疫例、（一）靠西部距哥都不遠地方、曾見流行、又外蒙西北部、產旱獺甚豐、在附近哥都地方所產之獺爲黑毛、此爲旱獺之特異種、但對疫學上種種關係、尚待研究、據薩斯田氏函報（三）謂于一九二八年疫流行于庫倫城附近（現名烏蘭巴多哥都）、時爲九月三日、市立醫院曾收容兩病孩、乃適由庫倫西部米士根縣地方來者、均爲該地旱獺獵夫名巴渣之子、此人住該城、擬此夏組織獵獺團、赴米士根區而來、殆在途中忽臥病數日、於八月杪死於途中、伊妻曾帶兩孩往視伊疾、回庫倫時亦死於途中、更有與巴渣獵夫同伴者、亦相繼染疫、此皆隨兩孩子同行、其餘之獵夫無恙、此兩孩于九月四日至五日晚上先後死亡、各例由屍體解剖及培養試驗、證實爲肺疫、在庫

倫除速施以防疫辦法外（包括禦防米士根來路之隔離所及旱獺皮消毒法等、）更組織防疫隊前往疫區防疫、計疫死者在不同疫區四處總共二十四名（包括上述各例、）醫者所查知雖屬肺疫一種、然最初想屬腺疫、名例均先後因疫死亡云、以後由田野間找出死獺、證爲染疫致死者、又注意於駱駝五匹傳播疫毒、于庫倫中有一匹爲天然死、第二匹在苦惱期中殺死、兩匹培養檢查證明有兩極染色桿菌、但是否屬眞性鼠疫、未曾確實斷定耳、

（丙）外蒙之東南各部疫情、對於此處疫情除一九二七年以前數年有報告稱、吉魯連河南二百七十英里地方、常發生鼠疫、上述甲乙兩區之流行、乃由旱獺所媒介、决無疑義、但對於外蒙東南各部齧齒類動物及疫學上各種關係、尚未十分明瞭耳、

三 內蒙古之疫情

（甲）內蒙以東各部此部與內蒙東部相同、此部對於人類鼠疫傳染亦無考據、但需特别加意、因其鄰近疫區、似可跟踪于此部者、卽與下述兩疫區甚有關係焉、

一、通遼縣及其鄰近部、 自一九二四年時、此區卽被傳染、此層容後詳論、

二、圍場縣、 此縣由地理方面視之、乃屬吾國內地（直隸省、）與內蒙古疫學系有關、一八八八年教會中曾報告有鼠疫流行、係由北部渣波羅尼所侵入（四、）似乎與每年有旱獺發生疫流行之情形有關、按馬狄郎氏往該縣就地攷察此獺爲疫之媒、尤以近極北部爲然云、馬狄郎（五）稱、據伊個人研究、未見老鼠或別動物有疫死者、又據馬氏調查成績、住戸士民生活狀况等（半爲漢族半爲蒙古落戸者、）與通遼縣甚相彷、自一八九九年後、未見此區再有疫流行矣、如論內蒙別部時、當先論疑爲已見疫流行之兩區、卽由疫發源地之南、此處由內蒙附近處輸入疫毒、可以學理推測之確

有關係者、此兩區即述之如左、

(一)南滿內地此地於一八九九至一九〇七年之疫流行與旱獺無關係、此疫限至牛莊或中樞之稍向北部、祇一九〇五年有一次南滿檢驗老鼠二萬三千頭中見有十三頭傳染此疫、以後一九〇六及〇七年又繼續檢驗多數老鼠、未見傳染疫症者、又一九一〇至一一年流行與一九二一年流行同、乃由北滿波及、計驗齧齒動物三萬頭中百分之六爲(Ep. Rattus) 類其餘均屬 Epimys novegicus 類其跳蚤屬 X. Cheopis 及 Ceratophyllus Sp.(顯係 Anisus 屬)、(二)鼠族中初不發生鼠疫、所以人類流行者乃人傳人而來也、所見多爲肺疫、但腺疫敗血疫之傳播、乃歸咎於人類之寄生虫所媒介也、

牛莊此埠爲南北旅客停留薈集之地方、以學理視之、此疫必由各處所輸入、或由第二期傳染於鄰埠者、

(二)唐山、一九〇八年曾單獨流行於唐山礦區 (即平奉線) 礦局醫士莫喜及唐山鐵路醫院等、以此疫來源歸咎於一九〇八年春由東北來之鼠族所傳染、但無實據、且有證明由南即廣東旅客之行李及食品等所媒介者、當流行時、未施行檢驗老鼠、安達利氏 (七) 由一九〇九年六月至一九一〇年九月所研究老鼠、謂均屬 E. Norvegicus 及 X. Cheopis 種也、

(乙)內蒙中央各部、內蒙以東各部、未有充分考據、但此地之中央各部、有消息甚豐、此處疫氛向以東各縣蔓延、嘗考古今圖書 (一七二六年北平發刊之百科全書) 內反覆紀載內蒙邊境之山西省、早經發見鼠疫流行、雖然所載不能盡信爲鼠疫症、但據稱山西以南各部流行猖厥、茲試將所載攝述如左、以資參考焉、

紀元前六四一年　山西惡疫大流行

仝　六四二年　山西惡疫大流行波及河南省

仝　六四三年　流行情形與上同

仝　六四四年　仝　上

仝　六四八年　仝　上

一三五二年第一月、山西中有數縣惡疫大流行、傷亡約九十萬人云、

一三五三年十二月、大同府（山西北部）惡疫大流行、蔓延江西省之兩縣、

一三五八年、山西之汾州（太原府西南）惡疫大流行、據別方面稱、疫死二十萬人云、

一四一四年、又惡疫流行於杭州紹興及寧波、第三月蔓延直隸河南山西及湖北、

一五零四年、瘟疫流行於山西中數縣（俾士克稱吾國當年疫死幾乎淨盡）、

一五二八年春、代州（山西北部）有大疫流行、

一五四三年夏山西之榆次（太原府附近）大疫流行、死亡無數、

一五四四年山西之文水（汾洲附近）大疫流行、蔓延河南之鄭州、

一五六〇年、山西之朔州大疫流行、死亡十室九空云、

一五七〇年、山西之忻縣（忻洲西南）大疫流行、

一五七九年、山西之孝義縣（太原府西南）大疫流行、

一五八〇年、山西數縣大疫流行、

鼠疫之流行及御防總論

一五八一年、山西之潞安（東南部）及平定（東部）大疫流行、潞安城門大開、疫氛逐向四方蔓延、

一五八二年、山東直隸及山西疫症流行、

一五八五年、陽曲（山西之陽曲縣南）瘟疫大流行、死亡甚衆、各染疫家、無暇舉行葬禮、

一五八八年、浙江省之湖洲、嘉興等處、及山西以南之忻州疫大流行、有全家盡死者、有等疫縣連收割亦無人料理、

一六一零年、山西之陽曲大疫流行、政府施捨藥料防疫、

一六一一年、山西之朔州大疫流行、

一六一二年、浙江之嘉興山西之西安大疫流行、

一六一八年、安邑（山西運城西南附近）湖南之靖州及貴陽（貴州省）大疫流行、

一六三三年、山西數縣大疫流行、

一六三五年、山西臨城（臨縣）大疫流行、

一六四一年、六月間山東及山西忻州瘟疫流行、

一六四三年、山西之米脂大疫流行、

一六四四年、潞安（山西東南部）大疫流行、患疫者頸臂中有如凝血硬塊、有全家死絕、疫者中有忽然咯血致死者、

茲將考察內蒙中央各處鼠疫流行經過事績列左、

甲、據一九一七至一八年、山西鼠疫流行時、據吾國疫情報告稱、有一種時疫流行、名曰『冬瘟』、此症在內蒙奧都及各處每按時季而流行云、

乙、據俄國方面報告稱各疫縣係一九一七年八月發見鼠疫大流行云、

丙、據可靠消息稱內蒙之伯斯博郎、係一九一七年十一月發見肺疫例、疫區在黃河北岸、由包頭五原城乘馬陸行二日之距離、又伯斯博郎之東北早已被疫侵襲、疫氛由伯斯博郎向東部蔓延、似係由疫區行獵來者所傳染、包頭爲商埠中樞、十二月間發見疫流行、仝月二十三日疫氛已抵薩拉齊（綏遠縣）後更向東部蔓延、疫傳染路徑、按平時旅行大道黃河北岸、經伯斯博郎包頭薩拉齊、至桂華、由此有枝路至豐鎮及大同府、媒介傳染之主要者、即毛商車夫因彼等常由蒙古運輸多量獸毛至豐鎮車站、此種轉運極不快捷、初期罹疫者、每日可行二十至三十英里、但每日經過車夫數百、雖然此疫傳播多由東部循行、但亦有向南部者、由此在奧都過黃河時、已於十二月中旬被傳染也、

一九一七至一八年之流行、已述於別章、至今仍未見有充分紀述者（參照副章一）茲將山西以西之兩疫區述之、該區曾發見疫流行連續數年、仍係由一九一二年始、

一、興縣、此縣爲山屬地形、與外界關係甚屬希罕、不過有時經一二黃河之小港而已、與大河交通極感困難、陸行祇有小道、常以獸負馱向東運輸、又有由蒙古向下行之羊皮、及毛屈信士（駐山西教會醫師）（八）謂疫之傳染多歸咎於此等交通原因云、

按山西西部防疫處處長張叔儀君、所擬之防疫統計報告稱、該縣有四村、已於一九一二年發見疑似疫例、其四村者即一蔡家會、二康家坪、三柳林、四陽坪、是也、

屈信氏（八）謂在興縣南部所發見最初各腺鼠疫例、係由一九一五至一九一六年始、此時在傳播疫氛至臨縣之先、張君報告表中未見提及此等年內疫情消息、但曾舉列最近數年之流行狀況表述如左、

年份	傳染村名	傳染人數
一九一九	白家山	未詳
一九二一	大坪墕	未詳
一九二二	小孫溝	未詳
一九二三	圪塔上	未詳
一九二四	暮强村	一三
	沙元村	一三
	瓦窰坪	未詳
	張家溝	未詳
	苗兒會	五二
	薛家場	一七
一九二五	高顯溝	七
	棗林坡	未詳

	孫家店	七
	趙家溝	七
一九二六	苗兒會	四五
	棗林坡	一七
	暮堂墟	三
	窰頭	四
	韓家集	未詳
一九二七	苗家會	未詳
	魏家鎮	三〇
	金家灣	七
	中原上村	六
	各針崙	二二
	姚家會	六

南	會		未詳

一九二四年之流行、顯係傳播至鄰縣之臨縣、自十月始至十一月初、所有染疫總數（均致死）爲七百九十餘名（九、）多屬腺鼠疫、肺疫例祇有數例而已、

此縣似係爲一九二八年之大流行發始、此節容下章詳述之、

二、臨縣、　此縣在興縣之南部、亦山屬地形、此縣地區較大、一九一九年（十）調查、知有小村一一九九處、每村平均不過有住戶三或四家而已、與興縣同與內蒙亦有互相關連、沿黃河而交通、距由西來運輸生毛牛皮之大道約有三十英里（十一）、

該處每秋村中發見腺鼠疫之先、其四圍鄰近所產之齧齒動物、尤以老鼠、對於疫學傳染上有密切關係、老鼠必利此疫之傳播、山邊所築之房屋、多屬巢形、而供給各村之穀米、各處皆是（十一）除此家鼠外、向有地松鼠產生甚多（屆信氏一九二八年）、

于一九一九年流行中、老鼠之死亡率亦甚高、一九二八年之流行中、關於老鼠染疫證據尤夥、此節容後章述之、

茲將一九一七年之疑似流行（中有已證明者）表述如左、

年份	地點	例數	摘要
一九一七秋	裴家嘴 距黃河東十英里	七〇	有數例腺疫全愈

一九一八秋	劉家山距裴家嘴二或三英里	三〇	仝上
一九一八十二月至一九一九一月	王家坪及其餘九村（與上村近與一九一七至一九一八年肺疫流行地遠）	九一	疑肺疫（細菌檢查陰性）死亡率百分百
一九一九（七月至十月）	西溝及鄰村十處	四五〇病例死例	腺鼠疫（細菌檢查證明）死亡率百分九十六
一九二〇	桑樹節及別村四處	一〇〇疑似	腺鼠疫
一九二一	婁村及呂家溝	未詳	仝上
一九二二	高家圪壕	未詳	仝上
一九二三	靳家峁	未詳	仝上
一九二四	岔溝及別村三十處	五九七	腺鼠疫與興縣疫有關
一九二五	李圪老局及別村四處	三三	腺鼠疫
一九二六	土塁及別村八處	一七一疑似	仝上
一九二七	安家莊及別村十四處	一六四疑似	仝上

三、一九二八年之流行、按吾等所得一九二八年流行之紀錄、不甚完善、南京衛生部派遣防疫調查之報告、尚未頒布、據屈信氏防疫報告稱、此次流行蔓延、及疫例數目、比之前次該區所見流行爲較劇、其疫根似係由興縣所傳來、斷其不

祇傳至臨縣（據古蘭醫士稱亦謂已傳至山西之磧口）云、

蔓延山西至黃河西部、該部有五處被傳染、且發見有獨立流行區兩處、如（甲）山西之渾源臨縣東北二百英里、（乙）黃河北部之包頭（即一九一七至一八年流行始點）此兩區以後再未見有相當疫情報告矣、

在興縣有村五十處似已被傳染、在臨縣三十八處、據屈信氏稱約有疫死例千名、

老鼠死亡地點亦有數處、最著者即興縣之苗兒會地方之消息、該處有一村、曾被疫侵襲數次、當一九二八年鼠疫在此處流行時、村民將住戶封鎖、移居山上、隔兩個月後遷回原家時、必見戶內有死鼠數頭、設如村民不往外遷移避疫、則此等鼠必被貓狗捕去（屈信氏稱未嘗見有狗類異常死亡、有多數貓對鼠疫傳染爲易感致死）因村民對於死鼠不加注意、又不視爲對鼠疫傳染有研究之價値、所以祇施行小數老鼠之試驗、證得此鼠對於鼠疫傳染有著明證據、即腺腫、斑點、肝肥大、脾及胸膜炎等、

疫之性狀多爲腺鼠疫、其死亡率在初期或新被侵之村爲最高（百分九十六以上）在從前已被侵襲之村、曾見有獲全愈例者甚多、據屈信氏調查、死亡例爲百分之八十、敗血疫例之死亡率爲百分之百云、

有十餘處疫區所見之疫症狀有肺症狀者、據屈信氏調查、有初期肺疫例之總數（皆死亡）在百名以內、其所以致傳染蔓延不甚者、多歸咎于各疫區禦防早施、且外逃疫者所到鄰村、均被拒絕逗留所致、

一九二八年流行時所採用之防疫法、與一九一七年至一八年流行時防法相彷、被染疫各家、均限困于各家大院、告以隔離疫者之方法、菌苗禦防注射液、係採用哈爾濱及北平兩防疫處所製者、村民多有將全數移居山上者、則極表同情、著者所擬各防疫問題、注意于山西鼠疫論中矣、

乙　通遼鼠疫流行區域

甲、通遼之地理上關係、

通遼爲廣闊多少能開墾之地、前爲蒙古領土、地質沙土大半原有低山、自一九一一年民國成立後即開爲耕種地、從前此地爲遊牧喇嘛所居、于過去十年來、直隸山東實業家移來此地經營者、約達二百萬人、現有鐵路交通之便、甚利于移居辦法、不過亦能由蒙疫發源地媒介傳染疫毒也、因此將附近鐵路主幹線述之於下、以便研究疫之傳染、南滿路幹線、在大連長春間（四四〇英里）佔居四平街、卽距長春南八十英里、由此四平街南滿站更有吾國國有之四通及四洮兩路線、均經過鄭家屯、此處駐有道尹及縣知事、由洮南更有別路向北一四〇英里至昂昂溪及齊齊哈爾、與中東路相遇、因此路由哈爾濱經西伯利亞赴歐、玆爲分別清楚起見、將各路里數表列左、

四平街至鄭家屯	五五英里（八八基羅米）
鄭家屯至通遼	七一英里（一一四基羅米）
鄭家屯至洮南	一四〇英里（二二四基羅米）
洮南至昂昂溪	一四〇英里（三八七基羅米）
通遼至牛莊	二四〇英里（三八七基羅米）
通遼至打虎山	一五六英里（二五一基羅米）

由通遼向南行一五六英里、與平奉線相遇、卽通遼打虎線也、此線連接奉天牛莊天津北平及南中各部、此地之重要出產物、爲黃豆小米大麥小麥青蔴甘草皮貨等、此地最適放牧、所以牛羊奶油等物出口甚豐、遼河及其枝河之水注入縣

鼠疫之流行及禦防總論

內、自一九一四年時潮水過漲、幾成澤國、蒙古民族即在此縣之鄰近各地、如通遼鄭家屯瞻榆洮南等處、蒙人多採仿中華民國之習俗、以草泥築房內置土坑存儲小米白菜肉食等物、

茲試就疫流行有關係之各城市分別述之如左

四平街一部、歸日本管轄、其餘均歸吾國、人口共約五萬內括日本、此地最要者莫若鐵路事業、

八面城距四平街十七英里、為古式城、有齊整街道、未設築鐵路前、奉吉黑三省人以大隊旅行來此、

鄭家屯、佔居遼與老哈河西之連接右岸、由遼河可赴牛莊、人口為四萬、駐有道尹及縣知事、自一八七六年、開闢商埠為商業中樞、因地屬主要、於一九二八年、該地設立隔離所、以隔離由疫區而來之旅客所也、

錢家店、此為傳染鼠疫之最烈地、人口千七百餘名、自一九二八年九月鼠疫流行、計疫死三百四十名、土民常與鄰居蒙民雜處、一九二八年所得之鼠疫研究成績、多在此處施行而述之、

通遼、乃為向西行鐵路終點地也、人口為二萬五千、多由山東直隸移來、民為耕種農業、于北部即為蒙村境界、遼河之水注入村內因而利于種植也、

三林、此地距鐵路約八英里、曾報告此地發見疫例數名、

太平川車站、在站北與瞻榆城相連、以大汽車可直抵瞻榆、約六十餘疫例在此城發現、想係由蒙古各疫區所輸入者、

洮南、為四洮路線之終點、以洮昂線與齊齊哈爾相連、天氣乾燥、地質過屬鹼性、不利種植、人口為二萬四千、一九二八年流行之疫幸未被波及也、吾等曾在此處捕捉齧齒動物多種以作研究、其成績容留下章述之、

乙、一九二四至二七年所有疑似鼠疫流行之事績、

通遼一地、自一九二七年疑斷為鼠疫流行、其實至一九二八年始獲得實據、按調查知、於一九二四年已見此疫流行云、試觀李德權之通遼鼠疫沿革（第二號）知于一九二四年六月二十日、路醫預備前往距通遼五十華里之處防疫、李氏抵傅家屯調查時、知月前在附近小閙寶地方疫死人數甚多、且謂染疫者除患頭疼下痢以外、多現腺腫、此則甚屬疑似鼠疫症、祇因當時地方胡匪遍散此處極多、未克前往探索作根本之研究耳、又自一九二五年七月十三日、又查小閙寶四圍發現一種奇怪之症、于股間及腋下發生腺腫者、多有一二日之經過死亡、以後向通遼再事調查、未曾証實此症、又自一九二六年夏當上海霍亂流行之際、乃木各拉地方又發生疫症流行、患者多覺頭疼、一二日之經過即死亡、因無正式報告證明、遂未加以防疫處置、乃木各拉地居于通遼之東北、由遼河隔之、

綜上觀之、當一九二四至二六年間、通遼以北各縣已有鼠疫類似之病狀流行、不過疫勢未見如一九二七至二八年之猖獗、遂未加之深究而已、

一、查鼠疫流行先侵唐哥廟、即在通遼之北距城一二五華里（四二英里）、

二、此疫之流行、與一九二八年八月班禪喇嘛來此團拜有關係、此時由各處來此參與團拜者極盛、且有隨員甚衆、聞每日由各方面來此雜居團拜者不下萬餘人云、據日本報告（十二）稱、此處疫之流行發源於外來旅客、或緣一時多數外人帶疫毒來此互相傳染、對此日人方面有醫者謂有達爾罕王府與唐哥廟相距不遠之喇嘛、會來此參拜時、獵捕如旱獺樣之齧齒動物、可推知為傳染此疫之媒、不過以目下情形視之、對此事實尚未有充分證據、以著者管見視之、一九二七及一九二八年之疫、第一疫者乃由蒙古而來、其中亦有隨高級喇嘛來者、

又一九二七年九月二十日、有謂疫已到四平街者、即在李德權赴通遼北調查無確證之後、同時有日本醫士二人、在馬

利營子村外尋得屍體、施以解剖檢驗、證實爲肺疫、塗抹檢查、見有發現疑似疫桿菌存在、後更施以生物學研究之、見有急性出血滲出性肺炎症時培養及動物試驗、未獲得陽性之結果、一九二七年之疫例數目不甚詳、茲將日人所調查（十二）疫區及疫例表示如左、

日期	地點	疫死數由村民報告	查核死亡數
八月下旬	唐哥廟附近	二〇〇	三〇
九月至十月	乃木哥兒、奧列別基兒、烏卯花、哥索賓、	三〇〇	四〇
九月下旬	金家窩棚	五	五
十月上旬	錢家店		五
十月上旬	開魯東二里之村		八
十月上旬	阿拉格拉廟		五
十一月上旬	萬里哥		一八
總數			一一一

由此表及附圖視之、疫之流行不止達通遼以北（已達虎拉哥廟大林站北五十里）、且至城之西部、抵開魯及至距此二里東之一村、日人曾到錢家店調查、謂一九二七年已見疫流行此地、據李德權稱此時適其調查之際、總言之、傳染蔓延實際觀察似限于遼河以北各縣也、

茲將辦理防疫計劃主要者示左

一、在通遼疫區于九月二十四日由縣知事開防疫會議、計通過議案如下述之數則、

甲、擬在縣境醫院設立臨時防疫局、由警吏實行健康檢查及佈告發疫禦防報張宣傳防疫辦法等事宜、

乙、縣境內外之交通、嚴行取締不許渡遼河、

丙、在遼河北設立分局、以探訪疫情進退組織臨時埋葬隊及臨時消毒隊、從事辦理疫者善後事宜、

二、在四通路線設防辦法示左、

甲、在通遼錢家店鄭家屯及四平街、均駐有醫官從事檢查來往該路線旅客、

乙、凡由上述三站來之三等旅客、須嚴密隔離封鎖、至四平街時、待檢查後始放行、

丙、每列車附以衛生車一輛、以備收容疑似疫客之用、

丁、每列車中常備消毒器械材料、以備作不時之需、

戊、視為緊急時卽完全停止交通、

三、在鄭家屯防疫辦法、組織防疫會、實行交通取締、及健康檢查各事宜、在北之碼頭設立總檢疫局、凡由染區所來旅客不許自由入城、鐵路檢疫由十月六日實行之、

四、于四平街防疫辦法、在日人方面於此亦設立臨時防疫局及研究所、且備收容患者接觸者之場所、以外更檢驗由西來旅客（不久即歸吾國鐵路醫官接辦）、健康檢查亦陸續進行、又特注意於夥房飲食館等衛生上取締等、

五、在奉天防疫辦法、二等候車室中設有臨時檢疫處、凡由四平街來旅客一律施以健康檢疫、

鼠疫之流行及禦防總論

六在長春防疫辦法實行檢查由北來旅客、此事由中東路醫官、自十月初實行、此處實行期未免過晚、其餘各防疫辦法亦未見根本施行也、

一九二七年流行之防疫總算完善、遼河之聯營若能停止、則傳播力可消滅、幸通遼一帶曾注重於縣境內自防政策、

丙、一九二八年通遼之流行、（一）第一期事績、如上述關於通遼鼠疫流行各節、通遼鼠疫出人逆料、然當在一九二四至二六年、已有疑似疫例之發見、不過自一九二八年九月七日防疫處所派之陳醫官、在錢家店發見第一疫者後、始釋一切疑竇（觀第四段）、一九二七年遼河之北岸曾見疫流行一節、料無疑義、其實疫流行之來源、必由班禪喇嘛參拜團一時聚集多人爲誘因、由此可以解釋該傳染各縣爲疫發源地耳、且有謂以後發生肺疫、亦歸咎於此數縣、蓋通遼北部自一九二八年已證明鼠疫流行所致、著者亦於八月中旬一度前往調查、不過傳聞如是、觀（第三段）又查日本方面於九月五日由大連特派醫員前往考察、或曰鼠疫、或曰霍亂、究不知症爲何屬也、

茲爲研究第一期疫情關於系統宜先論下述之各條

一、鼠疫多爲腺型、於九月上旬已在錢家店及其附近發見、且有一二不同之疫發源地也、

二、老鼠在疫流行先、聞在錢家店發見甚多、詎疫氛達極點時、則又復見減少、吾等捕捉及尋出死鼠化驗、有證實爲傳染鼠疫者、其次又有謂一九二八年流行、乃由一九二七年疫區內或附近各處所發起蔓延、其傳染媒介多由人類傳染於人類、最後以學理證明人身之寄生虫、亦有傳染疫毒、使疫流行之能力、此所以在錢家店之鼠類如何發生傳染一節、甚難鑑定、就吾等研究、知西北各疫區、老鼠到處皆有、但須考慮者、即鼠居之地面與傳染齧齒動物界線如何、更有難測者、即疫區疫發源地鼠疫之一節、流行與野齧齒動物比之與家齧齒動物之關係尤切、此則容後章研究以證明之、想不在

通遼縣境、或居更遠或附近蒙古內地

茲又試考察從前疫症事績、第一次報告此事績者爲滿鐵衛生課七月杪所刊之論文、但其中材料多由旅行該地者所搜集、伊稱在達爾王府城、該城距通遼北六十里（二十英里）、曾發見疑似疫例、此即疑爲附近疫發源地、又據日本報告在國際聯盟會週刊十月十八日（十三）刋中稱于七月上旬在渣罕達拉高地方發見疫死者三十三名、以後蔓延以北各村、計見疫例一一二名（瞻榆縣于八日上旬聞有是疫料由此處直接傳染）以後由各方調查之消息知八月間疫氛上行、由乃木各拉過烏里堡哥至錢家店、而烏里堡哥已于八月中旬、恐已被其傳染此疫想歸咎於由馬道營子所來之兩名旅客所帶來而傳染云、

據李德權所稱、錢家店已由距高家窩棚（陳道窩棚）二十里（七英里）西北之村所傳染、八月杪該地有一婦人携兩小孩到此、而兩小孩在錢家店東部死亡、其婦則在回路中途死亡云（八月二十七日）由此第一疫者可以注意、而李則謂在錢家店一處、尙早已發見傳染云、著者曾聞有蒙古旅客、由高家窩棚於八月中旬到此、住於本地夥房住宿兩日而死、由此例視之、第一疫者想在八月二十一日、姑不論疫發於何日、錢家店東部大多數土房、以泥建築、易伏疫毒、如一九二八年之流行、確由旅行者所帶之跳蚤而傳疫毒於鼠、此種不良土房、可以讓成媒介傳染之物、吾等初次檢視此房時（有永久住於一家連戶主十三名均死於疫）其危險情形令人不寒而慄、其坑蓆被褥盆桶及種種傢俱任意亂放無處不有、其睡坑多不清潔又不掃除、所脫下之棉衣等物、堆積懸掛於房角頂柱中、其牆角土地上、則鼠穴觸目皆是、跳蚤亦常見、此爲傳染鼠疫之大媒介物也、

二、錢家店疫流行（一九二八年九至十一月）

鼠疫之流行及禦防總論

一、村內之鼠疫情形、錢家店乃一小村落也、有人口一千七百、位於距東站北四分之一英里（距通遼東一四・六英里四平街西一〇・七英里）以前此地爲蒙古荒蕪地、近年來經前張總司令作霖提倡開墾、多植高糧小米大麥黃豆青蔴等、全村分爲二要部、其一卽西部多有磚築店戶、其二東部多爲土房以泥草築成、窮者居多數、此處有一家十三口均死於是疫、經完全消毒後、用作臨時鼠疫病院也、東部鼠穴甚多、牆偶土地下大小鼠穴觸目皆是、其屋項多以積六寸厚之高糧桿鞜蓋、以粗木柱壓之、更鋪以薄板天花板上老鼠藏者尤多、又因此地人所睡之火坑以磚製成、中通空氣備燒火暖坑、其上鋪以草蓆、想老鼠常常在穴中遊行炕內、出來覔食物時所帶跳蚤轉移於人身上、窗戶多以能移動木架成之、窗外懸以高糧桿簾以備推開至晚垂下、此屋內住戶隨意倒臥、衣履衫褲放置無定、坑頭指屋頂散亂到處皆有、卽日常所用之食品亦同放一處、此等最利於鼠族之生活、而便於傳染者與房相連者有大院、院內牛馬狗猪雞鴨家畜各家皆養甚多、無怪乎此疫流行猛烈者也、西部一帶建築房舍整齊、而人民亦較清潔、所以疫死亦輕減、死亡率東西相比爲一對九、大道均不整齊、卽道傍鼠穴亦常見也、

二、流行之總情形、錢家店自疫發見兩三星期後、疫例無一定數目、後經調查自曾發見疫死日起、卽計自九月一日起核算有三十二名、又九月一至八日間閱已疫死至三十七名、自實在統計觀察（見另章載明）計錢家店此次疫流行所發見疫例、總共有三百四十名、

茲將數目計表如左

八月間死亡數	四五名
九月一至八日死亡數	三七名

九月至十一月九日死亡數　二五八　（中有五十一名屬附近鄉村者）

以上共三四〇名、加上已知獲全愈者一二名、統共三五二名、

觀此數目似屬可靠（此村人口在疫流行前爲一七〇〇名）此村疫氛猖獗時人民外逃、以致死亡率未克核算、詎至九月十六日、著者接辦防疫後、所查人口不過一一〇〇名、由此核算在十月間者則死亡率爲六至八略表示左、

戶數	一五四	傳染	三四		
人口（男）	五七七				
人口（女）	二七二				
總數	八四九	死亡數	九一	逃避者數	七五八

以上所述之數目似亦屬不確、括其理有二端、

一、因土民過事抵抗、檢查醫官不能按戶皆進、

二、空房甚多、何日逃跑者無法探索、

由此核算死亡率爲一〇・七似過於低、想必達百分之二十、是卽每普通人口五名疫死一名也、

又據消毒隊報告於十月二至八日間調查之統計、謂在疫戶三十八間之死亡數爲一〇八、其中有七戶全家疫死者、其餘之死亡率爲

死亡率（一〇〇）	八〇	七〇	六〇	五〇	四〇	三〇	二〇	一〇	〇・九	
疫戶數（七）	二	三	五	二	三	四	五	三	二	三六

由此觀之、有兩大院見死亡數爲比較輕減（一爲三十二又一爲二十八）、此兩院之防鼠建築比較亦良、爲磚房、住者人數亦少、由此每人所佔睡位較廣、但東部之末端、爲最不良之情形也、

三、錢家店辦理防疫情形、

四平街、於九月一日始正式接到錢家店確實發生鼠疫報告、同日鐵路當局開始防疫、凡由錢家店及其附近各站來往客貨車一律完全停止、如無特別緊要時、來往該線車輛到站不停、又在疫區試行隔離各法、九月一至十四日正當風聲鶴唳之際、村民多逃鄰村避疫、鐵路當局於九月十四日、遂將四通全線停止交通、又九月十五日、通遼打虎山線客貨車均停止、九月十三日、曾派騎警至錢家店、警長次日免職、新警長九月十五日接任、自此極力從事防疫、不幸一二星期後、村民之頑抗、謂人生死歸於天命、以自解、而不從約束防範、此時之恐慌紊亂秩序情狀、不言而喻矣、著者於九月十六日、初抵此村時、聞有疫死無人過問屍體、以車搬出暴露空野、慘不忍視、一時棺木缺少、有一棺運出倒下屍體而事再用者、又有以蓆捲疫屍隨意遍置街巷、或村中野外、或掩埋於距市二三英里遠者、疫氛日近惡猛、計由九月一至十六日疫死百零六名、著者於九月十六日接辦時、經諸多困難、不能一筆盡述、此次疫例多在東部、由於素不識衛生、且鼠類特多之村、村民頑固、寧死不從防疫約束、一見白衣防疫官員、視爲仇敵、詢之疫情、而不以實報、多事迷信、非鬼卽神、見各門戶符貼紅紙字、門頭均懸衣綠衣之猴形偶像、意以爲齊天大聖可以逐疫鬼云、卽受教育之流、亦多不明疫之普通知識、又謂積火上升、以致毒傳於身、又謂飲不潔之水所以傳染、此卽高尙社會人所常言也、

茲將吾等採擇防法略述如左、

一、以小本及傳單分散各處、宣傳防疫大意、使普通人明其防備知識、

二、將已診斷爲罹疫者、送至臨時疫症院、

三、嚴行隔離與疫接觸者、

四、以硫磺薰蒸消毒疫戶、

五、實行市民防疫接種注射、

六、火葬疫屍、

爲隔離接觸者起見曾呈請奉天長官假距村一英里半之磚築兵營、爲該村隔離所、此所足容全村村民、祇因村民頑固性成、警士無相當協助、未克將全村村民施以隔離爲憾、即使施行按戶檢疫隔離接觸者、如平穩時警士尚可隨之稍爲助力、倘有不測欲使其制止則不能也、高級長官甚願派兵協助、惟以從前經驗不敢請行、吾等寧以勸說服從辦法、不可加以强迫手段、當此恐慌時代、惟有變通辦理、使明白者勸頑固者赴隔離所、其頑性難勸者任其在家隔離、加以相當監視其行動、茲將在隔離所者及在自家院子隔離者數目表示於左、

男女	年歲	在隔離所數	在居家監視數	總數
男	成年	八七	一二一	二〇八
女	成年	四〇	一二三	一六三
男	十二歲以下	二六	八四	一一〇
女	十二歲以下	二九	一一二	一四一

總數	一八二	四四〇	六二二	有老婦九月二十九日來所見股間腺腫送疫後院全愈

已施行禦防接種隔離人數爲六〇三名、

自施行防疫辦法以來、効力極著者、不出兩星期死亡率由二十降爲二、此中幸得有力助手劉作新、伊爲哈爾濱防疫醫院練習生、當一九二一年肺疫時曾任肺疫院主任、以後疫氛日就撲滅、人心日近安謐、各店戶於九月上旬關閉亦漸於十月十三日照常開市、市民舉行祭禮、會集三百餘人之大會、由早八點至中兩點化粧遊行街市、先行者爲四十餘之婦人、扮成披頭散髮、衣紅衫褲、係代表疫神、更有生豬生羊供奉天帝神靈、爲酬答神佑之禮、使疫魔遠揚之意也、對於服白衣防疫醫士、仍未表示好感、此種遊行集衆舉動、一面因示威於疫魔觀念、而一方含有抵制防疫人員之用心、幸無發生意外、而鄉村報告終末之疫例、爲十一月九日也、

四、鐵路禦防錢家店鼠疫辦法、

甲、國有鐵路、凡四通及通遼打虎山間路線防疫收縮辦法、先後實行、自九月十四十五日完全斷絕交通、四通線於九月二十七日弛禁、祇留尚有疫之區仍然封鎖、禦防法按下述三條（見附第六條）

一、各常站均駐有副醫官、最要之站駐有正醫官、

二、凡往來四洮及通遼大虎山線之客車、駐有醫官、

三、由西來之三等旅客、在鄭家屯隔離五日、初用有暖氣管之三等客車十輛、以後於車站附近特備能容五十至二百人處所、此乃蒙南滿路當局備用、計經此站旅客包括俄朝鮮共五三一名、於隔離期內無一發現疫症、脈搏體溫早晚各檢

查一次、外又隨時檢驗有何疑似疫症發生也、

九月十九日、滿鐵當局來訂共同互助防疫規條（見附第六段）、以爲鄭家屯停留後、可以在南滿線自由買票行動、通遼打虎山線同至十月十三日弛禁交通、從前營口費立醫院所請求著者所協助建築落成之隔離所、此次未曾用著、交通開放後、由北來車仍繼續由防疫員隨時驗車、在營口亦於九月十三日施行同式之檢驗、該地有著者管轄之隔離所易於辦理也、

此次疫之蔓延、似由錢家店沿線向東而行、在通遼打虎山間未見一疫例發現、此亦由防範之得宜也、

乙、南滿路防疫辦法、參照與該路衛生當局九月十九日之共同防疫合同（附第六段）、P人方面除在四平街外、長春奉天間全線亦設防、奉垣同時亦組織臨時防疫會、九月十四日林德新市長開防疫會議案、通過組織防疫委員會、撥款十萬元在皇姑屯設立防疫專部、南滿沿線及其鄰近各站未見發生鼠疫、於十月四日下午據發生警耗、稱有一疑似疫者在奉天站放行、此人年二十一歲、由四洮線之解屯而來、在日本車中卽發見體溫上升、送至已成之隔離所、以後證明爲結核症而已、

丙、吉長路方面、此處於九月十四日開始檢驗旅客、

丁、中東路方面、雖然疫者可由長春南滿路或由齊齊哈爾經洮齊線侵入、中東路因長春方面有南滿路之監視、似無甚險要、於是九月二十六日在哈爾濱開防疫會議、決祇在齊齊哈爾方面注意侵入而已、

戊、以上防疫法取銷手續、以上所述各防疫法攝要、均手十月三十日停止進行、錢家店斷絕交通及防疫法、連同鄭通枝路防疫辦法、至十一月十五日、卽當錢家店疫氛完全撲滅時始、開首弛禁取締也、

三、沿四通線各地之流行情形、

一、通遼（錢家店西一四・六英里）

以前該地發見疫例之消息不甚完全、著者於八月二十日首次來此處調查、據久駐本地縣壹醫士程君稱、於八月間有患者四名來請求診治、各患者均由鄰村同院住者、據患者自稱更有別患者均係同居一院、症狀爲發高熱及人事不省遂死亡、中有一名於右股間發現腺腫、

茲將程醫士所見之四名疑似疫者略表示左

號數	男女分別	年歲	症狀	至死經過日期
一號	女	四六	發熱咳嗽下痢嘔吐	二日
二號	男	四〇	發熱頭痛昏迷（無咳）	一日
三號	女	二四	發熱及嘔吐	未詳
四號	男	五二	發熱一〇二度惡寒背疼	忽死

由此觀之、所有患者症狀頗爲暗昧不定、按疫學關係上視之、以上三例（包括有腺腫一名）確有可疑爲鼠疫者、幸此種早發疫例、未曾傳染通遼一帶、但此城確實自九月間由錢家店逃來之疫者傳染第一疫者爲男孩三歲、九月十日染疫、除此例外通遼及其鄰村（包括馬利營子十月七至九日間之死例八名）左右一帶前後所發見諸爲罹疫各例爲

數總共疫例四十名、祇通遼一處有確實疫死例十四名、最後二名因與錢家店防疫員有關示左、

一、差役黃姓年三十六歲從前用爲打掃研究室、以後自九月二十六日開始研究時、卽不許其入室內做事、九月二十九日曾接種禦防注射、令多數防疫員寄宿於鐵路辦公室、此室卽在研究室右邊、後經調查黃差有鴉片癮時常入村私自吸煙、想必係由此而傳染、伊職爲打掃防疫員住室及挑水、於十月七日染疫、自覺頭痛發熱及便秘、十二日雖兩眼血紅、但以其脉性較慢而良、十月八日將伊送至通遼鐵路醫院、與以灌腸見效、體溫降至三十七度、以後繼續三日、十月十日下午三點、將血液送所查驗、發見鼠疫菌、十月十一日早九點死亡、未曾施以解剖檢查、

二、苦力田華山年二十一歲、曾充消毒隊、於十月五日連同他人七名同逃、因與疫者同行、嘗於十月十一日忽死於通遼、李醫官施行解剖檢查診斷、證爲鼠疫症云、

通遼防疫早經實行、九月七日該縣知事齊縣長開防疫會、招集本地紳商醫界組織防疫會、設立隔離所及醫院數處、以事送患者十名、奉天阮委員及本地程醫官聯絡辦理防疫事宜、

二、大林（錢家店東一五·五英里）、有人口四千三百、村居鐵路之北、有汽車往來、第一疑似疫者係由一鑄造工之工徒、九月三日死亡、第二疫者爲蒙人、年四十餘歲由錢家店而來、抵村僅隔五小時後死亡、其餘更有由家屬七處疫死者、總數爲二十七名、時至十月三日、其中疫例有未經證實者、大林防疫辦法除醫官帶同警士按戶檢查外、如有疫時隔離及接種接觸者焚葬屍體、查有一廚夫由某飯館外逃步行至劉家屯而死、在睡坑中找出收藏之死體二具、

三、鄭家屯（距錢家店東五六英里）、此處防疫辦法及設立隔離所等、已於前章詳述、一次發見兩疫例而已、第一例乃於九月二十五日股間有腺腫、想係由錢家店逃來者、第二例爲飯館之夥伴、乃由大林逃來、於十月三日死亡、以後未再

發見有第三例矣、

四、八面城（距錢家店東九三里）、此地爲四平街大站之一（距一七・五英里）、有一孩年十五歲、九月二十五日午後由西部到此、與其親同居、忽於半夜咳嗽咯血而死、由四平街派去之黃醫官檢查、見股間部有腺腫、死後取材料檢驗亦證明疫菌、患者由錢家店來此、先步行至鄭家屯連界、再轉火車、遂將全大院施以隔離、又將接觸者施以禦防接種、及以硫磺薰蒸消毒住房、有接觸者五名（有二名顏面潮紅）、體溫稍昇（三八・七度）、後與以相當下劑、體溫遂降下而全愈、本地紳商不贊成組織防疫辦法、但已組織防疫會、並施行下述辦法四條、

一、設備臨時防疫處於站長室及檢查旅客事宜、

二、設備隔離所能容病牀約十張、

三、檢查飲食店夥房及將疑似羅疫者送隔離所、

四、注意調查急病急死各疑似例、

四、鄭洮線附近之流行情形、由鄭家屯向北行、所見漸漸變其形態、土地雖仍適於高糧生長、但不如通遼之肥腴、而人口亦比南部較希少、有大多數之荒尚未開耕、多長高草、最適於牧牛馬等、此地不大、比之近通遼部疏散、蒙人之村甚多、常接近於車站、此種蒙人多採漢人習俗衣服、漢蒙同居者多在西部、蒙人漢人住處不同之點計有（甲）所用之睡坑外容相似、不過不加火暖、冬時以暴露火盆暖住室、有一鐵鍋置於土爐上、以乾高粱及茅桿作燃薪、罕有用牛馬糞者、

乙、蒙人之睡坑不如漢人墊以坑蓆、但以毛氈、如俄人所採用之哥麻類似物墊坑、此在東南俄傳染疫有關係也、蒙人之住戶如漢民不潔、鼠穴亦甚多、在西北部所見時被鼠類騷擾不甚、野留齒類中斯士兒及節保斯兩類、多少在稍離人

居住之郊外生產、奈未得機會以研究之、但應將兩次鼠疫流行於此處之事績詳舉於下、

一、三林、此爲小站居鄭家屯北四三英里、距該村七英里許有一村名好金哥林屯、此處於九月六日至二十六日間有八家發生鼠疫二十三名、所有疫者多屬蒙人（一名全愈）惟堪稱異者、即該處之疫與錢家店無關係、乃由通遼以北各部獨立發生云、當醫官前往調查時報告稱發見數例、後經吾等施以如大林及他疫區之防範辦法、蒙人與漢人對防疫新法不信仰者、多屬無知識之婦孺耶、

二、瞻榆、瞻榆爲府城、距太平川站西北二十五英里、（距鄭家屯北六十九英里）以汽車交通往來、城內未見鼠疫、但鄰村五處有疫如表所示、

地點	發疫日期	疫終日期	疫例數目	蒙疫例數
加打文同	八月十一日	九月十四日	一四	一三
義甘拿拉波哥西	九月一日	九月十六日	一五	一二
仝上東	九月十九日	十月三日	七	六
孫新奧拉同	九月八日	九月二十五日	二三（一名全好）	二二
東花安通	九月二十三日	九月二十五日	三	三
總共五處	八月十一日	十月三日	六二	五六（百分之九〇・三）

瞻榆縣知事爲大學畢業者、表示其防疫意見（參觀附第八段）稱、疫由錢家店移來、因有一苦力由疫死者身上偷有物件、帶至該縣之西南、遂死於該處、由此將疫毒傳染他人、查在加打文同地方之流行、已於八月十一日發見（觀上表）、乃在錢家店發疫之先、因此應疑此處及三林之疫、乃直接由西部輸入、祇因住戶稀少、人口不密、故延遲其傳染機會而已、以瞻榆之鄉間情形、應組織特別防疫團、在城內設有防疫局、由總處派有醫官駐此、隔離所在此及其他四地點均有、又在傳染猛烈之四村、應各立防疫會、每處應有特別高餉警士守望、吾等之醫官乘汽車或馬匹前往監視、本地防疫勤務、幸得明達知事之扶助、故各事能臻完善、倘各縣長能如此禦防、則吾知民命不至遭此慘死之多也、

三、洮南、此爲入口中樞（距鄭家屯一二九・五英里）、完全不見疫流行、九月九至二十日、傳聞有疑似疫例二名、後經詳調查、乃非疫例、地方官紳甚爲和協從事防疫、祇因此處地位廣闊、遂派正醫官石冀良由九月二十六至十月二日駐此辦理防疫、以後由鐵路醫官程君代理職務、多監視陸行旅客檢疫事宜也、

五、一九二八年十二月間吉林省傳聞發見疑似疫例、

茲爲完結此報告起見、故將一九二八年十二月間傳聞吉省有兩縣發現鼠疫事實、雖未經醫者證實、總屬疑似例、仍由在西部蒙地而傳來、此地爲吾人所深知、卽爲疫發源及通遼一帶疫來源地也、

一、農安縣、於十二月上旬報告稱南滿發生鼠疫、十二月十四日有謂在農安縣發見疫死者三十名、類似肺症云、農安縣城居於吉省西南、與依通得附近、爲長春北一二〇里（四〇英里）、爲哈長線最近之站、在東則距七〇里（二三英里）、此城於一九一〇至一一年流行時、曾發見疫例、當時疫死數爲五百名、以後未再見有疫發生矣、曾電詢農安縣知事疫情、旋覆電稱、防疫處鑒巧電悉、前旗境內自上月巧日起至本月霽日止、因頭暈吐血沫死者二十一人、縣境死二人、已逾

兩旬未見傳染農安縣署皓、

以後加以詳細調查稱初疫例乃由蒙地而來、接有農安知事公函（觀第九段）由此視之、如此消息屬確、則食物中毒比傳染爲尤甚因與客店主人作短接觸、此事實難以取信又謂以後發生各例、略有血痰、染病後六至九小時或一至二日死亡、且知事謂前旗地方數年前曾染同樣之流行、茲將在農安縣所見之兩例疫史示左、

一、十二月三日有一青年者由前旗回家、住高家店（在農安縣五區）當夜自覺頭痛及咯血、翌日死亡、祇病兩日而已、

二、又一男由前旗回家、至海拉海城子（在縣之四區）亦咯血急死以適當之防疫法施行於死者、以石灰用棺埋葬、接觸者隔離、臨時防疫會隔離所、及防由蒙邊來人、派醫官及衛生夫至蒙邊從事埋葬消毒等事宜、以此先事有力之禦防、而人口亦稀疏可以無慮矣、

二、扶楡縣十二月二十二日據報告稱、附近扶楡縣（俄人名曰波坦）發生疑似疫例、本地丹國教會報告稱有一家十七口死於疫查扶楡爲入口商埠、有人員萬餘居哈爾濱西南（距二二〇里或一〇七英里）爲松花江北岸由哈長線之三義招（八〇英里）站有汽車連接有車路直接哈濱安達及其他中東路西部各站此地當一九一〇至一一年之流行、亦被傳染但疫死人數未詳、在松花江南部與蒙地較接近有王太子駐九十里外之處、當由哈爾濱防疫處派醫官前往就地考察於十二月二十八日回哈報告稱在住戶之院內（扶楡東北二里）曾見疫流行此村地面甚大、有遠隔房屋約二百間調查醫官雖聞扶楡曾見疫例十二名、後經親自按戶檢查確患在三民家曾死亡疑似者七例而已中有一家八口者死亡五口病症爲頭痛、經過兩日病時無咳嗽、祇有一名死時口唇染血、三星期以來未見發生新疫例調查醫官信已撲滅遂返哈而附設於警署內之臨時隔離所亦同時取銷矣、

以前聞此流行與農安縣（距一八〇里或六〇英里）疫有關、吾等未得確證、所以此處發見之疑似流行、比之農安縣之事實尤難信以爲實在也、

六、結論、

一、茲將一九二八年通遼可疑疫例攝述如左、

錢家店	三五一名
通遼及鄰村	四〇名
大林	二七名
鄭家屯	二名
八面城	一名
三林	二三名
瞻榆	六二名
以北及他地	九〇名

以上共五九七名可決之爲六百名也、

二、茲將通遼辦理防疫經費開支述左、（九月二十日至十一月二十日）

一　總辦及三正醫官薪俸		二・〇〇〇
正醫官十五名	薪俸	四・〇〇〇

	副醫官八名　薪俸	九五〇
	男看護十一名　薪俸	一・六三五
	總處辦事員十三名薪俸	八〇九
	差役　薪俸	六四一
二	研究室差役黃之恤金	四〇二
三	菌苗液血清消毒品藥料	五・五九八
四	器械	一・六一一
五	旅行費	九〇二
六	印刷費	二〇五
七	郵費	六二
八	電報費(十月一日後免費)	一三七
九	零買購置	五二〇
十	小賬	二一八
十一	通遼特別費	二・一六〇
十二	鄭家屯隔離所	一・六七四
十三	錢家店(疫症院及研究室)	六四六

十四	太平川	六〇
十五	大林	二〇
十六	八面城	一三
十七	瞻榆（縣知事用）	四五〇
十八	李世（四平街城）	一四〇
十九	煤炭電力	三〇〇
二十	雜項	四九七
	以上統共	二六・九〇〇

三、無論如何視之、此項通遼防疫所需時間既短、而用費亦甚儉省、所以能收此廣效而達完備之結果者、計有數端如左、

一、蒙奉天張總司令暨翟省長之敏捷、於九月十七日不出二十四小時即能應著者之求助臨時防疫經費三萬一千元之巨款、故辦理速而得效亦著也、

二、四洮路局借臨時辦公處及來往車輛、防疫官員得此來往調查或防範頗有種種之便利、

三、防疫總處設於四平街、利用長途鐵路之電話消息、爲之靈通、辦事無所延誤、

四、全體防疫醫員職員協力前進、對於急緊時毫無懈怠、

又南滿鐵路衛生當局金井課長暨其助手、常來互相、又借給不用之房舍作爲鄭家屯隔離所之用、

綜上諸端、實爲事前未所料、故能撲滅惡疫而奏速效、以造福人羣者誠幸事也、

一九一七年至一九一八年山西疫症流行沿革

伍連德

於一九一七及一九一八年間檢查山西北部疫症流行所受之感觸、轉瞬於腦海未至忘懷者、迄今已十年矣、考其發源起於蒙古、彼時以民志未開、對於厲疫之防範、不但視為無足輕重、甚則反抗異常、故其傷亡較多、而損失亦不鮮、據其不完全之報告及余個人所經驗所揣度而言之、乃係多眠疫又類似肺症之一種、祇按時期而發生者也、回憶於一九一七年八月間、阿都省及內蒙各部發生鼠疫時、據可靠之消息、咸謂伯士波郎內蒙古地於一九一七年十一月杪曾見有肺疫流行、此地在黃河之北岸、即今屬綏遠之包頭鎮、乘馬向西路行三日至五原城、在伯士波郎之東北各地、均已被疫侵襲、又由伯士波郎縣向東蔓延而來、顯係由包頭疫區旅行携帶者所傳染、蓋包頭為山西及內蒙之繁盛商埠、於是年十二月間已見有疫症之流行、在是月之廿三日、疫氛已延及薩拉齊、又向東蔓延、查其疫流行線多遵循旅行者之路途而前進、以後復經伯士波郎及黃河之沿岸向北大道而遊行、包頭及薩拉齊歸化城、由歸化之大道行至豐鎮及今之山西大同各地、考其傳染之媒介、多由下述之兩種人民而携帶也、

甲、因山西之西北及北蒙各地之出產、以皮貨為大宗、而運輸皮毛等貨物多由車或乘馬行夫或駱駝隊等、從蒙古運輸多量之皮毛貨、批至豐鎮鐵路車站、以待善價而沽、故來往運皮毛者益衆、則不免有携帶疫菌之虞、

乙、綏遠在昔為山西北部之重鎮、乃貿易商務繁盛之樞紐、故今有改綏遠區之省制、該鎮之商人以山西人居多數、由該鎮之商人而回本省內地之原籍者、實不乏人、或由此販賣物品、而流行於省內部、此亦是携帶疫菌之原也、

查此地廣人稀、來往行旅極形不便、客商如遇車時則乘車、否則徒步或騎馬以跋涉、所載笨重物品、恆多遲滯道途、此最

一九一七年至一九一八年山西疫症流行沿革

易攜帶疫菌、果遇疫症流行時、且最易介紹他處、其行路每日僅走二十至三十英里、車夫旅客恆結隊同行、爲數甚夥、適遇疫氛向東漸延、至爲緩慢、及抵歸化、則甚速矣、蓋歸化爲商務繁盛之埠、彼時人口足有二三十萬之衆、且車馬來往便利故進行迅速也、於一九一七年一月三日、疫又向豐鎭侵襲(人口九千)、該鎭爲張家口及北平線之首站、果以波及此鎭其關係不問而知之矣、

中央政府聞該地各處疫氛猖獗、遂派員前往疫區就地防範、連德於一九一八年一月三日抵豐鎭、實行就地調查疫情、而備防範時、保定府亦派利維斯醫士、北平協和亦派臥菲兒醫士、伊於十二月廿九日離平、至卅日抵豐鎭、同行調查、幸此疫尚未延及城內、遂決意同往該鎭之西北薩拉齊(距西二百英里)、抵薊盧時接見第一次鼠疫報告、稱白塔村附近、於前星期有車夫八人僅病兩日死去七名、同時又有兩三村亦發同樣症之流行、伊等遂於一月三日赴歸化報告疫情之關係、及其烈害、而該地方政府謂謊誕不納、故疫致猖獗、醫者束手無從防範、不但對防範不力、且包頭以東之交通、甚至不准醫者行走檢驗疫症、醫者迫於無奈、祇可轉回豐鎭、與著者會議設法合力辦理、伊等照法進行、復回疫區時、見疫之已侵延至薊盧縣地境、疫死者由七名至四十名之多、著者行抵豐鎭、開始試行適當之防疫辦法、所設臨時防疫隔離所、即下述之三條辦法是也、

甲、選擇適宜地點三處先行斷絕交通、

乙、於沿路各站監視售票、如未經健康檢驗及客車內未駐醫員時、不得隨意售票自由行動、

丙、南口張家口大同等要站、各駐有醫員、耑司檢驗行旅客商、

此時北平政府見防範得法、非常贊成、但仍恐延及北平、遂令平張鐵路交通完全絕斷、於是年一月九日通令實行斷絕

交通後、僅救濟沿鐵路各處、不意遂由大路而流行、致疫氛遂向南竄襲至山西省內地矣、

第一疫者、係於一月八日在豐鎮站三等客車中發見、第二疑似疫者、係於一月十日發見、由歸化城四日前回行之商人、僅罹病兩日即行死亡、臥菲兒醫士隨著者至一疫家施行解剖、取一脾臟帶回研究、疫者之父及其親近人等、應令在隔離所隔離、詎料伊等率同一羣無賴之愚民、包圍吾等所住之客車、即行攻打、幾欲放火焚燒車輛、無人敢止其兇暴、幸被該地縣知事聞知、即帶同警察而至、一羣無賴聞風遠揚、此圍雖解、而該縣之警察、因不明防疫之眞像、不但不能以相當保護防疫、反從中破壞、以紊亂防疫之進行、致疫氛猖獗不能歇止、吾等以該地人衆、不明防疫之意旨、於防疫前途常爲阻礙、即吾等設防如何週備、亦無益實事、吾等急回北平再謀善舉、政府另委醫員前往防疫、其情形述之於下、

一、綏遠城、　此城即今之綏遠特別行政區域、其地包括內蒙古、以都統直轄、其公署即在綏遠、亦即今日之歸化城是也、鼠疫早已侵襲此地、乃由內蒙古傳染、疫氛經過五原包頭及薩拉齊、又渡黃河向南而行至新羅、此爲十二月中旬以後、綏遠都統鑒防疫關係、遂於此處設立防疫局、又於五原薩拉齊包頭梅坦大哥米等處設立檢疫所、至二月十五日、全紹興醫官、亦帶同多數醫員、由北平抵該地辦理防疫事宜、遂於四月杪將疫氛撲滅、極爲迅速、於三月中旬歸化及綏遠疫氛滅絕、但當時大哥米及以西各處、疫尚未肅清者、武川以南之茂林及都昌均先後染疫、至四月杪各縣疫氛肅清、當在五月中旬方停止防疫、查此次共疫死人數約千名也、

二、察哈爾縣、　此區最繁盛者即豐鎮、此縣南與萬里長城與山西分界、今則行政亦屬獨立區也、彼時疫情據稱由西傳染而來至豐鎮、經吾等調查得知者有兩例、第一例因由兵隊自綏遠於一月十五日調歸丰鎮、隨將疫毒帶來也、第一例因旅客由歸化城來此地、於一月廿二日疫死、被疫先侵及陸軍、然後又波及他人、據其不完備之報告稱、最

一九一七年至一九一八年山西疫症流行沿革

初無甚緊要、總計疫死至一月杪起不過六十名而已、及至二月疫氛似又猖獗、北平協和醫校之狄尼醫士、派赴疫區帮同防疫、至三月上旬疫勢蔓延全縣、亦不過爲局部傳染而已、殆至三月十六日在洮林縣報告疫死四十名、幸速爲撲滅、察哈爾縣在三月間未見疫之流行也、

三、山西省內地、按地理學查知山西省居萬里長城之南部、此疫卽起於山西省之北小部及南大部、其小部名第三縣區、大部名第四縣區、當一九一八年防疫隊在綏遠及察哈爾爲一及二區、在第四縣區之中樞附近地方坐落太原府城、一九一八年有人口十萬、第三區之交通要道、卽甲由歸化至大同與乙路相連、又乙此爲北路要塞、由太原而來、及丙鐵路平行向長城北部經過大同府、向東至張家口及北平、又由太原府有枝路、名正太路向東行、至四家昌站與平漢路接軌、黃河一帶成爲第四縣區之西界、一九一七至一八年疫流行時、不作交通、因有冰塞、由此可防守步行旅客傳染、蓋由何處而渡河無所知也、

彼時巡邏營在長城南部早已成立、係一月四日由使館衞生部所提議者、又有一處在北部、可以防疫氛傳染入山西內地、此種巡營於一月中旬完成、雖可大減旅客之數、對於道行者實在難防、況且旅客當三四兩區疫流行時、已開始動身前進、試觀下表卽可知矣、

(地點)	(縣區)	(傳染日期)	(傳染情形)
因檢	第三區	一月四日	有勞動者二八自城外而來
朔平府	全上	一月五日	
大同	全上	一月七日	有由歸化城回家而帶來

四原	仝上	一月八日	
山陰	仝上	一月九日	旅行者由外城而帶來者
代州	第四區	一月十日	仝上
忻縣	仝上	一月十四日以前	仝上
崞縣	仝上	一月十四日	仝上

查根本防疫之要樞、即早將張家口及北平之連線路、於一月九日斷絕交通、如此尙不能防止第三縣區全境之傳染、不過祇防山西一省、而以外之路難能期絕滅也、張家口似被傳染不至急烈、於一月卅日之官報稱自一月十八日設立防疫局以來、未見發生疫例、第三縣區以外、有向南大地及平行至內城各處、早已被傳染、如是山西防疫局於一月廿日開始有系統之防疫辦法、因疫多在各小村莊流行、因此頗難一時辦理多數傳染、此異點似有困難者、其理卽在此城鎭、通常以長城圍繞、能防外來之侵襲、多有乘此機而利用者、其餘之主因、長城以北之商賈多屬村莊者、如彼等欲回家時、多匿避此大路也、

以上籌辦防疫困難之要點外、而太原亦爲疫毒傳播之區、入山西之平原各處之媒介、而張太路亦爲將來疫毒傳染之媒、由此路北部直傳入河北省、所有此項傳染危險地方、及少數防疫醫員當初原擬先將最主要傳染各縣區肅清後、再漸及他縣區、所以在討論防疫辦法以前、當先言未被傳染之各區域之防禦爲最要之問題也、

茲將太原據楊君所擬之防禦辦法述之如左、

甲、

考疫氛之傳播、莫甚於孔道、苟於孔道之要塞設以完善之隔離、則當然疫氛減少、而蘇民益多也、山西北部之疫氛

一九一七年至一九一八年山西疫症流行沿革

向南部傳播、必經之要道、即雁門關、此雁門關東西與長城相連、貫穿省之北部、如銅牆鐵壁、苟有北來之行旅、嚴密檢查、以行隔離、城門緊閉、所有北來者非經七日之隔離不能自由出入、此辦法爲最完善之要點也、至此可見之、即旅客由何而往來一語、則無濟於事實矣、蓋旅客之言不足深信、因來者盡爲山西之南部人、或因於北部直接傳染之區而回家以圖匿避之也、

在太原未見染疫者一名、即附近百里外亦未聞有疫者、不過在此城設防乃由騎兵過雁門關新高及石樑關等處、由此視之、調查確實北行各傳染縣疫區之情形、比之本地設防爲尤要也、所以必以一定時期作根本隔離、太原府不成問題、況所需食糧爲數甚巨、且鄰近之傳染區距離甚遠、似宜於三十里內、祇以康健檢查、即許人民來往交易、蓋所有在雁門關及太原府間之各縣、多爲外行旅客又停留於石樑關及新高間隔離所者、即使隔離期滿、亦不許向南前進、由此推知、人民到此城而向南行之機會甚少也、

乙、正太路線、自疫症流行將及山西之南部、政府禁止正太沿路交通、謹許太原府楡次壽陽陽泉四站、經健康檢驗後始售客票放行、對於客人由何而來之調查、似屬困難、但欲逃免隔離亦殊屬不易、且沿路旅四五日、偶有被傳染者發生、亦易於查出、及便於管理、由此非有在城傳染時、罕有能在疫死前而行此路者（楊稱）、其最不宜之點、乃不事適當之隔離、而事旅行者之檢驗、如楊所言、爲最安固之處置、已述於前、應任旅行者動身與目的地被健康檢疫後、與以自由乘車爲宜、如旅客與以七日之隔離、則可同時抵目的地點、即旅客自然願循路線步行、在管理上循道路行比循鐵路行爲較難也、由此觀之、對於路局當局、與吾人方面採用何法爲最善、需雙方妥籌方爲完善云、

丙、傳染區防務之撮要（多在第四縣區）、在山西防之困難、已述於前矣、即如各村爲傳播疫毒之媒介、本地人民散

居山上、時常拒絕醫者及新防疫法、其應注重者、即與村長和協共濟、勸勉村民遵守防疫規章、不宜以過激手段以興奮村民、此所以在山西施行防疫比之一九一〇至一一年在東省之防疫大有不同之處、且屍體解割之研究不易實行、此在豐鎮時、曾發生可懼之反應、又曾注重以白話文語廣告小冊及演講等之說明鼠疫種種關係、以博一般之信仰、在城市時、又與本地官紳合作、由此可解釋偏執誤解、有數城最初以閉關自保、在沿縣即第三縣區之人民以下述之印刷防疫報告從事防疫者、村民均已讀閱本省疫症流行、幸有閻省長錫山採用新法防疫、選擇專門家所擬之防疫辦法、將防疫局全權委警廳長南桂馨辦理、以其爲全省警政之領袖、且有行政之才能、堪應是職、更聘有專門家楊醫官之助理、長任指揮及監督辦理各員、本省設有郵務電報及軍用電話等之使、由此各村辦理防疫人員、可以便宜接洽、以利防務也、

每縣均以縣長擔任防疫職責、從事幫助專門家之進行無阻、換言之偶有困難發生、該縣長當爲之解除、或藉中央政府之力以互助之、最初專門醫材甚少、每縣亦要駐一醫員以上、有時教會醫隊之總處多設在縣城內、由此每日派醫員赴各疫區從事防疫、有例外者、如仙旗地方交通甚不便、疫氛甚爲猖獗、城內及三大距離地亦被傳染、如前述各大城之疫氛比較的不劇、不過有三四大縣城被此疫傳染、總言之此疫在大城爲易防者也、其理括之爲

甲、有教育之防疫知識、

乙、關閉城門有相當之市民食糧、

丙、有警士及市民之調查力、

丁、設有隔離所從事隔離旅行者、

各村之負有交通職責從事調查疫例及疫死、且按縣知事之請求、以敏捷手段、調查疫情縣警及特別防疫員、則按時檢查各村、如有誤報及不著力防務者、加以勸告或科罰、由此不藉陸軍之力、可以互相協理、且有多數疫村甚願自動實行遵守隔離、且願拒絕由疫區而來之新客以防傳染、

在防疫組織機關中有委員之設、即非專門之委員、由防疫局派赴各縣境以助縣知事及疫區人員、擔任防疫事宜、此種委員、多由太原警官學校畢業、或具有防疫知識者、且於出發前均已受防疫教育、對於調查疫者跟蹤回行旅客、監督埋葬、檢視或行嚴密隔離甚爲得力、彼等駐在疫縣區、至撲滅後止、有隔離所採用廟宇或相當房屋爲之、但對於實行隔離疫村規則未見嚴密、幸每大院均有牆壁圍繞數屋成一區、如是患者及其親近戴以護口具、可保安寧、而接觸者不許離院、所有送與物件先存於門口、或由窗門或由牆外送入、必要時加派警士、及由此忠告健者不可與疫者或傳染院往來接觸、或監視隔離者之行動、所有肺疫死者、必要時採用火葬、有多數疫區、將疫死體交付具有疫學淺識穿以長衣及戴有面具者施埋葬之、必要時以石灰放入棺內埋葬、凡埋葬方法應按定章辦理、深掘地八尺、如不遵章埋葬由防疫人員監視取締之、凡疫死之屋宇不必焚燒、多以硫磺蒸薰法消毒之、但屋宇多未密封、有醫者監視、時以石灰撒於有疑傳染汚穢、如地板土坑各處、然後將房封鎖消毒、非經三個月後不許再用、但亦有疫死者用過之房及臥室、而健者隨用之、而不發生傳染者有之、所謂消毒埋葬、由衛生隊管理、由經驗知每屍十具、由一人專管便足、衛生隊住於廟宇或方便地方、但衛生隊多未曾特受教練、又無合格醫士帶領、幸未被傳染、如上述之有力組織防疫團、不能即時可成立、因開始防疫時、如第四疫縣區、不過有醫士二名從事職務、最後則在此區有醫士十三名、外人非醫者助理員十五名、中國醫員四名、及看護八名也、

丁、第四區疫縣區防疫事務、在此區者不克即日就辦、最初疫流行在太原及新縣、以後防疫人員增加、則直省邊界及北路一帶開始檢驗矣、又忻縣及五台兩縣防疫、同時動手辦理、但在五台縣祗有一村發見傳染而已、査此兩縣疫之傳播、於數日內可以撲滅、調査委員由五台縣以北之繁峙縣一帶調査、途中各村發見傳染、於是即在繁峙縣開始防疫、崞縣（在忻台兩縣之間）亦同時舉行防疫、所有北路之東、全域均在防區內、在距西各縣（神池、五寨、寧武、偏關、及苛蘭）漸自西北一帶亦在注意中、防疫計劃稍事改良、因傳染中樞、似在豐鎮忻縣之西南、即附近之太原、比別區域爲尤甚、武寨及神池兩縣之傳染（即城內傳染最甚之區）現已肅清、現下疫氛忽發現於太原府南、闈繞鳳主嶺、即在武鄉縣、乃由旅行者及其乘騾車夫等所傳染、防疫之注銷、乃於三月十六日實行、而第四疫區內總算肅清矣、

戊、第三疫縣區、此區於一月上旬、由陳祀邦醫官主任開始防疫、大同府城已獲良果、此城分爲四縣、實行按戶檢査、隔離所及疫症院、亦同時開辦、此處人口爲二萬、曾見鼠疫患者一百三十四例、三月中旬將疫撲滅、四縣內死亡率不高、疫氛雖不甚猛烈、仍繼續傳染者、不止人民自動防疫、有遵守頒發防令、亦有用古法自防者、但多有反對新式醫士者、其怨恨之原因、多係緣赴張家口之鐵路斷絕交通、貨物雖於二月已通行、而客車十五日仍繼續實行也、於三月三日山西防疫局已接轄、此縣防疫事務其通過爲

一、先由南長城之北部各縣開始防疫、

二、南長城一帶、即使已受隔離之旅客、一律要禁止往來、蓋恐僅施以嚴令、則多數旅客區於隔離之危險、容易使第四疫縣區再被傳染、由此第三疫縣區未肅淸之北部蔓延、曾見傳染各縣、易於再被傳染云、

一九一七年至一九一八年山西疫症流行沿革

於三月十日防疫醫員探視第三縣區時、當時見紹山兩縣無疫、遂將人員分爲三組、在西之組、卽平魯右玉及左雲諸縣、在管理之組卽懷仁、大同縣、但無大同城（因有獨立機關）陽高及天鎭縣、又在東組、於渾源廣靈及靈邱縣、每組有副組從事保護、均有醫員一名以上、及相當護兵、以外尙有疫區之助理員（趙副官）伊爲勸導住民甚爲得力在內城附近甚稱和協、殆近北部、則感困難、尤以東北一部爲甚、幸不出一月、將疫氛撲滅、四月十五日已實行停辦矣、

茲將兩縣區之死亡數目表示如下

第三疫縣區表

縣名	總數	男數	女數	男女未詳
右玉	三三六	七六	三八	二二二
應縣	二二六	一四二	七八	六
山陰	一七一	八三	四八	四〇
左雲	一六五	九六	三五	三四
大同	一三四	一〇七	二三	四
朔縣	一〇八	一九	七	八二

縣名	總數	男數	女數	男女未明數
平魯	六五	一二	一	五二
懷仁	六二	三七	二五	
渾源	五二			五二
天鎮	四〇	二〇	一〇	一〇
廣靈	二〇			二〇
靈邱	一八	八	六	四
陽高	一	一		
總數	三九八	六〇一	二九一	五二六

第四疫縣區表

縣名	總數	男數	女數	男女未明數
神池	三四〇	一七五	七三	九二
河曲	一一四	七五	三七	二
代州	九一	六〇	一六	一五

一九一七年至一九一八年山西疫症流行沿革

崞縣	八八	五〇	三五	三
繁峙	七五	三六	一二	二七
忻縣	六九	四一	二五	三
武寨	六五	三一	二四	一〇
偏關	四五	六	五	三四
定襄	二六	七	一〇	九
寧武	二五	一八	七	
武鄉	二三	一三	一〇	
岢嵐	一八	一四	二	二
五臺	四	四		
總數	九八三	五三〇	二五六	一九七

四、直隸省如圖所示直隸省為山西接壤邊界、由此疫毒最易傳入、由太原府路線（此處已有防疫）傳入者尚不多、但更北部則傳入為多、所以直隸省應加注意防範、北平公使團體衛生於一月初旬擬在沿路及滹沱河一帶設立

守衛、追嚴查疫區狀況、疫氣確係由滹沱河入直隸、因第一疫者、係一月三十日平山縣之白林地之所報告故也、後於二月五日平漢路之定州亦發見此疫、又在楊縣之道三浦亦發見疫例、醫員派赴此三縣從事防疫、平漢路早已實行頒佈防疫、包括至梁高村枝線絕斷交通後加派醫員、設隔離所於四家村、此處旅客停留四日、過張大路之旅客亦受同樣待遇、四家村之旅客、逃避檢疫者嚴防之、所以小站均停止交通、大站則嚴行檢查、客車內亦嚴查防疫、由此每一列車卽附帶醫院車一輛分兩部、前部備病人用、餘爲醫者用之、更有檢查車一二輛、所以新旅客必先受車內檢查、如有疫例或疑似例、均應送至醫院車內檢查時間總在到次站之前完竣、由此檢查車爲專備新搭客用、發見疫例在此路時、當將長途路線封鎖、由此可以作根本防範傳染他處、何時疫止及疫死人數尚未確明也、想一九一〇至一一年之疫流行、蔓入北平、當在北平前首都設立四防疫局從事防疫、又設分局、三月十六日由通縣報告發生疑似疫死例數名、當卽將接觸人隔離、及派醫往驗死體、其中有一名甚屬疑似、其餘乃非疫症也、其接觸隔者、均無恙、當於隔離七日後放行、一九一七至一八年流行蔓延甚遠、問抵蚌埠及南京云、

五、安徽省鳳陽縣疫情、據津浦路當局報告稱、於二月五日在主要之鳳陽站發見鼠疫死亡一名、所有接觸者送至疫者回行路中途蚌埠地方醫院隔離、該處有哥古蘭醫士助理一切、並設有隔離所、路局探監視交通事宜、本地流行遂止、至二月十九日後未見報告新疫例、調查知山東省疫流行、乃由此處傳入、繼及南京各處也、

六、山東省疫情、此處第一疫者、卽路警是也、於二月九日由濟南之南部回家、伊曾與他路警同居、中有二人因病又送回家中、又一人赴車站以北之村、當於二月十五日疫死、傳染其妻、及別接觸者、妻於二月二十六日死亡、其他路警一名、回家居本城之東北、於二月十八日死亡、更由其居室傳染四人、有兩接觸者、於二月二十四日死亡、所有初發

見疫例、均由細菌學研究証實、

茲將跟蹤此患者之疫區有二處示之如左、

甲、爲理髮匠、與疫死路警理髮、亦被傳染、當於二月二十四日在臨城（城之西）死亡、傳染其家人三名、此四名疫者由三月二日報告時已埋葬、疫屍已試驗證明、將所有接觸者送隔離所隔離、後更有一名於三月六日死亡、

乙、有一人與路警之院同居、於三月一日死亡、傳染其友及其他三人、此爲醫學生於三月九日所報告、即將接觸者送隔離所、此後於三月十五日死亡一名、此爲最末之疫死、共疫死十六名、地方長官會同教會醫士從事防疫、其辦法計有備用紅十字會大院爲隔離所、及先由警士、後由醫學生實行挨戶檢疫、山東鐵路於是由日人管轄、所有東行車路及長店以西、於三月廿六日實行停止交通、津浦線之德州泰安間不售客票、於三月中旬恢復交通、

七、南京爲揚子江之南部、浦口之對岸、其傳染乃由鳳陽縣來、於是開始防疫、二月二十五日報告、在城中發見疫例、以後繼續發見、幸天氣和暖、至三月杪不過疫死二十餘名而已、除普通防疫外、滬寧路在寧鎮停止售票、津浦線在浦口烏衣間亦停止售票、航縣同時停止、注重之點、即從事普通斷絕交通法、利於改別途行駛之弊、如用小輪小艇等、據有報告稱市民利用二十年前之舊路交通者有之、此則易加注意也、

結論、當一九一七至一八年之流行、傳播各處甚廣、多屬鄉間流行、在他疫區亦有計細目記錄之疫死總數、在一萬六千名、但未聞混有腺疫之報告、有敗血症例（似係與東省肺型一種）、此例在肺炎症發生前死亡者、女屬疫死者比一九一〇至一一年之流行較此年多侵各流民、但山西之流行多侵村內住民、衛生防疫員死亡率甚低、祇有本地懸壺者八名、及埋葬夫二名染疫而已、於一萬六千名疫例中、僅有女疫者一名獲全愈而已、

通遼一帶腺型鼠疫流行之沿革

李德權

民國十三年六月二十日、面承洮昌道李道尹之重託、前往通遼疫區防疫、殆至縣城西小閣賓一帶疫病猖獗、死人甚多、遂於二十一日、率醫官一名司藥員一名、下鄉調查、先至距城五十里之傅家店地方、據該處報告、謂一個月前、小閣賓及其附近村落、因患頭疼頭暈、亦有起腺腫者、亦有發生瀉吐者、死人無數、現在已經太平無事矣、適因當時馬賊蜂起、阻塞道路、未敢深探病窩、由是遂返、此即疑是病爲腺型鼠疫之胚胎也、

十四年七月十三日、聞通遼旅客有謂一個月前、小閣賓以北、曾發生一種奇怪之病、大腿根部、或腋部發生腺腫、經一二日即死亡、聞風即往通遼探查、謂事屬於子虛也、

十五年適上海霍亂流行時、通遼西北乃木各拉一帶、謂有患頭痛頭暈症狀、經一二日死亡者實屬不鮮、但該縣因未接報告、以爲流言、並未前往實行根本調查也、

十六年九月二十日、聞通遼西北一帶、又發生傳染病、死人甚夥、聞風即赴該縣調查、據云茲因班禪活佛、由通北上喇嘛等、齊來迎迓、爲數甚夥、遂將此病帶至達爾罕王界內、先發於唐哥廟、聞該廟喇嘛、共死二十餘人、其後又蔓延縣北五十里之乃木各拉地方、一家全死亡者有之、一家半數死亡者亦有之、極爲可慘、雖經六區早有報告、最詳者乃木各拉界內之烏卵花有孫家油房、此一家有六人皆死亡、又黃文秀一家共十四人、死亡至十三口之多、其他相繼死亡者、共約百在人以上也、查其症狀、言不一致、有云吐血者、有云頭痛目眩、是其主症者、其病之經過二三日即死、此爲通遼以北發生疫病之情形也、又聞通邑以西、在頭道營子附近、發生頭痛疫病、約共死亡者三四十人、其中有報告詳細者、謂一家共九人

死去八人、所餘一人潛逃至通遼街上、亦發生同樣之病、經人抬回、行至半途亦死焉、此爲通遼以西發生病源之情形、通遼以東之錢家店、河北之二十里許、有洛寶營子、亦發生此病、先覺頭痛後吐血而死亡者約三十餘名、其中有一家共十二人、死去九人、其餘三人逃至錢家店街上、以圖避免、未久亦全死亡、然錢家店街上、迄今十餘日、並未聞有發生是病者、乃又聞大林站長報告、據有旅客說、大林西北五十里許之拿拉各廟、該村死亡數至衆、所餘未死亡者、皆行逃避四方、考其病狀、爲頭痛昏迷經過三四日、即死亡云、

十月二日、率人携帶檢查器具等物、雇馬車赴通遼以北、實行就地調查疫症、行至馬利營子地方、據云該村並未發生病人、惟村北十里之烏卯花地方、聞前曾因患頭痛頭暈症、人死極多、現在已無病人矣、祗因距離甚遠、天色已晚、恐當日不能歸乃返焉、予歸後之第二三日、有由日本滿鐵流來西村及兒玉醫生、前往乃木各拉等地方、亦行調查疫症情形、行至馬利營子、適遇張香九者、從烏卯花地方染病而來此、宿於該村石家店、次日出店不遠、即死於路旁、被日人即行解剖、檢查其屍體外部並無變化、惟驗其腸內有黏液之囊、使但無霍亂菌、剖驗其胸部、則又見兩肺各葉、均呈充血且已變黑色、檢其血液、見有鼠疫桿菌甚多、

十月九日、會同省署派有阮院長、前往通遼以北調查疫情、先至馬利營子六區警所、由該巡長報告、謂該村完家店、在七日以前、住一行路人、名張香九、年四十一歲、義縣人、稱由么窩棚老孫家來者、發病一夜、次日出店、即行死亡、詢其症狀、謂係頭痛頭暈呼吸困難、死前、曾瀉肚一次吐血一口、並將該店主人喚來詢問、亦與該巡長報告相符、自此人死後、該村並無一人發生此病者、有一家三十五人死去十人、其餘皆逃奔、而所餘未死之一人、現亦覺染病潛逃至錢家店、吸鴉片極多、以圖抵抗、乘火車赴鄭家屯又吸鴉片、用量較前尤多、而此症全愈云、當卽歸回原村照常度日、又有該村黃姓者一家

中华医学杂志（一一）

十四人、死去十三人、僅剩一人逃往親家、問其症狀、只曰頭痛發迷眼花散亂、腿腳無力、不吐瀉不吐血、惟聞有發生腺腫者、經過一二日、即死亡云、

十七年八月十日、聞通遼北馬利營子乃木各拉等處、發見傳染病頭疼發迷、經二日即死、當時即派通院耿院長、前往實行調查、該院長行至馬利營子、亦未見病人、據云乃木各拉地方、在數日前、曾流行頭痛發迷之症狀、死期甚速、但未聞吐瀉等症、刻下已聞全愈云、耿院長遂歸來、十二月一日忽接錢家店電報、謂該處在此二三日間、死人至十四五名之多、皆係頭痛、聞有發生腺腫者、經一二日即死亡、當時即電派耿院長、重行前往調查、據其來電稱、曾發見患者一名、而眼發赤、不能言語、胸內苦悶、問其家人、說此症、惟有頭痛發迷、并不吐瀉、接電後、偕同王醫官、即日前往當赴調查地點攷察一切、並未尋得病人、惟據死亡者之家族云、此病僅覺頭發迷暈、不願說話、或有發生腺腫者、祇可疑此症、爲疑似腺型鼠疫而已、

十二月六日、偕同王秦兩醫官、及哈爾濱防疫處派來之陳醫官、前往研究病症、巧遇李回回之屍體、其死亡不過隔二三時間、檢其屍體、有左側鼠蹊腺腫、當由陳醫官、用刀切開、取出血液、其試驗結果、由陳醫官之專門技術、決定爲腺型鼠疫症、由此則通遼五年來之不明所謂特異傳染病者、一旦試得其眞像矣、

總查通遼五年以來之疫症、主要者是頭痛發迷、吐瀉者甚鮮、而腺腫者甚繁、今日追思之、其症狀當皆是腺型鼠疫之作祟、信無疑矣、

通遼一帶腺型鼠疫流行之沿革

查錢家店發病之始、係由錢家店西北二十里許之高家窩棚、先發病死亡至二十餘人、其後因該村、有一婦人攜兩小孩、逃往錢家店之東街、以圖躲避、是疫詎料兩小孩均死亡於該店、而婦人欲歸原村、行至河北亦死焉、由該婦人三口、以疫

菌携帶至該店東街、遂於八月二十七八日開始發現疫病、最初二三日內、死亡二十餘人、於是村人鼎沸、各恐傳染、皆自圖遠揚以逃生、復將此病、搬運至附近村庄、如烏卵溪枕頭窩棚、五道木子、大林、通遼、鄭家屯、八面城等處、其中相繼死亡不鮮、而致其死亡數最多者、為錢家店、自八月廿八日起、至十月一日、共死亡三百十二人、到處木棺縱橫、街傍屍體枕藉、白骨紅肉、曝露於光天化日之下、慘不忍覩、情景令人毛髮懍悚也、其餘通遼共死九人、大林共死六人、鄭家屯死一人、八面城死一人、大抵皆係錢家店逃往者、由錢家店而北、蔓延極廣、鄭洮段三林站之好金格拉屯、亦死亡二十二人、通遼以北之蔡罕套拉稿亦死亡人數不少、（未詳實數）云云、此為最近之錢家店、遭此腺型鼠疫之浩刼、至十月一日、乃行截止、

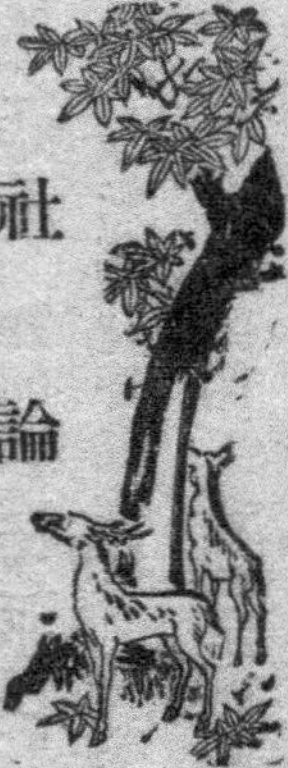

社論

現在我國醫學應採之過渡辦法

李濤

各種文化皆係演進，決難躐等儌倖。所謂行遠自邇，登高自卑者是也。若醫學發達，更須按一定之步驟，豈高談即可了事。考我國西醫創始於北洋醫學校，適當清季末葉，直無人重視之，不過爲醫學胚胎時期而已。逮民國成立，創辦醫學專門於北平，各省亦聞風相繼設立。據民國十四年調查，省立者已逾十處。足見國人已有相當之注意，獨惜政局不定，直至今日碩果僅存者，江浙數校而已。故此十數年間，實爲萌芽時期。

國民政府成立後，朝氣蓬勃，力圖振作，對於衛生特設專部，對於醫學，亦力加整頓，吾人自應表示十分之感忱。但揆之實際，則所採手段，多騖虛名，而不求實際，甚至直接抄襲歐美成法而不審國情。即如規定醫科最低爲五年及停辦醫學專門等政令，乃醫學發達時期所採之提高步驟，日美各國固已行之。若我國則西醫方當萌芽之時，果亦採取此種步伐，是削我之足而適人之屨也。期期以為不可。

頃聞經教育部承認為大學者，只有北平中央中山三校，以此三校計之，每年養成之醫師，至多不過二百。而欲以供給全國之需要，是直以楊枝滴水普潤大千也，又烏乎可？昔王安石昧於國情，欲行井田於宋世，終遭失敗。今教育當局誤以提高之說而求醫學發達，是亦助苗長者之類，行見此春蕾發芽之西醫不蒙其利而受其害矣。

前者教育部曾令中醫學校改稱講習所，衛生部曾令中醫院改稱醫室，取締之道，未嘗非是。然皆不果行，甚至引起全國之聚訟。此無他，即無代替中醫治療之醫師故也。夫患病人所不免，病而求醫，理所當然。今則空言取締中醫，而不思產出多量醫師，之法是直禁止病人之治療，揆之人情，豈得謂平。此所以關於醫學之過渡辦法，乃當今之刻不容緩者也。

然於此青黃不接之時，果又如何過渡之乎？曰廣立專門醫學校是也。蓋醫學實帶有歷史性非可咄嗟立辦，第一，應先籌設養成教材之大學校，使凡由此畢業之人，確有教人之能力。如此則取材有自，不致借助他山。第二，每省應速設立專門醫學一處，不騖高深，只求普遍，如此則西醫能望增加，鄉民亦可蒙惠。第三，應從新規定醫學校最低之設備，使不致造成庸醫。

由上計之，則全國至少可設二十餘專門醫學，每年至少可造成千餘醫師。更由教育衛生兩部，醫學會及各醫科大學共同組織醫學委員會，每年將各省醫校加以調查比較，以資考成，如此十年非但可以養成多量醫師，并可提升爲若干大學，是一舉兩得也。若空言籌辦大學，試問如何辦法，豈買幾本書購幾種儀器即謂之爲大學乎？蓋大學應有大學之過程，決非空言所能了事，彼專門學校者，即大學校之過程，又豈可躐等而過乎？

總上以觀，則當局之誤，誤於抄襲，尤誤於錯認醫學萌芽之中國，爲已進入發達時期，故有醫科不設專門之規定。今試再就其承認爲大學者而言，或無醫院，或乏教材，或直用英語教授，毫不一致，雖與外人所辦之南滿香港協和等校相比，亦略次一籌，是其所云大學者，亦不過高調自唱而已。夫醫學關係國民生命，豈可只憑數人之見任意設施。古人云閉門造車，出不合轍。又云東施效顰，愈增其醜。願當局三復斯言。

原著

中國民族的血屬

北平協和醫科大學
微生物學科 李振翩

叙論

醫學與他種科學，其關係至爲密切，故生物學者謂醫學爲其學之一分支，而醫學者則謂其學爲生物學之母，衡之他種科學，又何獨不然。以血屬論，本爲醫學上之問題，今由醫學者努力之結果，竟演成人種學上重要之方法。最近六七年之間，關於血屬與種族之論文，幾能汗牛充棟，我國醫界，對此亦有相當之研究。北平雍和宮有喇嘛數百，著者幾經設法欲研究其血屬，而終遭拒絕。殊覺可惜，茲以此種問題，尚未能引起我國科學界及社會普遍之注意，故集合國內醫界研究之結果，以介紹於一般閱者之前。

血屬

動物及人血，一部爲血漿（或血清），一部爲血球。血球有紅白二種。如以此人之紅血球，與彼人之血清混合，則紅血球有時集合成叢，是爲凝集。原來血球含有凝集原，血清內有凝集素，二者相反應，故發生凝集現相。凝集素有兩種，通稱ＡＢ。（新發明者姑從略）。凝集原有兩種，通稱ａｂ。人血可因含凝集素之異同，而分四種，名曰血屬，（一）血清不含凝集素者名爲Ｏ屬，（二）含Ａ種凝集素者（以下簡稱Ａ素）名爲Ａ屬，（三）含Ｂ種凝集素者（以下簡稱Ｂ素）名爲Ｂ屬，（四）含ＡＢ兩種凝集素者名爲ＡＢ屬。（血屬之原理頗爲複雜，非一言所能盡，此不過述其大概而已）。（註）

血屬與種族

吾人若分析一千人之血，則發見各種血屬之百分率，歐戰時，希爾弗德（Hirszfeld）[1]氏乘調集軍隊之便，分析許多民族之血屬百分率，遂發見各種民族之血屬百分率比例，互相岐異，並與地域之分佈，有密切之關係。試舉一例，五百英人中，Ｏ屬居46.4%，Ａ屬43.4%，Ｂ屬7.2%，ＡＢ屬3.0%。同時，一千俄人中，Ｏ屬40.7%

，A屬31.2%，B屬21.8%，AB屬6.3%。可見英人中B屬極少，而俄人中B屬較多。以民族之全體言，英國民族含B素甚少，而俄國民族含B素則較多。希氏又將A屬及AB屬百分率之和，除以B屬及AB屬百分率之和，$\left(\frac{A+AB}{B+AB}\right)$而得係數，名之曰生物化學的民族係數，(Biochemical racial index)。依此，吾人可求得英人之係數爲4.5，俄人之係數爲1.3。

希氏之論文既出，引起世界醫學者注意。此後研究愈多，理論愈精，此種發見，遂成爲醫學家送給人種醫家之重大禮物。

凡科學界有新發見，吾人對之須持審慎的態度，不可一味盲從，尤不可隨便加油添醋。對於希氏此種發見，亦當一樣看待。吾人須知某兩種民族，得着相同的係數，不能卽謂此兩種民族爲同種。須知人種學上，尙有他種鑑別方法，且兩種民族，經過長久之演進後，偶然得着同樣的係數，亦屬可能之事。

不過各種民族血屬比例之岐異，決不是絕無根據之事，其中確有線可尋，讀下述各論，卽可見其根據之一斑。

(一)凝集素爲遺傳物。如父或母無某種凝集素時，則某種凝集素決不能發現於其子女之血內，A屬同O屬結婚，其子女只能爲A屬或O屬，如果爲B屬，則必另有他故。凝集素既屬遺傳，則當然可以藉此探索民族之起原。

(二)個人之血屬，自幼時定妥後，無論經歷何種環境，患何疾病，決不變更。

(三)民族之血屬比例，除與他族混合外，常保持不變。有一族印度人(Gipsies)，於數百年前移至歐洲之匈加利，不與本地人通婚，至今其血屬比例，與印度本國人相似，而與周圍之匈加利人絕異。

(第一表)

(四)美國土著紅人與白種美人本爲不同之民族，其血屬亦絕異，未與白種通血之紅人，幾全爲O屬，一經與白人通婚，則白人之A素及B素，卽遺傳於其子孫，觀第二表可知。

(第二表)

最近數年來研究血屬者，日見其衆，至一九二五年，Ottenberg[2]氏按血屬之百分率之差異及地域之分佈，分世界民族爲六類。一九二七年，Snyder[3]氏又分爲七類於下。

一歐洲類—如西歐人是，A素極多，B素極少。
二中間類—如俄人土耳其人是，A素減少，B素稍加多。
三湖南類—如華南人是，A素頗多，B素亦不少。
四印度—滿州類—B素極多，A素減少。
五非洲—馬來類—A素B素均有相當之發達。
六太平洋—美洲類—既無A素，復無B素，如美洲之紅印人及菲律人屬之。
七澳洲類—A素極高，B素幾全無。

（第三表）

上述分類法，是否確實可靠，則不可知，然各民族血屬百分率之差異，則係事實。

歷史上之中國民族觀

研究我國民族與血屬之關係，醫學者，必須與歷史學者，人種學者，同事探討。乃可收事半功倍之效。茲從歷史上追求我國民族混合之狀況，以與研究血清之結果，互相比較，則從岐異，符合各點。可得許多之結論。

（一）中國民族之成分。　據歷史家言，世界人類祖宗，從帕米爾高原分道下山，往西者爲白種，往東者爲黃種。黃種中分六族，往東南遷者爲苗族，漢族，藏族，往東北遷者爲通古斯族，(即滿族)蒙古族，及突厥族(即回族)。今日之中華民國，號稱五族共和，然由科學上觀察，即內地人民，亦係漢苗滿蒙回藏之混合體，世界本無所謂純粹民族，不過混合有多寡而已

歷史家又言，漢族由三支以上混合而成，一爲黃河下流，淮水北岸之農業民族，一爲張家口北遷入之遊牧民族，一爲渭水流域之農業民族。

苗族先漢族而入中國，古之三苗，荊蠻，羣蠻，閩，歐越，南越，以及今之苗，獠，猺，猓猓，等皆屬此族。漢族入中國時，首先與此族衝突。

滿族初據東三省，古之肅愼，扶餘，高麗，渤海，女眞，以及今之淸室，皆屬此族，至於東胡，烏桓，鮮卑，契丹，則爲滿蒙混合族。

蒙族初據外蒙古，古之葷粥，獯鬻，玁狁，蒙古，韃靼，皆屬此族，匈奴則爲蒙滿混合族。

回族昔據阿爾泰山一帶，古之丁零，月氏，烏孫，鐵勒，突厥，回紇，沙陀，等皆屬此族。

藏族初據青海西藏一帶，古之氐，羌，吐蕃，黨項，西夏，皆屬此族。

(二)混合之方法。 如以漢族爲主，其與他族混合則由於下列原因。

a 苗族初據中國，漢族侵入而征服之，遂相混合。

b 漢族既據中國，復被侵入之外族(如蒙古滿清)征服，遂相混合。

c 漢族盛時，凡出征外國成功後，多徙其民於內地，例如唐顯慶時，蘇定方滅百濟後，詔「遷其王族於長安，徙其豪傑於徐。」將其優秀分子，遷到內地，既免叛亂，又可混和其血統。方法固甚善也。

(三)混合之時期 漢族與他族除小混合不計外，其大混合時期如下。

a 春秋戰國時與苗族之蠻，羣蠻，荊舒，吳越，閩，歐越，南越，藏族之西戎，及其旁支蜀，巴，庸，滿蒙混合族之北狄，等混合。

b 兩晉南北朝時代，與蒙滿混合之匈奴，滿蒙混合之烏桓，鮮卑，藏族之氐，羌，苗藏混合族之巴，氐，混合，自經五胡之亂，漢族逐漸南遷，長江以北，殆少黃帝子孫矣。

c 五代及宋元時代，二次異族亂華之禍復出現，滿蒙混合族之契丹，與藏族之黨項，相繼勃興，金滅遼(契丹)，蒙古滅夏，(黨項)又滅金及北宋。宋室南遷漢族殆大部南徙，遺留者與滿蒙藏各族互混，故中國北部人民，眞是混了又混，雜了又雜。

除上述外，自淸室滅明，以至辛亥革命，滿人逐漸漢化，至今日，幾不見滿人踪跡，此又一混合也。

(四)混合之區域。 春秋戰國時，漢族與苗族各支之混合，大概在長江流域，及閩粵一帶。與藏族各支混合，則在四川在湖北西北部。與北狄混合，則在河北與山西之北部。此後與各族混合之地點，則可覩各族佔據之地域而知其大概。

a 滿族之根據在東三省，其雜居地，烏桓在熱河遼寧。鮮卑在熱河察哈爾遼寧河北山西甘肅西部與靑海。高麗百濟在遼寧北部吉林西部。契丹在遼寧熱河，女眞在熱河察哈爾河北山西河南，其勢力並及於陝西甘肅及江蘇與安徽之北部。

b 蒙族之根據地在外蒙。匈奴之雜居地，大概在綏遠山西陝西及甘肅北部。

c 回族至今猶據新疆，其混合當然以陝甘一帶爲最甚。

d 藏族今據西藏，其雜居地，氐羌在陝西甘肅四川，黨項在四川青海陝西綏遠一帶，吐蕃在西藏甘肅青海一帶。

e 苗族受漢族之壓迫而南徙，除與漢族混合於長江流域外，大部似退避於雲南貴州四川一帶。由上而觀，可知今日中國長江以南，如江浙贛鄂湘粵等省之人民，以漢苗爲主要成分。長江以北，如直魯豫秦晉等省，則以滿蒙藏回漢爲主要成分。是則華南人與華北人，必不相同，試看此種結論，與血淸研究之結果相合。

人種學上之中國民族觀

近年來國內研究人種學民族學者頗不乏人，閱者可自參考其著述，茲僅述人種學專家施蒂芬 (Stevenson)[5] 氏之意見於左。

（一）據施氏所徵集之紀錄，華北男子之平均身長爲 169.cm ，華中爲 168.cm 華南亦爲 168.cm 。至於女子則華北爲 158.cm ，華中爲 154.cm ，華南爲 151.cm 。是則華南與華中無大差別，與華北則迥異。所謂華北者，包括直魯晉豫陝甘等省，華中包括江浙贛皖湘鄂，華南則包括閩粵黔桂等省在內。

(二)其他證據，如頭，面，鼻，及皮色等之差異，亦似能證明華南人民與華北人民不同。

(三)生理上的異點，如春機發動期之遲早(Time of onset of puberty)，及春機發動前之增長速度(Prepuberant growth acceleration)，華南人亦與華北人不同，不過此似由於南北氣候不同所致。

中國人之血屬──血清學上之中國民族觀

本篇所謂中國人，指所謂「漢人」而言，蒙藏同胞，因材料缺乏，暫付缺如。在討論血屬之前。有一先決問題，卽用何者爲單位是。國內研究血屬者，多以省爲單位，如所謂直隸人之血屬山東人之血屬是。但省爲近代設置之行政區域，既非地理之單位，更非人種學上之單位。且因戰事及饑荒之結果，常有移民之事，如最近山東難民，逃往東三省者甚衆，此時固可調查其籍貫，數百年後，誰復知之。再舉一例，著者湘籍，湘中傳說，謂湘人多由江西遷來，各姓家譜，復記載甚詳，愈證省界之不可恃。不過除省界外，暫無別種分別之方法，姑誌於此，以待國內學界之研究。此外之先決問題；則所謂生物化學的氏族係數(見前)是。自希氏後，一般研究血屬者，多以此爲標準。其實此種係數之不可恃，Snyder 氏等已詳言之，他姑不論，僅以算學方法而論，以 A+AB 除以 B+AB，置O屬於不顧，豈得謂眞。試觀第四表，江蘇人之係數爲 1.2 河南人爲 1.1，以此而論，則二者相同。實則江蘇人之O屬爲 52.6% 河南人僅爲 30.4% 江蘇人A素B素之含量均遠少於河南人，二者有很大之差別，係數之不可恃，於此可見。

本篇目的，意在將醫界對於國人血屬研究之結果，合併而比較之。關於材料之去取，過嚴則患不足，過寬則又不可恃，無已，姑定凡研究人數在五百人以上者，認爲確實可靠，一百人至五百人者，姑錄之，一百人以下者，概不收入，僅報告百分率而不報告實數者，亦不收入，所用試驗方法有疑問者，亦不收入。

最初研究中國人之血屬者爲 Kilgoro 與劉瑞恒等，於一九一八年在上海試驗一百華人之血，惜數既不多，又無籍貫，本篇不能收入。一九二〇年劉君與王君[6]復在北京試驗一千華人之血，其報告中雖無籍貫，經著者調查，其最大多數爲河北人。一九二三年，李啓盤[7]試驗千餘湖南人，發見湖南人之血屬，與華北人大不相同，Ottenberry 及 Snyder 二氏因而創立湖南類。同年，日本人 Fukamachi[8] 報告東三省人之血屬。一九二四年，梁君伯強[9]報告江蘇等省人之血屬，其報告中有百分率而無實數，著者去函詢問，承梁君覆函，云記錄已遺失，故本篇亦不能將其結果收入，甚以爲歉。一九二八年，許女士[10]報告河北人之血屬，其結果與劉王二氏之報告相同。同年，Jettmar[11]與林君報告奉天等省之血屬。而最重要當推楊君鳳鳴[12]之研究，爲數既鉅，又有精詳之籍貫，至是，華北人與華南人血屬之不同，始確實證明。今年（一九二九）Curran[13]又研究山西人九百餘，其報告尚未發表，承其特許，在此先行露佈。茲將各個研究之結果，共列一表以明之。

（第四表）

據上表觀之，可知華北如黑龍江奉天直隸山東山西河南等省人之血屬百分率，大概相同，O屬在百分之三十左右，A屬在百分二十五左右，B屬在百分之三十左右。至於華南，如湖北湖南福建廣東江西等省人民，其血屬百分率亦大概相同，其異於華北人民者，則在B屬降至百分之二十以下，而A屬則較華北爲多。江蘇浙江兩省，則自成一類，B屬很少，A屬亦不多，O屬則增至百分之五十以上。安徽一省，昔之研究人種及血屬者，均以之列入華南，今據楊君之研究，安徽人之血屬，與華北人相似，然細觀楊君原著，則知楊君所試驗之二百餘安徽人中，大多數籍皖北，自歷史上及地理上言之，皖北固屬華北而不屬華南也。

（第五表）（第六表）

今更集合各報告之實數而求其平均，以便將本國人之血屬，與亞洲各民族血屬，互相比較，則華北O屬爲 32.%，A屬爲 28.3%，B屬爲 31.1%，AB屬爲 8.6%。華南O屬爲 34.4%，A屬爲 37.%，B屬爲 19.4%，AB屬 92.。江浙O屬爲 55.4%，A屬爲 21.7%，B屬14.3%，AB屬 8.6%，（第五表）。

由此以觀，則中國本部人民，可因血屬百分率之不同而分三類。（一）華北類，屬於印度滿洲類，（二）華南類，屬於湖南類，（三）江浙類。華北與華南之分，與歷史上及人種學上之研究相符合，惟江浙類之創立，係著者個人之意見，能否成立，尚待證明，因此係根據楊鳳鳴君個人之研究，其實數僅四百餘人，當然不能作定論也。

亞洲各民族的血屬之比較，見於第六表。[14] 日本人之血屬，甚爲一致，與華南相似，（當 Ottenberg 創立湖南類後，日本 Furuhata 教授閱之，大不謂然，必欲將湖南類更名爲日本類而後已）。高麗人之血屬，愈北則B愈多A愈少，與華北相似，愈南則B愈少A愈多，近於華南，表中所舉者，則爲高麗北部人之血屬。蒙古人之血屬，與華北無異，惜人數太少，不能作爲定論。

討論

科學界往往有先發見其事實，然後再加解釋者。今吾人既知華南人民A屬較華北人民爲多，而B屬則遠不及華北之衆，其故安在。由歷史上考證，華北人民以滿蒙漢回藏爲主要成分，華南則以漢苗爲主要成分，由此推想，或可得相當解釋。據許多血清學者之意見，人類之初祖，均爲O屬，A素B素發生於人類之進化程中。如美洲土人均爲O屬即其一證，（近據Landsteiner等之研究，猿類亦含有AB二素，與人類所有者相同，是則AB二素之發生，或在人類初祖進化至今日之人類以前）。至於A素發生之地點，似在歐洲西北，因該處人民A屬最多也，B素之發生，似在印度或滿蒙一帶，因印度人華北人高麗人之B屬最多也。夫華北人民爲滿蒙回藏漢之混合族，所含B素最多，究由何族所貢獻乎。考之華南人民爲比較純粹之漢族，土耳其人爲回族，然B屬均少，是則華北所以多B屬者，似非漢回二族所致。關於蒙藏二族之血屬，雖尙無可靠之紀錄，據Jettmar所研究百餘蒙人之結果，則知蒙人含B素甚多，與華北人相似。又高麗北部人爲滿族血統，其B屬亦甚多，至於滿洲人之血屬，則更與直魯人無異。可見華北所以多B屬者，由於滿蒙二族之混入也。至於華南人民何以多A屬，是否漢族之本來面目，抑爲苗族混入之結果，及江浙何以多O屬，則暫不能作答。

今後國內之考古學者歷史學者，民族學者，人種學者，果能與醫學者合作，研究蒙回藏同胞，及遺留之苗猺各族的血屬，利用歷史省誌縣誌族譜以求民族遷移之趨勢，並調查各處風俗言語，互相參考，則對於中國民族上之研究，必可獲得很好之成績。

研究血屬之百分率，雖純爲學理的，似無裨實用，然將來之影響如何，則此時不能斷定。國人但知國防與經濟之重要，不知人種問題影響尤大。蒙古族統一歐亞，武功之盛，可謂空前絕後，今則行將滅種，無他，滿淸之提倡喇嘛教，及梅毒之侵入害之也，（蒙古人患梅毒者極多，凡患梅毒者多不能生育，即能生育，亦不能生育腦力體力健全之子女）。反觀北美，一面歡迎盎格魯遜人及條頓人之遷入，一面限制智力較劣之拉丁族及斯拉夫族之入境，對於東方人，則嚴行拒絕，其注意人種，可謂至矣。

關於種族之混合，贊成者有之，反對者有之。反對者謂民族混合則退化，如中國之所以不振者，即由於混合之故。國內人士，亦有南人文弱，北人強壯，或南人聰明，北人愚蠢之言。贊成者則謂中國之進化，多由於外族血統之加入，並謂漢族與東夷混合，多偉人。以著者觀之，則贊成反對兩方，均缺乏確實可靠之證明。國人對於種族前途，急應注意，蒙藏同胞，是否應令其與國內人民相混合，如應混合，當如何混合，方可得良好之後裔，乃均重要問題，固屬本題範圍以外，因感想所及，亦附及之。

註 血屬昔有 Moss 及 Jadsky 兩種分類法，均分爲四類，以 I, II, III, IV 等數目字代表之。本文所採用者，爲最新之分類法，以 O, A, B, AB, 字爲代表。茲將三種分類法，列表比較於下。

本文採用者	Jansky	Moss
O	I	IV
A	II	II
B	III	III
AB	IV	I

第一表　表明除混合外民族血屬恃久不變

民族	人數	血屬百分率			
		O	A	B	AB
印度本國人	1,000·	31·3	19·0	41·2	8·5
移居匈加利之印度人	385·	31·2	21·1	38·9	5·8
匈加利人	1,500·	31·0	38·0	18·8	12·2

第二表　表明民族混合之影響於血屬

民族	人數	血屬百分率			
		O	A	B	AB
未與白種通血之美洲紅印人	453	91·3	7·7	1·0	0
已與白種通血之美洲紅印人	409	64·8	25·6	7·1	2·4
白種美國人	1,000	45·0	42·0	10·0	3·0

第三表　世界各民族之血屬率例

分類	例	研究者	人數	血屬百分率				民族
				O	A	B	AB	係數
歐洲類	英國人	Hirszfeld, Hirszfeld,	500	46·4	43·4	7·2	3·0	4·5
中間類	俄國人	全上	1,000	40·7	31·2	21·8	6·3	1·3
湖南類	湖南人	李啓盤	1,296	31·8	38·8	19·4	9·8	1·6
印度一滿洲類	印度人	Hirszfeld, Hirszfeld.	1,000	31·3	19·0	41·2	8·5	0·56
非洲一馬來類	非州黑人	全上	500	43·2	22·6	29·0	5·0	0·8
太平洋一美洲類	美洲紅人	Snyder.	453	91·3	7·7	1·0	0	7·7
澳洲類	澳洲土人	Tebbutt, McConnell	204	57·0	38·5	3·0	1·5	8·8

第四表　中國各省人民之血屬

區域	研究者	人數	血屬百分率				民族
			O	A	B	AB	係數
黑龍江	楊鳳鳴	152	36·8	28·3	27·6	7·2	1·02
遼寧	仝上	1,620	36·1	28·5	27·7	7·7	1·02
仝上	Jettmar and Lin.	103	32·0	27·2	31·1	9·7	0·9
仝上	Fukamachi	199	26·6	26·6	38·2	8·5	0·75
河北	楊鳳鳴	531	34·3	29·9	27·9	7·9	1·06
仝上	劉瑞恆王君	1,000	30·7	25·1	34·2	10·0	0·79
仝上	許女士	385	31·1	23·3	33·6	11·0	0·77
仝上	Jettmar and Lin	331	27·8	28·4	34·7	9·1	0·85
山東	楊鳳鳴	1,361	34·9	30·4	27·8	6·8	1·08
仝上	Jettmar and Lin.	114	22·9	31·6	36·9	8·7	0·9
山西	Curran and Rosenou	957	32·7	21·8	35·7	9·8	0·61
河南	楊鳳鳴	112	30·4	33·0	29·5	7·1	1·10
江蘇	仝上	228	52·6	21·1	15·8	10·5	1·20
安徽	仝上	238	26·5	35·3	29·4	8·8	1·15
浙江	仝上	210	56·7	23·3	13·3	6·7	1·50
江西	仝上	130	36·2	33·8	23·1	6·9	1·36
湖北	仝上	197	42·1	32·5	17·3	8·1	1·60
湖南	李啓盤	1,296	31·8	38·8	19·4	9·8	1·6
福建	楊鳳鳴	109	39·4	32·1	19·3	9·2	1·45
廣東	上仝	196	40.8	32·7	18·4	8·2	1.54

第五表　中國民族血屬之分佈

分類	研究者	包括區域	總數	血屬 O	A	B	AB
華北	Jettmar, Lin.	東三省河北山東	668	188	197	222	61
	許	河北	385	121	91	131	42
	劉，王	華北	1,000	307	251	342	100
	楊	遼河流域	1,854	587	576	553	138
	楊	黃河流域	2,127	728	655	589	155
	Curran, Rosenou	山西	957	313	208	342	94
	總數		6,091	2·244	1·978	2·179	590
	百分率			32·0%	28·3%	31·1%	8·6%
華南	李	湖南	1,296	413	504	252	127
	楊	湖北江西福建廣東	629	250	207	121	51
	總數		1,925	663	711	373	178
	百分率			34·4%	37·0%	19·4%	9·2%
江浙	楊	江蘇浙江	447	248	97	64	38
	百分率			55·4%	21·7%	14·3%	8·6%

第六表　亞洲各民族之血屬率例

民族	研究者	人數	血屬百分率 O	A	B	AB	民族係數
日本	Furubata	29,480	30·86	37·66	21·79	9·68	1·5
高麗平北	Kirihara, Haku.	354	30·5	27·4	34·5	7·6	0·83
外蒙古	Jettmar, Lin.	112	28·6	23·2	31·2	16·9	0·83
土耳其	Hirszfeld, Hirszfeld	500	36·8	38·0	18·6	6·6	1·8
印度	仝上	1,000	31·3	19·0	41·2	8·5	0.56
安南	仝上	500	42·0	22·4	28·4	7·2	0·8

參考

1. Hirszfeld, H. and Hirszfeld, L., Lancet, 1919, 2, 675.
2. Ottenberg, R., J. A. M. A., 1925, 84, 1393.
3. Snyder, L. H., Am. J. Phys. Anthrop., 1926, 9, 233.
4. 王桐齡　中國民族史　北京文化學社出版
5. Stevenson, P. H.,　私人通信
6. 劉瑞恒王君　中華醫學雜誌(英文)
7. 李啓盤　中華醫學雜誌(英文) 1923, 10, 252.
8. Fukamachi, H., J. Immunol., 1923, 8. 291.
9. 梁伯強　Arch. f. Hyg. 1924, 94, 93.
10. 許女士　中華醫學雜誌(英文) 1928, 14, 239,
11. Jettmar, H. M., and Lin, C. S., 中華醫學雜誌(英文) 1928, 14,239,
12. 楊鳳鳴　同仁會醫學雜誌　民國十八年 二卷 一號 二號
13. Curran, J. A.,　私人通信
14. Furuhata, T., Japan Medical World, 1928, 8. 287.

社論

現在我國醫界應有之覺悟

李濤

爾來中西醫之爭，甚囂塵上，全國人士無不竭力論辯，以爭短長。前者上海既有全國中醫藥大會之組織，近復有國醫館之籌議，以示與科學醫反抗。夫本無可爭之事，而竟惹起全國之聚訟，寧非怪事，今日吾雖不敢預言中醫何時絕跡，然科學的醫學必能取而代之則敢斷言。既必能取而代之，又何必爭？故爲今之計，凡我科學醫宜默察自己之失，力加較正，庶乎取代之時期可速，是非之爭辯可息也。茲謹擇最關重要者條舉於下，我醫界同人幸留意焉。

(甲)關於醫學書籍應有之覺悟： 西醫輸入我國，已愈數十年，而醫學出版書籍竟寥若晨星，無論譯述及著作，無論基礎與臨床，幾無一善本可言。現就我國出版醫書計之，一係博醫會，一係商務印書館，或文字晦澀，或內容浮淺，皆難供教本及參考之用。此乃最可痛心之事，亦即科學醫學不能發達之最大原因。國人之談醫者，莫不以日本相比擬，而謂今日我國中西醫之爭，適與當年漢醫蘭醫之爭相類似。然試一察蘭醫之發達，則日文醫書之出版實佔最要之原因。進一步言之，卽日本今日醫學進步之速，亦實賴譯述書籍之功，凡歐美較完善之書籍及最新之發明無不當年或次年旣有譯本發見。是日本醫學之發達，實具有發達之要素，決非空言。旣能若是，我國今日獨缺此要素，欲求發達，豈非却步求前乎？爾來日本同仁會竟有爲我國譯書之舉，一方固應感謝其善意，一化侵略我國醫界羞。夫以己身之事，不自爲謀，而他人庖代之，可恥孰甚？是可見所謂文方實爲者，實自取也。

由上以觀，則我國醫界當今要圖，首在譯述。然國人皆不此之務者，一由於不屑爲，二由於不欲爲，三由於不易爲。不屑爲者屬於洋氣過重之輩，直自失其國民性，吾不欲復言。不欲爲者根於惰性，尚可補救。至於不易爲者或由於金錢之不足，或由於堅忍力之欠缺，是則我國家我醫界應急起共謀救濟之策者也。

(乙)關於縣鄉開業應有之覺悟：據近年統計我國現有正式醫師約愈五千之數，試一調查，則在特別市省會開業者十之七，任教職衛生官吏者十之二，任軍醫者十之一，而在鄉鎮開業者百不及一。試再一調查，則開業能贏利者十之三，僅能維持生活者十之四，賠本者亦必佔十之三。特別市及省市開業之結果如此，而人何反趨之若鶩乎？蓋自醫校畢業後，方當少年，虛榮心鼎盛，目覩城市之豪華，大有留戀不捨之勢，尤以留學歸來者爲甚。殊不知一着失足，恨成千古，因之不生不死困居城市者，比比皆是。故我醫界爲今之計，應轉移視線，速向縣鄉村發展，所謂「到民間去」是也。其利約有下述三種；

(1)學術上之供獻： 昔英人 Jenner 氏曾就鄉間小兒發明接種牛痘，Bruce 氏曾在非洲發明采采蠅之傳染睡眠病等，我國地大物博，必有多數疾病尚待發明，果有正式醫師散居各地，必有莫大之供獻，較之困居城市者直不可以道里計。況地方病之調查統計等，何一非仰賴縣鄉開業之醫師乎？

(2)經濟上之利益： 我國果以縣爲單位而計算，至少亦當有一千五百縣，現在每五縣亦未必有一正式醫院。此種環境之下，果有一正式西醫，則中醫所不能治之病必來就診，是每日診療此類病人已不暇應付。行見有口皆碑，門前若市，何愁經濟恐慌乎？

(3)科學醫之普遍： 北平上海天津諸大埠西醫林立，每街每巷皆有醫師，已成供過於求之景況。若城鎮鄉村欲求西醫而不得者，則到處皆是，其可憐可矜，直有不忍言者。

吾輩學醫眞正之目的，豈非活人濟世乎？果也，宜即時速向縣鄉發展，以免偏枯之弊，同人應知今日城市短一醫師，無關痛癢，縣鄉多一醫師則多一慈航其輕重利害直不可以道里計。語曰兩害取輕兩利取重此之謂也。

（丙）關於黨派門戶應有之覺悟　近年我醫界最大恥辱，既自命爲英美派德日派是也。醫學一科就廣義上言之實含有世界性，無所謂英美德日。既退一步言，彼國人士可自稱爲英派，德派，我國人士可自稱中華派，萬不可以堂堂中華國民而自認爲英美派德日派也。夫學其語言文字，習其科學知識，本屬後進國家之常事。何可因此而自承爲某派並稱人爲某派乎？須知我中華民國固爲完全獨立之國家，如欲在世界謀學術上獨立，應創立中華派，又何可國未亡而先自亡之乎？況新醫方當萌芽，諸賴羣策羣力，始克有濟，如常存門戶之見，是自殺也。唐宋明三朝皆以黨亡，如我西醫亦因門戶之見，阻害醫學進步，使其不克發展，是眞同人等莫贖之罪也。

總而言之，我醫界當今要圖不外兩端，卽先覺者宜羣任編纂我國醫書之責，後進者宜多在縣鄉開業。語云，以往之失，今日之鑑。望速振作精神和衷共濟，庶乎有豸。須知東方科學醫發達之責任，皆吾輩是賴也。

我國西醫眼科之起源及現狀

畢華德著

我國自與海外各國通商以來，科學遂漸輸入，醫學亦其一端。至於醫學輸入之歷史中國教會醫學雜誌已曾述及，巴氏 (Balme) 於一九二零年所著述之中國與近代醫學一書 (China & Modern Medicine) 記載尤詳，美國羅氏於一九一四年曾派代表來華調查醫學狀況，經行十一省之多，亦作有詳細之報告 (Medicine in China)。著者今只就眼科方面略述其起源及現狀，以明西方眼科在中國之歷史。茲分為三期論之：(一) 教會醫院時期。(二) 醫學校時期。(三) 羅氏駐華醫社工作時期。

(一) 教會醫院時期

西方醫學之輸入中國，始於一八二零年莫理蓀 (Morison) 及李衞司登 (Livingstone) 二氏首創設診療所於澳門，屈指計之已百有十年矣。當時二氏除治療內外等科之疾病外，兼理眼科，是以西醫入中國之始，亦即西醫眼科之起源也。迨一八二七年顧理治氏(Colledge)受東印度貿易公司之聘，來澳門，目覩該地居民患病者甚多，且有無數盲者流為乞丐，特自設一眼科病院。該院初成立時，租舊式房屋兩所，能容納多數門診病人，尚有病牀四十架，以

社論　我國西醫眼科之起源及現狀

供必須院內治療及遠來患者之用。規模雖小，而成績斐然，僅設立於澳門一隅，而美名則遠播於千里之外，四方患者，接踵而至。經氏醫治之目盲而復明者，及目盲失業而復能工作者，以數百計，第一圖即當時顧理治醫士治療病人時之情形。（圖內有一患老年內障之婦人，行手術後兩目復明。左旁之幼童乃婦人之子，手持謝函一封，交與顧理治醫士，顧氏藉一舌人訂囑其回家後，如何保護兩目。左旁坐者亦爲一患老年內障者，方坐候裹敷繃帶之狀。）惜該院於一八三二年，因故關閉，計於此短期間共醫治約有六千人之多。

一八三四年巴克耳氏（Parker）自美來廣州，爲來華傳教最早之醫士，次年即創設廣州醫院，以治療各種病症。氏於來華之第一年，曾施手術於一患內障者，結果良好，其名遂著，就診者愈衆。然因全院醫務過繁，一人不能管理，遂以學徒式之教授法，教授關阿鐸等，以資助理。我國人得西醫智識最早者首推關氏，氏聰敏過人，當時負有眼科及外科專家之盛名。凡來醫院就診眼科及外科病者，多數手術皆經關氏之手。例如結合膜翼，瞼內捲，內障等是也。第二圖即其治療時之情形，其名譽之隆，反在巴氏上；四川總督隔數千里之遙，請其至成都行內障手術，即其明證也。至一八五五年巴克耳醫士即將醫院交與柯氏（Kerr）管理，按柯氏居廣州約五十年之久，除醫院工作外，著有醫書多種，就中與眼科有關者即眼科手術（彼

第　二　圖

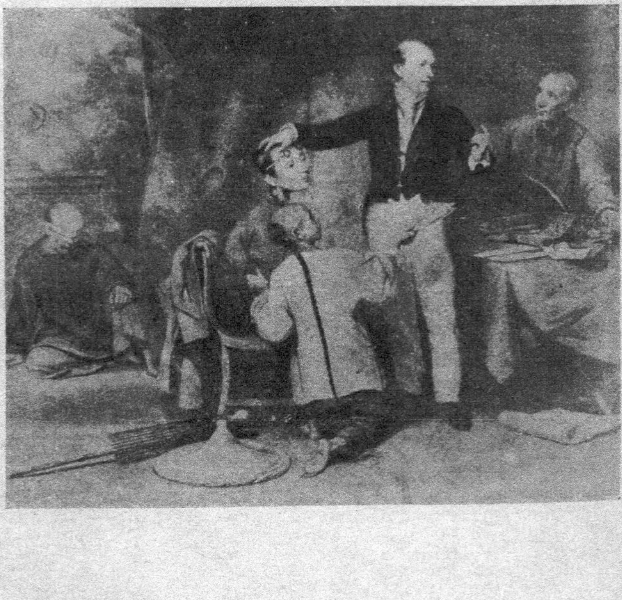

第二圖

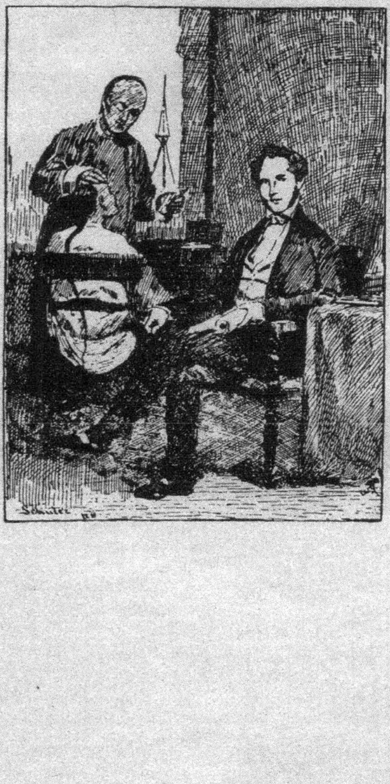

所譯之割症全書第六卷一八九一年出版)及眼科撮要兩種(一八八〇年出版)此書供獻於眼科界者至鉅,國內西醫眼科所以能逐漸發達者,不得不歸功於柯氏。氏有弟子約二百人,皆獲有相當之醫學知識,亦云盛矣。

自巴氏於廣州設立博濟醫院後,沿岸各埠及內地各大城市,凡有教會之處,相繼設立醫院,或診療所。例如一八四三年浙江寧波創設之華美醫院,一八四五年上海之仁濟醫院,一八六八年天津馬大夫醫院,一八六九年漢口協和醫院,一八六一年北平英使館羅氏(Lack-hart)創立之診療所等。就吾人所知者,此種教會醫院之設立,固屬慈善事業,然亦未嘗不藉此以傳佈宗教。蓋病人痛苦既除,對於醫士自然發生好感,因易勸其信教,始僅一人,繼則全家,漸及於親友,愈久而信徒愈衆。醫院佈道之法,即於候診時作長時間之宗教講演,住院病人除每人單獨聽道外,早晚皆作宗教儀式。教會醫院初立之始,大半只設一診療所,或一小醫院,所謂醫院者,規模甚小,無非一所舊式房屋而已。設備既極儉陋,藥料不過數種,病者臥於土炕或木床,自帶衾枕,全院醫務及管理只由一人擔負,終日忙碌,無暇研究與著述,縱有發展我國醫學之心,亦無能爲力,故該醫士等之光陰完全犧牲於治療,對於個人之學術與我國醫學之進步,則無暇顧及。雖然其治療之成績頗有優美者,就眼科而論,一八八六年某醫院年報所述之工作全年診治眼科患者三百十八人，八十八人曾施以手術，其中十一人爲虹膜割取術，五人爲摘取內障術。既有美滿之成績，自能博社會之信仰，西醫眼科之價值，遂漸爲人民所重視。同時又造成多數助手人材，無形之中可以促進眼科學術之進步，是則其誘掖之功，正不可泯。迨後碩學輩出，名著疊現，居山東之聶氏（Neal）及居北通之英氏（Ingram）等雖爲一普通醫士，其所爲實等於眼科專家。查聶氏自一八八三年至山東登州，對於眼科特加研究，彼與遮氏（Jellison）於一八九八年煞費苦心，將眼科醫學名詞譯成華文，至今雖不甚適用，然於眼科發達，不無小補。又譯眼科證治學及傅氏眼科學兩書，雖嫌簡略，然眼科之精華悉載無遺，彼時眼科界驟獲此書，如得拱璧，裨益良非淺鮮。聶氏曾任山東齊魯醫科大學眼科主任教授，繼充該校校長。

英氏於一八八七年至北通州，即擔任教會診療所醫士之職，直至庚子拳匪亂後。除診病及擔任北平協和醫學校眼科屈光學教授外，並譯屈光學等書。此書乃歐美眼科書中之最著名者。夫眼科一門除診治眼病外，最重要之工作，卽爲配鏡，此書一出，學者有所遵循，遂使我國之眼科屈光學，與歐美並駕齊驅矣。此外更有德氏（Douthwaite）所譯之眼科撮要（一八八七年出版）。惜該二氏等所譯之書未能普及全國，誠爲遺憾。彼時國人由歐美醫學畢業者尙寥如晨星，僅知有王份卒業於一八五五年（中國第一男醫學畢業生）及金韶梅卒業於一八五八年（第一女醫學畢業生。）而教會醫士已有七十餘人之多，爰於一八八七年組織一中國行醫傳教會，更發起中國教會醫報。其宗旨即下述四端：一，各就經驗所得，奇症驗方，編作報告，作爲互相研究之資料。二，闡發西醫之精徵，鼓吹療治之神妙，俾國人信仰，以冀醫道倡行。三，藉醫道之扶助，廣傳福音。四，欲將中國特有之病，報告於西方，以資研究。其所持之宗旨固甚善也。輓近眼科人材漸多，著述亦富，約有一百五十餘種，其中著作最多者爲何氏（Harston）郝氏（Howard）齊氏（Stuckey）明氏（Smith）聶氏（Neal）李氏（T. M. Li）林氏（W. P. Ling）李氏（T. P. Lee）賀氏(Hayee)裴氏（Petterson）及著者等，內中對於眼科實用及有價值之著述，頗爲不少，惜皆爲英語，我醫界同人又多不諳英語，故不能有所裨益也。

夫由傳教而西醫輸入，既有西醫，遂有眼科，因之人材輩出，著述日宏，循漸發達，以迄今日。由此觀之，吾眼科界之進步，固應社會之需要，爲自然之趨勢，而諸先哲提倡之功，亦大與有力焉。

（二）醫學校時期

我國政府中人首先注重西方醫學者爲李鴻章，曾聘西醫爲其家醫，又經天津馬醫士(Mackenzie)之提倡，於一八八一年末在天津首創一醫學館。學期定爲三年，第一班畢業者爲六人，除教授他科外，羅氏眼科學亦被選爲課本。此醫學館即昔日之北洋醫學，今日之海軍醫學校也。惜馬氏故去過早（時在一八八八年）不然以馬氏之英才，又具發達中國醫學教育之熱心，再加李鴻章之贊助，我國醫學必蔚然可觀，而眼科亦必有相當之發展。及至庚子年（一九〇〇）拳匪作亂，殃及國內北部數省，教會工作皆行停頓。迨大亂既平，教會復繼續其醫學之工作。國人受此次刺激，爭先恐後，彷效西法，除在國內設立學校，研究科學外，並有多人自費或官費至東西各國留學。且赴日本者較赴歐美者爲多，其中入醫學者亦不爲少。惜彼時國內尚無中學及醫學預科之準備，故大多數學醫者皆入日本速成醫學校，造詣不深，歸國後或開業於各城市，或服務於各機關，頗少著述。至一九〇二年袁世凱爲直隸總督，欲於新軍添設軍醫，故有北洋軍醫學校之成立。其第一任校長乃前北洋醫學校第一班畢業者。至一九零六年華北五教會合創協和醫學校於北平，其經費大半爲慈善家所捐助，我政府與慈禧皇太后亦曾發給鉅欵補助。自該校成立後，他省教會亦相繼設立醫校七處。查教會醫學校設立之動機，即因教會醫院發達，所有西醫不敷分配，有造就人才之必要。近來由此等學校畢業者，除在教會服務者外，尚有一大部分就職於各機關或開業。此外我國政府亦設立醫學校數處，如北平國立醫校，浙江省立醫校，河北大學醫科，廣東省立醫校等，其他尚有公共創辦私立醫校甚多，不遑枚舉。是由醫院時期進而至於醫校時期，而眼科自亦與他科同時銳進不待言也。

(三)羅氏駐華醫社工作時期

此為西方醫學在我國發達最要之時期，緣早年興辦之公私醫務機關，多因經費不足而不能發展。自羅氏駐華醫社設立後，西方醫學發達，大有一日千里之勢，今就與眼科進展相關者，分別述之如下：

(一)學校

香港上海聖約翰及南滿北洋等醫科大學，向來為中西醫界認為高級醫學校，可與歐美者相比擬，其他教會國立省立或私立之學校不下二十處，因經費不足，多不克十分發展。但自羅氏醫社於一九一五年在北平改組協和醫學校以來，不但將原有學校程度提高，並助數處教會或公立學校巨欵，以增醫校之設備、並聘請專門教授，是以眼科一門亦隨之而提高。又每年助欵五人赴歐洲各國入研究科，以期深造，例如山東濟南齊魯醫科大學眼科之巴大旨教授，及遼寗醫學校眼科高墨泉教授是也。

（二）研究科

吾人於學校時期所學之眼科，因時期之限制，非常簡略，畢業後雖實用已感捉襟見肘，遑論發揚學術哉？蓋欲專研究眼科，非入研究科不爲功。中國向來即無眼科研究科之設施，自羅氏醫社改組北京協和醫學校後，除資助國人赴歐美各專科醫院研究外，在北平創立是科，以便增加專科之學識。查我國眼科研究科創始於一九二二年，緣前北平協和醫學校眼科主任郝氏（Howard）在華十餘年之久，深悉中國眼科幼稚，故對於本校學生之眼科，熱心教授，並屢供獻傑作於中美醫報。此外最有價值之工作更有二端：第一首由維也納敦請世界眼科巨子傅氏（Professor E. Fuchs）於一九二二年來華，開一眼科研究特科，以增進眼科知識。是年入此研究科者中西人氏約共三十餘人，（第二圖）南自廣東，北自遼寧，皆不辭拔涉之勞，負笈來學。第二即創立眼科研究院之計劃。氏鑒於中國眼科人才缺乏，非創設一眼科研究院，不能謀眼科迅速之發展；著者與其同事有年，深悉其籌劃苦心，奔走各方，求政界及慈善家之捐助，並集數千元之積金，以作開辦之用；惜其離華過早，一九二七年回美，又加以近年來國內戰爭不息，此種計劃竟未得實行，殊爲惋惜。甚望將來有志發展中國眼科者，

第　三　圖

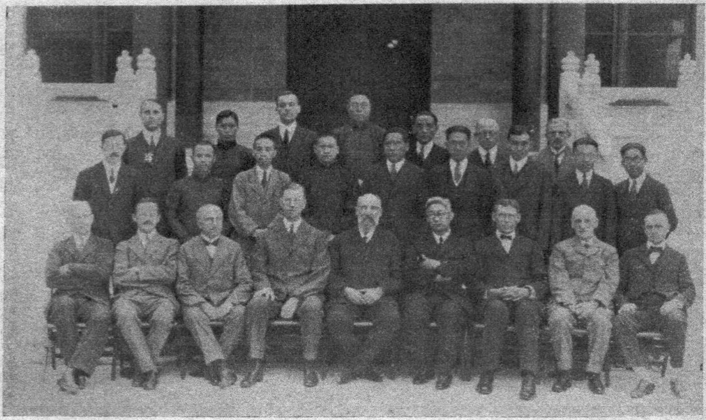

第　四　圖

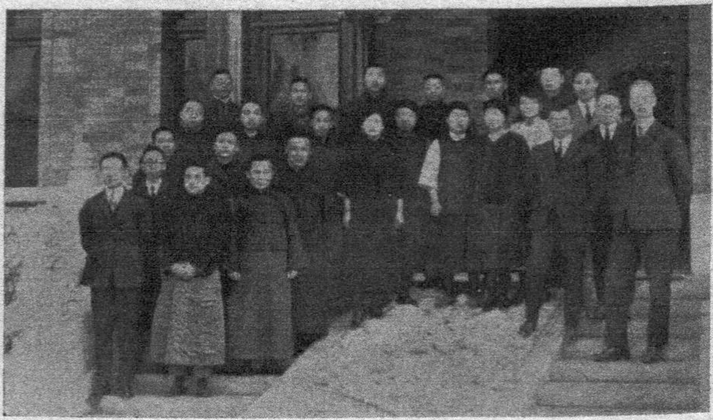

第　五　圖

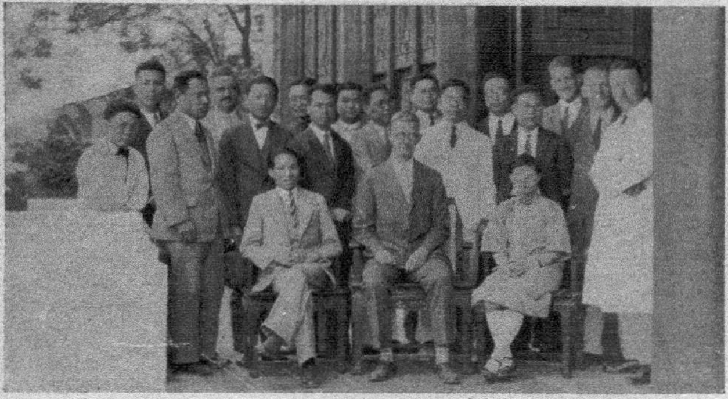

第　六　圖

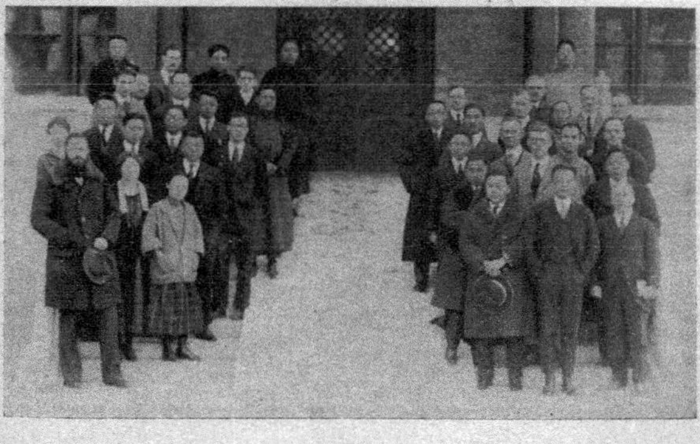

繼其工作,使郝氏之計劃早日實現也。一九二三年至一九二四年傅氏之子(A. Fuchs)應北平協和醫學校眼科之請,來華一載專任研究班教授之職,除本科同人獲益良深外,各省同志赴此特班者約三十餘人,皆得相當之深造(第四圖)。故傅氏父子之有殊功於吾眼科界,乃不可掩之事實。繼其後者為裴氏(Pillat)去歲春間又開一特班(第五圖),講解精詳,教授得法,殆與傅氏相埒,而熱心毅力似尤過之,是以聽講之士,無不興致勃發,勇猛精進,西醫眼科界之聲勢,為之大振。然傅氏裴氏主辦之特班,皆用英語講授,我國又缺乏中文參考書籍,因此李清茂醫士特徵求協和醫學前任胡校長(Houghton)之同意,開一眼科研究班(第六圖),專以中文教授。故於一九二四年舉行,為空前未有之創舉,繼於最近之六年內復舉行三次,著者每次皆參與講授。赴此特班者約七十人之多,現多從事於眼科,是此特科,裨益於我醫界同人者,誠非淺鮮也。

一九二四年李清茂醫士有鑒於早年所譯之眼科書,多不適用,故從事譒譯梅氏眼科學,此書雖不能為專門眼科學者之圭臬,然對於不通外國語言之醫界同人,不無小補。此外更有張王二氏由眼科講義集成一書。近年就吾所知者,東西各國研究眼科歸來者,不下二十人,再加以國內各大學內專科之深造者,是吾科專門人才較十年前增加多矣,前途自可樂觀。

社論　我國西醫眼科之起源及現狀

嘗考歐美各國眼科，所以發達者，固由於醫校之林立及眼科醫院之櫛比。然藉眼科雜誌交換知識，相互質疑，其補助眼科之進步至大且巨。爰於中華醫學雜誌內特刋專號，以引起眼科之興趣，而共同奮鬥。倘於數年後更有專門眼科雜誌出現，此著者尤不勝其企望者也。

社論

極宜修正之解剖屍體規則

李濤

解剖屍體，爲近代醫學進步之源泉，說者謂僅由各國解剖規則之寬嚴，即足以窺知醫學發展之遲速，誠非過言。蓋新醫學着着皆需實驗，如不充分供給屍體，則參證無由，推求不易，更無由溫故而知新。此所以文明國家規定此種條文時，皆與以十分便利，以促醫學之進步。

今日世界各國之解剖法，限制最寬者當推澳德二國。凡病人死於醫學校及設備完善之醫院，無論家族允許與否，皆可由醫師自由解剖；而社會上亦習爲故常，毫不恬怪。其次俄國凡兵士死者，例須強迫施行解剖；但普通人則須經其家屬承認，除入院在十二小時內死亡者外，概無須報告官廳。美日二國，雖無強迫解剖之法，但亦無須報告官署。此各國解剖規則之大概情形也。（按德奧美等國，因係聯邦制，各省亦略有不同，此舉其大概而言，難一一道及也。）

社論　極宜修正之解剖屍體規則　

我國人民素富體魄觀念，先賢即有身體髮膚受之父母不敢毀傷之訓，自不欲談所謂解剖。以五千年之醫學，尚不知臟腑之形狀，豈非笑柄。逮民國二年始有解剖規則五條，次年增訂細則十條；民國十七年遂公布現行之解剖屍體規則。吾人試思醫學落伍如現在之我國，國家應如何獎勵，以冀趨步列強。今乃不此之顧，處處加以無理限制，直與科學為敵。因之醫學畢業未行生理解剖者，未見病理解剖者，不乏其人。是則吾醫界又烏可漠視乎？衛生部成立二年，以種種關係，自難慰吾人之望，吾人亦不欲加以深責。然與醫學進步有關之解剖規則，如此支離，而亦毫未鑒及，誠不知諸公終日坐皐比食肥鮮，又何所事事耶？猶憶客歲醫師暫行條例公布之時，全國醫師羣起反對，有如大難之將至，不惜一切竭力奮鬬，卒獲改善。今之解剖屍體規則，關係我國醫學發展甚巨，其重要決不亞於前者，而竟未聞有公私團體提起改善者，豈非只計個人之利害而不顧根本問題乎？抑或國事蜩螗不暇顧及耶？

前者協和醫學院因解剖一案，涉訟幾四月，報紙攻擊，全國沸騰，人懷戒懼，直如大難之將至。當時醫界刊物如華北醫報及大公報醫學週刊等，雖瘏口焦音，開示國人，而反對者竟執極幼稚之解剖規則相責難。試問此種極不合理之桎梏，吾醫界尚能長此忍受乎？嗚呼！醫界同仁痛已切膚，火已然眉，鳴鼓而攻，此其時矣。

查我國解剖屍體規則，雖僅十三條，而應增應減者，難以指數。此決非故甚其說，亦決非吾一人之私言。茲舉數條於下，以證吾言。敢請衞生部諸公及醫界同仁之採擇焉：

（一）抹殺遺囑之違法：查遺囑有效，載在民法；今之談國是者，且以總理遺囑爲根據，是遺囑應認爲有效，彰彰明矣。乃該規則第三條載「前條第一項及第三項（願供學術研究以遺囑付解剖之屍體）之屍體付解剖時，須得其親屬之同意，並呈准該管地方行政公署。」吾誠不解，何以遺囑對於所有物有支配之權，而竟對於自己之身體不生效力，必重加親屬之認可，始得執行，豈此軀殼，眞非己所有耶？按民法所載，親屬不履行遺囑時，官署皆得強制。今遺囑解剖，不但不能強制執行，又必須得親屬之同意。試問同一遺囑，何所區別，而竟相差如此之遠。豈非同一國家，法出兩歧，背謬不倫，莫此爲甚。此按遺囑法言應修正者一也。

（二）呈准地方行政官署之不當：查屍體經醫師解剖，乃醫師之正當行爲，其目的完全爲謀將來人類之幸福，事極尋常，如兩方同意，自宜逕接履行，決無地方官署參加之必要。而第三條則規定須呈准地方行政官署。試問何所取意，而竟如此規定乎？以言愼重，則取得屍親同意，立有簽字證書，已足防止竊盜強制等流弊。以言保護屍體，則解剖乃以研究源病，兼以促進醫學，決不能與盜毀屍骸相比擬，又何須呈報行政官署乎？且醫院之治病，操刀而割，生死以之，從未聞手術之前，有呈報官署之規定。今獨於屍體施行此不合理之規則，豈政府重死者而反輕生者乎？抑故意與醫師為難乎？且就以往之經驗，地方官署每遲遲其回批，因之細菌學之檢查，往往失去時機，不能施行。說者謂此規則固有行政官署應於十二小時內處理之規定。殊不知死後經親屬之允許簽字，已廢周章；又加以呈文批準之往復，縱事事順利，已非死後短時所能蒇事；況各種手續未必順利乎！此所以呈准地方官署一項，應速行廢除者明矣。

(三)留取標本須經家屬同意之矛盾：查該規則第八條載「經解剖之屍體除第二條第一第三款所載者須得該親屬之同意，始得酌留標本外……」此處所言標本當包含身體任何器官而言。試問何謂解剖，豈開腹一視，即已滿足。凡解剖之目的，無論屍親及醫師何方，固皆為研究病源，且已詳載於第二條之各項。是則解剖云者，實包括肉眼檢查顯微鏡檢查細菌學檢查及化學檢查等，凡可以達到確知病源之方法，皆宜施行，此殆毫無疑意。其檢查即如此繁難，斷非短期研求所能濟事，是則酌留標本，自在意中，令於屍體之各器官，非經同意，不得酌留。請問此類解剖，有何意義？如謂爲戮屍，則今無此刑，人無此罪；如謂爲嬉戲，則君非周紂，臣無比干。此種不澈底之規則，本身已自難圓其說，而必強醫師之奉行，寧非怪事。此極應修正者又一也。

上列各端，乃僅就大者以言。其餘如不經親屬同意之解剖，究適用何法制裁，亦應明白規定，而竟遺漏，足見可議之處甚多。尚望醫界同仁羣起注意，竭力督促政府，實行改善爲要。雖強制解剖之法規，非所敢望，然各種無理限制，則萬不可容其長時存在也。

解剖屍體規則

第一條　大學院設立或認可之專門醫學校及經地方行政官署認爲組織完備之地方醫院因研究學術之必要得依本規則之規定執行解剖屍體

第二條　付解剖之屍體以左列各款爲限

一爲研究病源須剖視其患部之病死體

二非經解剖不能確知其致命之由之變死體

三願供學術研究以遺囑付解剖之屍體

四無人收領之刑死體及監獄之病死體或變死體

第三條　前條第一款及第三款之屍體付解剖時，得其親屬之同意並呈准該管地方行政官署

地方官署接受前項呈請須於十二小時內處理之

第四條　第二條第二款之屍體由該管官署付解剖時該官署應發給憑照由其親屬請付解剖時依前條之程序

第五條　第二條第四款之屍體由司法官署交付解剖及由醫校或醫院請領解剖者該司法官署均應發給憑照

第六條　官署所發之解剖憑照應載明屍體之具數及其生前之姓名年歲籍貫及性別並蓋印章

第七條　親屬或醫校醫院呈請地方行政官署核准解剖時須將屍體生前之姓名年歲籍貫性別及病死或變死之情狀分別呈明並繳驗左列各書件

一醫士之診斷書

二有遺囑者其遺囑

三親屬之同意證明書

第八條　經解剖之屍體除第二條第一第三兩款所載者須得該親屬之同意始得酌留標本外餘如第四款所載之屍體在醫術上認爲必要時得酌留該屍體之數部或一部以作標本但須呈報原司法官署備案

第九條　經解剖之屍體除留作標本之一部或數部外能縫合者須爲之縫合其不能縫合者應湊集裝置以便埋葬

第十條　前條縫合及裝置之屍體有親屬者還其親屬埋葬無親屬者應由執行解剖之醫校或醫院埋葬之其埋葬地須深在六尺以下並加以標識如係傳染病屍體其附近地方設有火葬場者得付之火化但遺灰仍應裝置埋葬並加以標識

第十一條　執行解剖之醫校或醫院應立解剖登記簿記載左列各事項

一屍體生前之姓名年歲籍貫性別

二有無親屬暨經親屬同意者其親屬之姓名年歲籍貫住址職業

三由何官署交付或由何人呈請

西官署交付或批准年月日

五執行解剖之年月日

六解剖情形及其所得醫學上之效用

七有無留作標本部分

八縫合或裝置及埋葬情形並埋葬地點

第十二條　每屆年終執行解剖之醫校醫院應查照解剖登記簿記載情形詳細造册彙呈該管地方行政官署核明轉報內政部備案由司法官署發給憑照執行解剖之屍體應由該醫校或醫院於每月終檢同原憑照呈報該管地方行政官署備案

第十三條　本規則自公布日施行如有未盡事宜得隨時修正之

評論

花柳病之社會觀

張文山
陳鴻康

夫疾病關係於社會大矣，蓋人類一經疾病之侵入，既影響於身體之健康，輕可使其羸弱，重且成爲殘廢，而經濟及環境各方面，亦無不受其影響。是以疾病之傳染性愈强者，爲害於人類亦愈烈，因之蔓延愈廣，受害者亦愈衆，而與社會之關係遂益迫切矣。今日之疾病其能傳染蔓延者甚多，究以何者爲最乎？醫家莫不曰結核病（或稱癆病）居其首，花柳病即其次也。茲專就花柳病與社會之關係論之如下：

自歷史上有花柳病之記載以來，一般觀察，莫不視此爲民衆之普通性病。迨至近數十年，其猖虐之程度，已成爲國家與國際問題矣！蓋一國之盛衰，係乎國民之健康。花柳病盛行之結果，最鮮著者即婚後無嗣及嬰兒之死亡率增多，因之人口減少。其次即由病軀孱弱而抵抗力減低，因之人壽夭短。由是人民生產經濟之來源，皆受其影響。試思國家能不因此而危弱乎？世界各國有鑒於此，無不殫精竭力，以求此病之補救問題。我衛生當道，果具有卓見，宜認淸事實，使一般國民易於明瞭其利害。故辦理社會衛生，亦以此爲要務。蓋預防疾病於未發，較之療治於以後，實事半功倍也。於是抗花柳病之運動，遂遍及世界，以冀保全人類之健康。花柳病之防範，直如臨戰。敵方之數目，地位，分配方法，均應瞭然於中，所謂知己知彼，然後可操勝算。今之城市設有醫院醫學校及衛生機關者，當調查花柳病流行之情形，且必採集可靠之事實，而分類爲梅毒，淋症，軟下疳，淋巴肉芽腫等門，製成統計表，方可熟知病數，此乃關係社會之生存問題，實刻不容緩者也。

花柳病在社會上之地位，尤爲緊要。即以城市而論，社會分子複雜，人煙稠密，其傳染自屬極盛，故於工商業愈發達，婦女愈參雜之城市，其爲危險愈甚。花柳病之散布，又視病人之社會地位，與專門醫者工作之效力而異。病人之環境較佳，足以完全治療；或醫者之程度相當，足以施必須之療法，則患病之人數，自易於減少。反之病人不明利害，或以經濟困難，或以遷徙旅居，治療遂行中輟，更或醫者不能診斷此病，而任其蔓延，非惟病率無從減少，其傳染力勢必速而烈於前矣。

吾人近日分析北平協和醫院臨診之病案，已查得患梅毒而未施以治療者約百分之七十乃至八十；又其他百分之十僅於臨診病狀消退後，即不見來院治療；故能得完全治療者，不過百分之十而已。按此等未經治療，或經治療而未俟痊愈者，皆可傳染他人，而使該病之範圍擴大，病率之數目增加，而爲害於社會，誠爲可懼。吾人對於花柳病之剷除，素抱決心，對於此類病人，莫不按其地位而酌免費用，俾得利於治療。所難爲者，一般病人之衛生每聽其自然而不就醫，或隨治知識不全，此特爲社會上衛生教育最有關係之一點耳！

吾人既知花柳病能致國民於羸弱與殘廢，則其制止運動在社會國家之公共衛生場中，洵爲最緊要之問題矣。不知今日之當道，亦曾有鑒於斯乎？

專件

民國十九年上海市霍亂流行之報告

上海市衛生局

(一)引言

霍亂一病，每夏流行於上海，婦孺皆知其可畏，但昔日負有辦理公共衛生之責者，未能應用科學方法以消滅或預防之，殊屬可惜。

滬市紳商每於夏季創辦時疫醫院，對於霍亂患者免費予以醫治，博愛仁慈固堪欽佩。但嚴格言之，此項時疫醫院，祇能治療患者，於預防方面，毫無裨益。昔日行政當局，對於該病之流行，未曾加以預防，致每夏有多數市民，因之得病而死，因循貽誤，無可諱言，設當時對於該病預防步驟擇其簡而易行者施行之，則近年來流行之勢，或可稍減。

本局有鑒於是，於十六年成立之始，即著手籌施預防之法。惟上海處於特殊行政情形之下，握衛生行政權者計有三機關之多，各自為政，不相合作。夫疾病蔓延，絕不以政治區域為界，欲收預防之良效，非三衛生當局在同一線上，互相合作不能為功。

衛生劉部長於本年六月間在上海召集霍亂防止會議，當地衛生長官及名醫師均出席與議。其重要決定：即一，設臨時防止霍亂事務所於海港檢疫處；二，施行免費霍亂預防注射；三，製定霍亂報告及紀錄表式，分送各時疫醫院，遇有霍亂患者即按其地址，報告於該管衛生當局。本局更建議於該會，擬對於舟車往來之旅客，均施以注射，卒以籌設不及，未能實現，良可惜也。

(二)籌開注射霍亂預防針宣傳會議

本局鑒於防止霍亂，固宜注重預防注射，而宣傳工作使市民知預防注射之緊要，尤爲首先切要之圖。當經聯合市黨部，公安局，社會局，教育局，開該項宣傳會議，決定宣傳辦法多種。如會銜佈告及印刷顯明標語圖畫，分貼通衢，在各電影園影映注射霍亂預防針廣告。又以京滬滬杭二路乘客繁多，擬於列車中張貼該項傳單，曾與路局函商免費辦法，未得要領。此外工廠慈善團體，由社會局令飭一體注射。棚戶船戶由公安局令知各區所派警按戶勸令注射。公私立學校由教育局令飭注射。各區黨部及民衆由市黨部通令注射。各機關由衛生局函約注射，分別擔任宣傳任務，成績尙稱完善，明歲更擬擴大施行之。

(三)籌開衛生運動大會

本局遵照衛生部令，每年舉行大掃除及衛生運動大會各二次。本年之運動大會，適當夏令霍亂尙未發見，故側重於霍亂之預防，蠅類之撲滅，清涼飲料之取締。印發宣傳品數萬分，並陳列各項人體模型病菌標本，任人觀覽，藉以灌輸最普通衛生常識於市民，參觀者日有數千人。

(四)組織防疫注射隊

本局爲擴大防疫注射起見，除原有防疫股工作人員外，臨時又增聘醫生六人，擔任該項工作，分組出發。分往接洽之學校工廠機關團體施行注射外，專派一組乘救護車在市面繁盛行人衆多之處，爲市民施行注射。一組專於夜間乘市民納涼於街衢之上為之注射。其他又派員會同水巡隊為黃浦江內船戶注射。更會同公用局輪渡人員為輪上旅客施行注射。總計五個月中共計注射三〇八〇一九人。分列於后：

五月份	二〇六六二人
六月份	一〇七七二〇人
七月份	一〇六七二五人
八月份	五九〇六〇人
九月份	一三八六二人

查本市人口據最近統計為一六六九五七五人，而所注射之人數為三〇八〇二九人，其百分比為一八•六即每百人中受預防注射十八•六人。

（五）查視全上海時疫醫院及採驗疑似霍亂患者大便之結果

上海各時疫醫院，大都於七月一日開幕，本屆共一十六處，即公共租界四處，南市計五處，閘北一處，虹口二處，江灣一處，引翔港一處，浦東二處。

本局自七月一日起開始派員着手調查工作，無日或間，總計七月份計採取疑似霍亂患者大便二百十三份。但檢驗結果均屬陰性，故本月份並無真性霍亂發見。茲將逐日所採驗大便列表如左：

採驗疑似霍亂患者大便表

(表一) 七月份

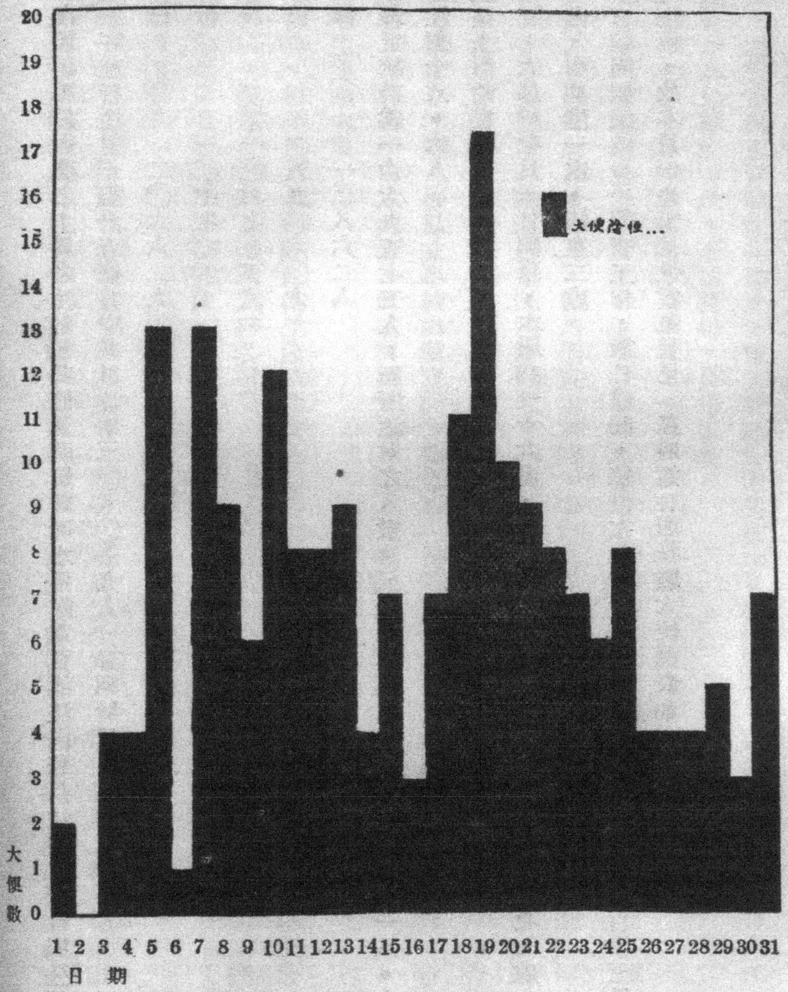

八月份中計採驗疑似霍亂患者，大便一五八份。僅於本月之末數日發見眞性霍亂患者三人。其最初發見之眞性霍亂患者名夏福狗，男性，廿三歲本地人，住虹口塘里十五號，業縫工，在四川路蓬生洋服店爲夥。其傳染來源無從知曉，據調查所得該人於病前二日曾食蘆粟二叚。家族中及同夥中均無患病者。查其家族之大便，亦未發見霍亂弧菌。該患者收容於虹口時疫醫院，因服從醫生命令，直至檢便二次陰性，並檢血液凝集反應後始出院，爲時計二週有奇。其他二名爲女性，一係居於前者附近之棚戶中，亦收容於虹口時疫醫院。一係帮傭，因其主人患有類似同等疾病，由該傭服侍而得病，或係由於接觸傳染。迨本局詳細調查，乃其主人赴杭休養，未能證明所患是否爲霍亂，實屬遺憾。該患者歿於上海時疫醫院，遍檢其家族之大便，均無霍亂菌。茲將本月逐日所採驗大便及患者人數列爲第二表。

九月份逐日均有眞性霍亂患者發見，計採驗大便三五五份，共發見眞性患者一〇七人（本市七三人公共租界二二人法租界十二人），及帶菌者一人（女性住本市）。查患者大都係平民苦力，其發病地點在本市以虹鎮分水廟一帶爲中心。其他潭子灣閘北亦有散在性患者發見。公共租界以周家嘴路一帶爲中心。法租界以寶隆路一帶爲中心。依全體言之，發病區域均近沙經港一帶。細察起病疑似原因，主要係在接觸傳染及飲水之不潔，大多數患者居處皆汚穢不堪，飲食物隨意放置，蒼蠅麕集，而對於排泄物更不加何等處置。此等缺乏衛生常識之市民，感染疫症之機會，自屬較多。茲將本月份採驗大便及患者人數列爲第三表。

採驗疑似霍亂患者大便表

(表二)　八月份

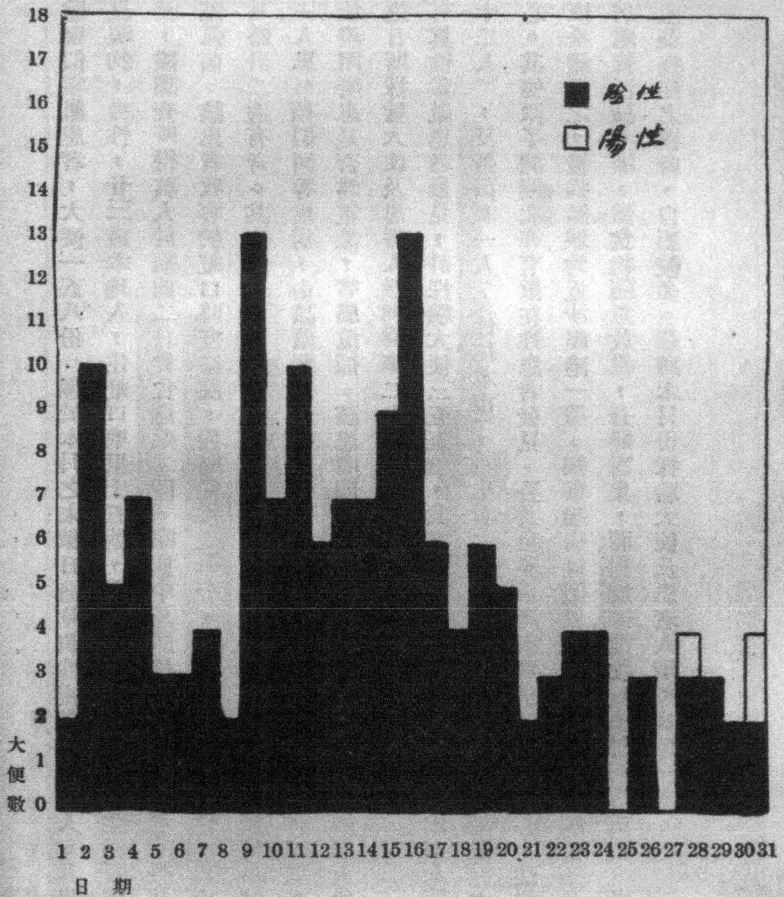

採驗疑似霍亂患者大便表

九月份　(表三)

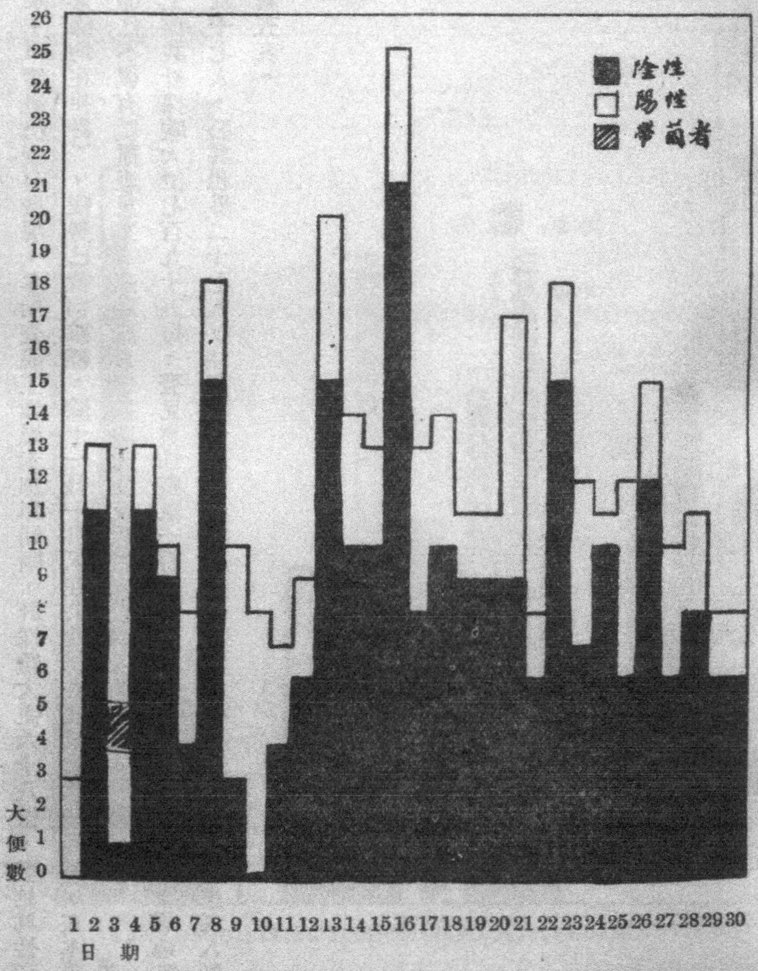

十月份天氣已寒，但霍亂仍續有發現，本局查視工作絕未加以間斷。計採驗大便六十八份，發見眞性者十七人（本市十一人餘均在租界），疫勢已較前減輕。除十一月一日又在公共租界發見眞性一名外，在本市於十月十八日後，卽已不復有霍亂發見矣。茲將該月份採驗大便及患者人數列入第四表。

就以上四個月工作共計採驗大便七百九十五份，發見眞性霍亂一百二十八人，帶菌者一人。以發病地點而區分之，計本市八十七人，公共租界二十七人，法租界十四人，此外有一帶菌者係住本市。茲將患者人數依其起病日期列爲第五表。

採驗疑似霍亂患者大便表

(表四) 十月份 十一月份

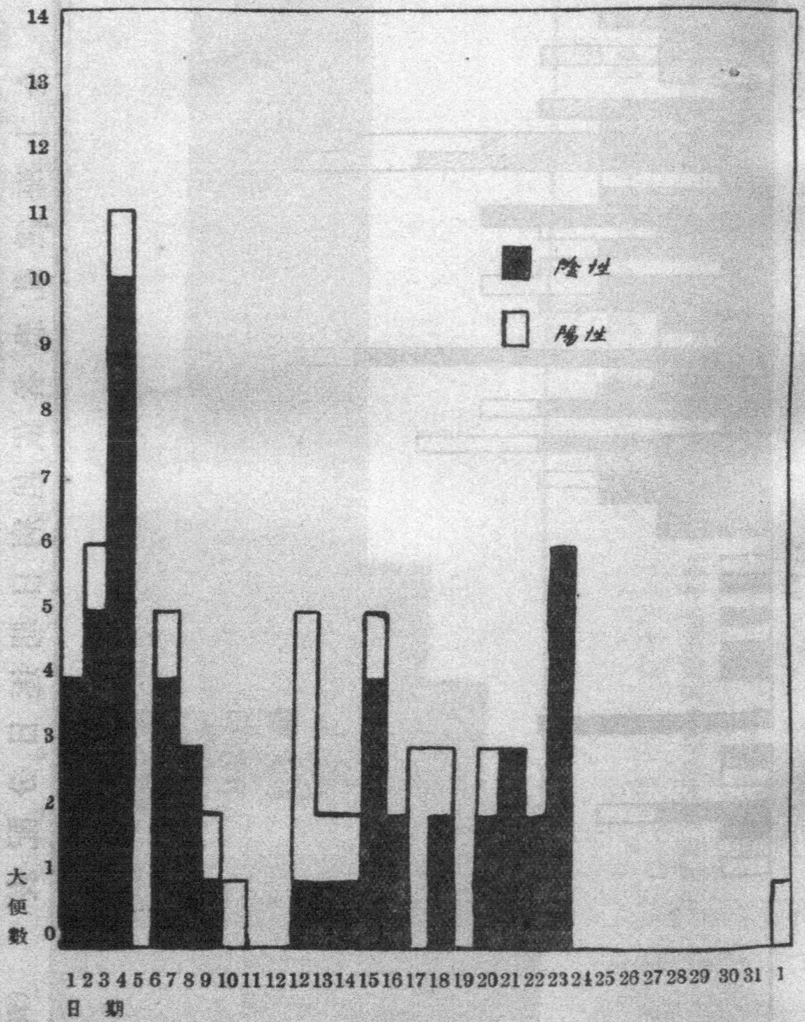

全上海霍亂患者依起病日期逐日分配表 （表五）

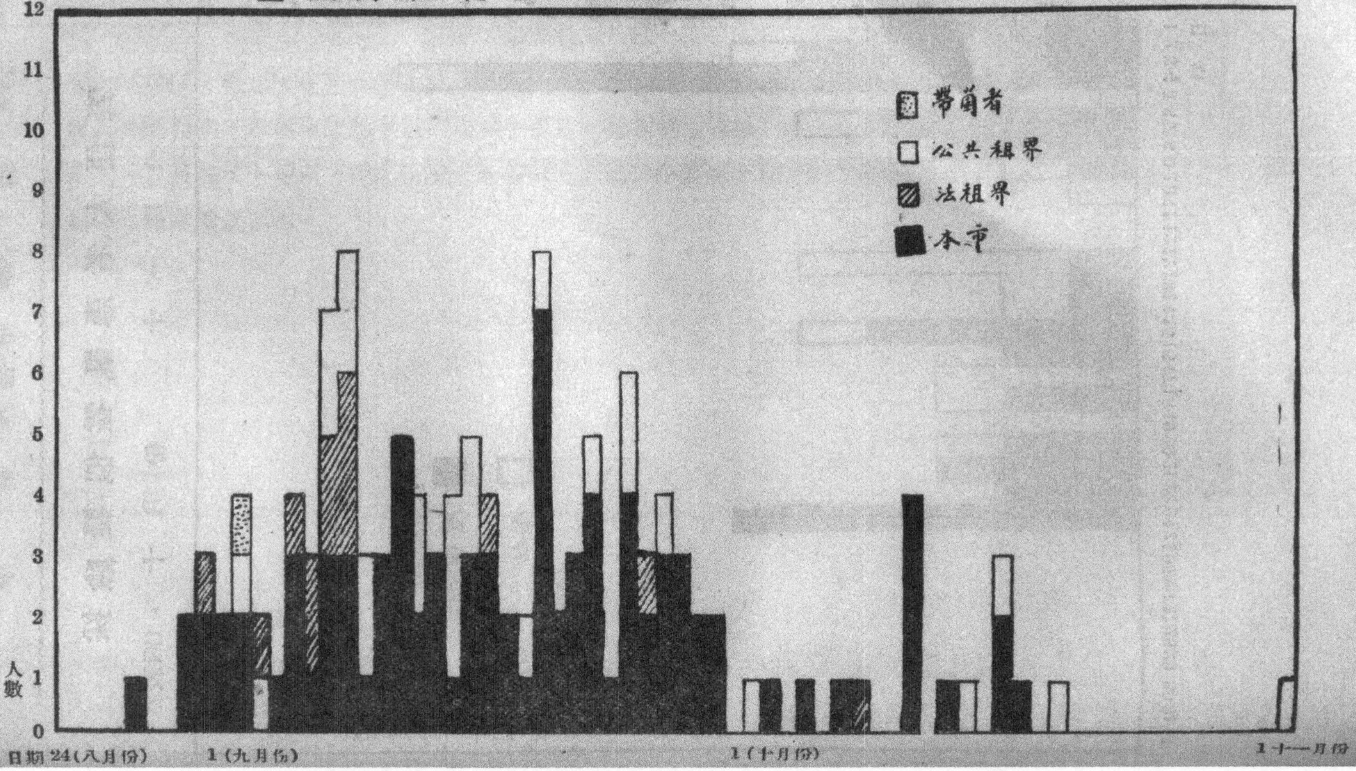

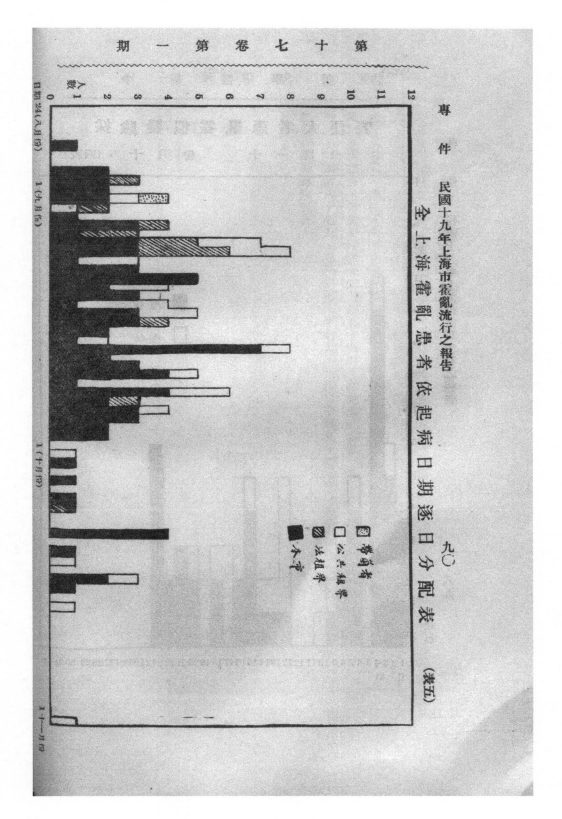

（一八）十九年本市霍亂患者之各項研究

十九年霍亂患者除在租界發生者不計外，本市方面計有八十七人。茲按患者發病日期分週列表如左：

霍亂患者每週人數表（表六）

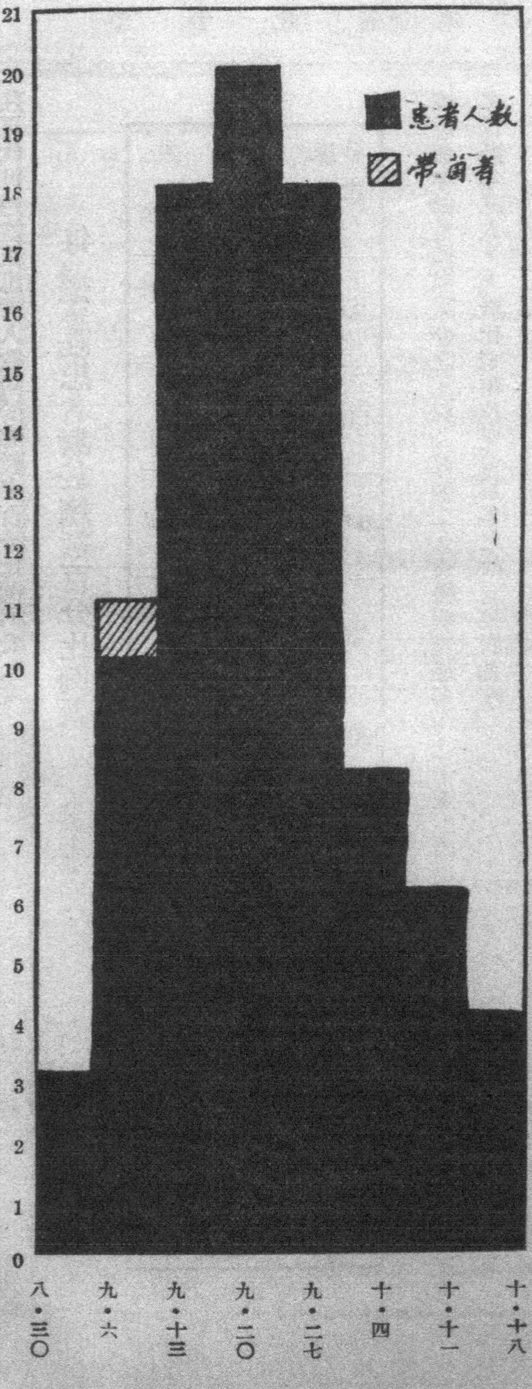

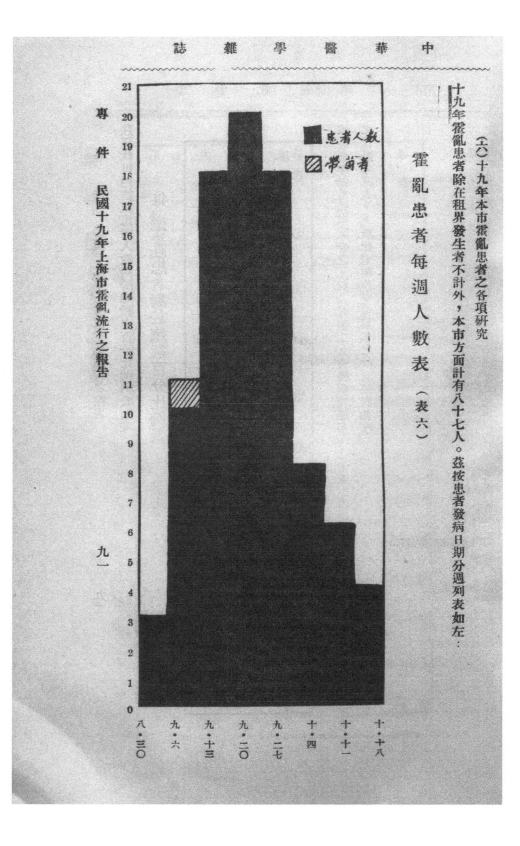

茲更就每週霍亂患者人數對於總數之百分比例列表如左：

每週霍亂患者對於總數百分比例表　（表七）

週末	每週患者人數	患者百分比
八、三〇	3	3.5%
九、六	10	11.5%
九、一三	18	20.7%
九、二〇	20	23%
九、二七	18	20.7%
十、四	8	9.2%
十、十一	6	6.9%
十、十八	4	4.6%
總計	87	10.0%

按患者年齡及性別區分之，以二五至二九歲得病者最多，二十至二四歲次之。此概因本市工業發達，作工者多係壯年之人，人數比老年及兒童爲多之故。列表如左：

本市霍亂患者之年齡性別百分比表 (表八)

年歲	男	女	男女總數	患者百分比 男	患者百分比 女	患者百分比 男女總數
5—9	5	4	9	5.7%	4.6%	10.3%
10—14	3	3	6	3.5%	3.5%	7.0%
15—19	1	5	6	1.1%	5.9%	7.0%
20—24	7	7	14	8%	8%	16%
25—29	11	7	18	12.7%	8%	20.7%
30—34	4	3	7	4.6%	3.4%	8%
35—39	3	8	11	3.4%	9.2%	12.6%
40—44	5	3	8	5.7%	3.5%	9.2%
45—49	2	2	4	2.3%	2.3%	4.6%
50—54		2	2		2.3%	2.3%
55—59	2		2	2.3%		2.3%
60以上						
總數	43	44	87	49.3%	50.7%	100 %

本市霍亂患者八十七名，共死亡十二名，計病死率爲百分之十三・八。即每一百患者中死亡約十四人，與他處記載相較，尚不算高。

霍亂患者及死者統計表（表九）

年歲	患者 男	患者 女	患者 男女總數	死亡數 男	死亡數 女	死亡數 男女總數
5歲以下						
5—9	5	4	9	4		4
10—14	3	3	6	1		1
15—19	1	5	6			
20—24	7	7	14		1	1
25—29	11	7	18		2	2
30—34	4	3	7	2	1	3
35—39	3	8	11			
40—44	5	3	8		1	1
45—49	2	2	4			
50—54		2	2			
55—59	2		2			
60以上						
總計	43	44	87	7	5	12

就患者職業分配觀察之，其中以工人佔半數，其次爲室婦，再次爲十歲左右之兒女及無職業之人。至於其他知識界級中人染及者甚少，由此可知教育關係之重要。查工人患病最多之原因，概因其平素飲食不衛生，隨處隨時亂嚼亂啖，渴不擇飲，飢不擇食，感染機會自較常人爲多也。列表如左：

霍亂患者職業百分比表 （表十）

職業名稱	患者數	百分比
工人	43	49.4%
室婦	22	25.3%
無職業	17	19.54%
商人	2	2.3%
僧	1	1.15%
學生	1	1.15%
兵	1	1.15%
總計	87	100%

再按患者經濟狀況分配之，貧苦者占百分之九十五以上，中等者不及百分之五，富有者竟無一人。足見貧苦平民最易感染，推其原因，不外環境不良，飲食不潔，而一般衛生知識更屬缺如之故。列表如左：

本市霍亂患者經濟狀況百分比表 （表十一）

經濟狀況	窮	中等	富	總計
患者數	83	4	0	87
百分比	95.4%	4.6%	0	100%

關於飲水問題，患者飲河水及井水占百分之八十，而飲自來水者僅占百分之二十，此足爲飲河水及井水較飲自來水易被感染之明證。本局試驗所曾採取井水及河水作幾度試驗，均含有多量大腸菌，足徵水中有大便傾入，旣有大腸菌存在，即有霍亂菌存在之可能。檢驗水中有無霍亂菌存在，甚不容易，往往不易檢出，故平常斷定水之是否汚濁，以大腸菌之存在與否爲標準。本屆患者有百分之九十五，均屬貧苦之人，除極少數飲用自來水外，大部均飲自流井水，溝濱死水，或河水。因缺乏衛生常識，不知在飲用之前加以煑沸，或因貧窮之故，無力煑水，或因天熱口渴難當，不及將水煑沸，即行飲用。按霍亂原爲一種腸胃系病，水爲最重要之媒介物，本年之霍亂流行，其主要媒介物即爲河水及井水可斷言也。玆將霍亂者所飲水源，按種類區分列表於左．

霍亂患者所飲水源百分比表 (表十二)

水源		患者數		百分比	
自來水	南市	9	18	10.4	20.8
	閘北	9		10.4	
不潔水源	井水	34	69	39.0	79.2
	河水	35		40.2	
總計		87		100.0	

(七)霍亂疫苗預防接種之功效研究

本市除公共租界及法租界外，市民共有一六六九五七五人，本年在市內發見眞性霍亂八十七人，即每十萬人中有五•二一患霍亂。再查此八十七患者中，均未曾經注射預防疫苗，此爲霍亂預防注射有效之重大證據。設本市市民均於夏季受有該項注射，則此次霍亂流行，或可免避。且以後眞性霍亂一症，或不難絕跡於本市。但此則胥視市民之能否合作，經濟之是否充裕，及衛生工作人員之足敷與否耳。

(八)各時疫醫院收容病人

在十六處臨時防疫醫院中，僅六處有患者投院求治。各處收容病人以上海時疫醫院爲最多，虹口時疫醫院次之，急救時疫醫院紅十字會時疫醫院又次之。列表如左：

各醫院收容霍亂患者人數總表（表十四）

醫院名稱	本市 男	本市 女	本市 總數	公共租界 男	公共租界 女	公共租界 總數	法租界 男	法租界 女	法租界 總數	全上海 總數
上海時疫醫院	23	19	42	11	8	19	8	5	13	74
虹口時疫醫院	10	13	23	3		3				26
急救時疫醫院	4	7	11	2		2				13
紅十字會時疫醫院	2	3	5	3		3	1	.	1	9
普善醫院	3	1	4							4
公立上海醫院	1	1	2							2
總計	43	44	87	19	8	27	9	5	14	128

結論

一，本年霍亂流行以沙涇港一帶爲較多，計在本市區域內發見八十七人，貧窮者居多數。

二，本屆流行主要原因，在於飲用染汚之井水及河水。

三，凡經霍亂預防注射者無一人發生此病，足徵該項預防注射，確有相當效驗。

四，以後擬作更大規模之宣傳及預防注射，以期霍亂絕跡於本市。

五，本篇所列病人數，僅就本局調查所得而言，遺漏在所難免，倘望來夏各醫師及病家遇有患者通知本局共同襄助，以期撲滅此病。

評論

中國醫學教育應用語文之我見

朱恆璧

談中國醫學教育者，莫不謂教授語文之不統一，實爲推進教學效能之一大障碍；且語文不統一。學制殊無從整理，國中各類醫校學生畢業而後，標榜門庭，互相捭闔，揆厥原因，端在語文。依中國今日各處醫校所用之教授文字而言，可謂極複雜之能事；有用國文者，有用英文者，有用德文者，有用法文者，有用日文者，有兼用中西文者，甚至有用一處之方言以講授者。以國立三處醫校而論。二校用西文。一校則中外文並用，而外人設立之醫校，反有用國文教授者，支離破碎，各不相謀！在各校當局，未必皆抱成見，以爲非用某國文字不可，乃風行草偃，竟至各行其是，主因所在，實爲辦學者出身不同，其本身求學時所用之文言，亦因人而異，某種文字之便於己者，即用某種文字教授；譬如某醫校爲英美人或留學英美之中國人所主持者，則用英文，某醫校爲德人或留學德國之中國人所主持者，則用德文。有此背景，其所用之教授語文，自然彼異於此，各成系統競相誇尚，入主出奴，其造成之醫師，遂分英，美，德，日，各種派別。人標一幟，以致混淆視線，民衆不知醫師祗有新舊之分，科學的與非科學的之別，每以國際區分，此風一啟，無怪日趨腐化之舊醫，反得利此時機，苟延殘喘！此種現象，足使科學的新醫無從提倡，不圖教授語文不統一之流弊一至於斯！中國新醫，爲數甚少，即使團結一氣，連環並進，電掃飆馳，猶虞不及！而今者忍令一盤散沙，各自爲政，甚至形同水火，以亂社會民衆之視線，開黨同伐異之風尚，無論醫界聯絡，難以談起，際此聚訟紛紜之時，即在政府亦覺徬徨瞻顧。是以醫學教育，衛生行政方案，未能決定，不得已糜費國帑，延聘外人，充此顧問，而外人之至中土者，學識既多差別，國情又未諳練，走馬看花，巡視一次，出其所見，發爲文章，至於適用與否，另成問題，楚材未必晉用，逾淮之橘成枳。以數千曾受良好醫學教育而又生長於國內之中國醫師，苟能蠲除成見，全體合作，取人之長，補己之短，處處以科學爲立場，共同奮鬬，則政府有所顧問，民衆有所依歸，非至萬不得已，又何必借助他山，乞靈於異國乎？反之，日日言改進，而日日離改進之途愈遠，聚訟日烈，紛擾日甚，望前途之茫茫，曷隱憂其有極！不圖文言不統一之流弊又至於斯！今各派既互相牴排，自成組織，其宗旨除聯絡感情外，皆以研究學術相號召，但研究學術，首貴語文統一，始能融會貫通，如果言語隔閡，決不能質疑辨難，切磋琢磨，學術上之妨碍，無逾於此，欲救此弊，舍統一教授語文外，其道末由。歸納言之，統一之道有二；曰用純粹國文教授也，曰兼用外國文教授也。

夫學術爲世界公器，本無國際界限之可分，以國人創辦之醫校，教授語文，當以國文爲最相宜，殆無疑義。然事實上有不能專用國文者，今請略而言之；夫醫學本爲高等教育之一，學生求學，初非僅囿於講義，必也旁徵典籍，稽羣書，以自動研究爲原則。今者科學醫書，多自泰西輸入，國人自著者少，苟專恃譯本，無論明日黃花，取人所棄，與科學上推陳出新之意義，大相刺謬，即勉强採用，而出版之書，幾如鳳毛麟角，萬不足供研求之需要；況翻譯文字，無非剌取精義，與原文多有出入之處，掛一漏萬，所在不免，奉爲準繩，徒多誤解，又況最新出版之雜誌，浩如烟海，豈能一一取而譯之乎？苟不能也，新頴學理，無從問津，見聞狃於故常，知識囿於片面，而高等教育之意義，蕩焉無存！此純用國文教授後，學生所感之痛苦也。然則研究醫學，既非研究國文所能奏其功，而提倡新醫，又非注意國文教授不可，妥善之方，惟有兼用兩種文字，以國文爲主，而以西文爲賓；例如講習方面專用國語，而學生參攷書籍，不妨廣購西書兼施並用，思過半矣。或謂醫學教育之必須兼用西文，敬聞命矣，然英，美，法，德，皆爲醫界先進，吾人果何所適從乎？吾應之曰，西國文字雖多種，然便利研究起見，非擇定一國文字不可，此一國之文字，必爲世界所最通行，而吾中國學校修習最廣者，此種文字，允爲朝野所通用，社會所熟悉，推之四海而皆準，編入各級學校之課程而皆宜者，有之其惟英文乎。蓋英文之在我國，各種學校，皆正式列入課程。民衆方面，已有相當之認識，比較任何國家之文字，效用皆廣，其在小學，孩提之童，無不人手一編，琅琅上誦，即國內各種科學雜誌，與醫學有直接或間接關係者，亦多用英文出版，今吾國學制，自中學以迄大學，各種課程，除國文史地外，幾無不採用英文書籍，其爲普遍，寧待詞費。故今日之醫學生，即從前之中小學生，在束髮讀書之時，已與英文相接觸，其後升入醫預科時，多數學校，仍用英文書籍，以資參考，一旦升學正科，再用英籍爲參考，前後銜接，自然事半功倍。設令改習其他文字，即覺詰屈聱牙，困難橫生，欲免此弊，非令全國醫校皆用國語講習，加用英文書籍爲副本不可。夫如是教授語文乃能統一，教學效能因以增加，而國際界限之觀念，不打自破，於是民衆方面乃知眞實醫學僅有科學的與非科學的之分，初無中西或英，法，德，日之判。移風易俗，微此誰歸，邦人君子，其不以此文爲一人之私言也夫！

關於醫學教科書

私立北平協和醫學院中文部

李濤

新醫學輸入不及百年,醫學校的設立不足六十年(中國最早的北洋醫學校,於光緒七年開辦),新醫書的印行不過三十年(咸豐元年雖已有新醫略論等問世,但流傳不廣,姑自宣統元年丁福保譯書刊行作始)。現有的新醫書籍不滿百册,若與歐洲各國比,眞可稱得起十分幼稚。此種缺點,國人現在似已漸知注意,所以戴傳賢院長於民國二十年一月,特提出擴充醫藥衛生案於中政會,並蒙通過。是年教育部更有注重醫,農,工教育的計劃。我們姑不論那些方案能否見諸實行,暫就一般的觀察論,可說大多數人都認發展醫學教育爲今日當務之急。

發展醫學教育,誠然是醫界人士所樂聞,但是醫學教育所必需的"教材"比任何口號,標語都重要。並且此種責任,惟有我們醫界人士才能擔當得起。換句話說,中國醫學教育的不發展和庸醫輩出,直接原因便是沒有完善教科書,間接原因是醫界人士都不肯負起此種責任。

我們政府現在打算在各省市創辦醫科學校,講書自然要用國語,但是請問標準教科書在那裏?教員編的講義,能否算作教科書?一般學生能否利用外國參考書?縱能,他們購買力能否勝任?這些問題都是本文的前提,斷斷不能漠視。

我國的醫學校良莠不齊,所造就的學生自然也參差不齊。這純因爲教員講書,任己意增減,不肯顧及學生的需要,結果便畸輕畸重,成爲畸形的發育。如有標準教科書印行,則教員有所依據,有所參考,全國醫學生的程度便有劃一的可能。

現下的醫學生,有的買外國書,有的買現有的幾種醫書,有的專靠講義。近幾年來金貴銀賤,一本西籍,動值四五十元,學生那能買得起。况且醫學生的外國文程度,大半都很低,常把科學書當外國文課本念,那能深悟其中的旨趣。試想現在這種畸形狀態下,醫學教育怎能發達。

現在我們爲醫學教育普遍計,爲教授求標準計,爲學生購買省費計,都不容不注意教科書。

醫學教科書的標準

醫學教科書應急急編訂,已成顯著的事實。第編訂標準,尤應預定,始不致引入歧途,貽誤青年。姑就鄙見所及,假擬如下:

1 須由專家擔任編譯: 醫學各科非專家不能窺其堂奧,遂譯和編纂,皆非普通醫師所能勝任。不然必致曲解百出,增減失當。以前印行的醫書,所以不能充教科書用者,此爲最大原因。現在如果要編制精當詳明的教科書,不是專家絕對辦不了。

2. 須以本國現實材料爲基礎: 我國人體在解剖上的大小,多與歐西不同,宜依據現實情形以正學生之觀聽。各種疾病尤應以己國狀況爲單位,直譯的東西醫籍,那能算作本國的教科書! 其餘發病率和死亡率等,各國的數字都不同,那可不用本國的材料來教學生! 但是這些材料現在還沒有,有的也未必可靠,所以在目下及最近的未來時期中,尙不能一概而論。

3.須求精詳: 教科書與普通醫書不同,因爲學生對於此種知識毫沒有宿養,非精詳不能明瞭。關於技術方面應該淸楚簡單,才易做行。關於學理方面,應該豐富扼要,才能透澈。現在的醫書不失之冗,便失之略,配得上"精詳"二字者絕少。

4.須採用審定名辭: 醫學名辭,現在大致都已審定,編譯書籍自應採用,以求劃一。

5.須有精美插圖: 插圖在醫籍中的地位,可說是較文字尤要。我們現有的醫籍,插圖皆極拙劣。其原因:一由於本國印刷術幼稚,一由於吝惜費用。現在印刷進步,已能製精美的色圖,此種困難自無庸顧慮。至於費用一節,果由團體擔任,便不成問題。

6.須採用語體: 文言不能充分敍述現代科學知識,已無庸諱言。現代文學勝過古文,也就是在此一點。至於語體文容易了解,適合學生脾胃,更是顯而易見的事。然而我國現有的醫書僅有一兩種是語體,這實是我們醫學界不進步的表徵。

現有的醫書

現有的醫書,可以說與上述教科書的六個標準完全不符。丁福保所譯的幾十種,已漸歸淘汰,姑且不論。其餘博醫會,同仁會,商務印書館和私人出版的書,總計不足百種。固然我不能說都不好,但是合乎上述教科書標準的,可以說一本都沒有。其中十分之九都是普通醫師所編譯,至於引用本國材料,插圖精美者,更如鳳毛麟角。茲為參考便利起見,將現有的醫書,分類列表;但是表中所列,僅搜集可供教科書用的醫書,其餘還有幾十種,便一概除外,以免繁蕪。

第一表 解剖及生理學

書名	孔氏實地解剖學	格氏系統解剖學	路氏組織學	解剖生理學	解剖學	解剖學提綱	哈氏生理學	生理學
編或譯者	魯德馨譯	Shields Ingle 譯	Shields譯	Lyon Fulton 譯	張方慶譯	湯爾和譯	呂鍾靈譯	蔡翹譯
出版者	博醫會	博醫會	博醫會	廣學書局	同仁會	商務印書館	博醫會	商務印書館

第二表 病理及細菌學

書名	史氏病理學	病理總編	病理各論	病原學	近世病原微生物及免疫學	秦氏細菌學	細菌學檢查法	實用細菌學
編或譯者	McAll 譯	周威 洪式閭譯	洪式閭譯	余濱編	湯爾和譯	余濱李濤 湯飛凡譯	林宗揚編 李濤譯	姜白民編
出版者	博醫會	商務印書館	商務印書館	商務印書館	商務印書館	博醫會	協和醫學院	商務印書館

第三表 藥物學

書名	中華藥典	賀氏療學	實用調劑及處方	伊氏毒理學	西藥配製大全	艾古二氏實驗藥理學	藥理學	藥理學
編或譯者	衛生署頒布	Ingram譯	劉步清著	李雨田譯	潘經著	于光元譯	余雲岫譯	劉懋淳譯
出版者	衛生署	博醫會	劉步清	博醫會	學術研究會	博醫會	商務印書館	同仁會

第四表 內科,小兒科及診斷學

書名	內科全書	歐氏內科學	近世小兒科學	亳慈兒科學	診斷學	斯氏實驗診斷學	內科臨症方法
編或譯者	汪尊美等七人編	Cousland 譯	程瀚章譯	富馬利 周仲彝譯	湯爾和譯	孟合理 江清譯	Cormack McAll 譯
出版者	商務印書館	博醫會	商務印書館	博醫會	商務印書館	博醫會	博醫會

第五表 外科

書名	外科總論	繃帶纏法	局部麻醉	實用外科手術	羅卡爾氏外科學
編或譯者	葛成勛 孫柳溪 譯	富馬利譯	楊蔚孫譯	汪于岡譯	孔美格 管國全 譯
出版者	商務印書館	博醫會	同仁會	商務印書館	博醫會

第六表 產科及婦科學

書名	近世婦人科學	葛氏婦科全書	伊氏產科學	生理及病理胎產學	鐸氏產科學	產科學
編或譯者	湯爾和譯	魯德馨等譯	Niles 譯	楊元吉編	林壑光譯	張方慶譯
出版者	商務印書館	博醫會	博醫會	楊元吉	博醫會	同仁會

第七表 皮膚花柳科

書名	皮膚病彙編	海氏梅毒詳論	最新花柳病診斷及治療法	男子花柳病新編
編或譯者	楊　柄譯	楊傳柄 魯德馨 等譯	姚泊麟譯	單惠泉譯
出版者	博醫會	博醫會	改造與醫學雜誌社	博醫會

第八表 衛生學

書名	公共衛生學	羅氏衛生學	公共衛生學	學校衛生概要
編或譯者	Leslie 譯	胡宣明 黃貽清 譯	余濱譯	李廷安編
出版者	博醫會	博醫會	衛生署	商務印書館

第九表 其餘各科

書名	薄氏耳鼻喉科	梅氏眼科學	眼科學	近世法醫學	基氏法醫學
編或譯者	于光元倪維廉譯	李清茂譯	石錫鈷譯	上官悟塵譯	Stuckey 譯
出版者	博醫會	博醫會	同仁會	商務印書館	博醫會

上邊所載的醫書共五十五種,可以包括市上流行的醫書;就教科書論,佔有絕大勢力。今分別論列於下:

1. 就出版者論,以博醫會出版的書最多,其次爲商務印書館和同仁會(東京)。其餘各處所印行的書僅佔百分之十。

2. 就編或譯兩項來分,譯佔百分之九十,編者佔百分之十。而編者中仍帶有幾分譯自他書的可疑。是知我國醫學程度仍是生吞活剝的時期,還沒進到自己編書的階段。

3. 就編譯的人論,有些是普通醫師,有些是非醫界的文人,至於由專家迻譯者最多不過百分之二十。由此我們可以想見翻譯的人多半不能勝任。

4. 就內容論,採用語體者,僅有湯爾和譯的解剖提綱,但是一幅圖都沒有,自然不合教科書的標準。至於就印刷和插圖來論,同仁會所出的書,尚勉强對付,其餘都不及格。這全因以前印刷術幼稚和不肯花錢製版的原故。若以插入本國現實材料來說,除了歐氏內科學有一點外,其餘大概都是直譯。所以現有的醫書還不能拿上述標準來批評。

果然拿上邊所述的教科書六個標準來評隲現在的醫學書,可以說沒有一本能及格,也正是現在急急需要編譯教科書的惟一原因。

此外還有應該附帶聲明的,就是各學校的講義,第一因爲沒有印成書,第二因爲流行不廣,所以一概略而不論。

教科書的發行

教科書的發行,不外下列四端:

1. 由個人發行。
2. 由書舖發行。
3. 由政府發行。
4. 由學會發行。

因經濟上,售賣上的不便,醫學書籍決難由個人發行。至於由書舖發行,因爲他們純以賺錢爲目的,刷印紙張,插圖都不精細,甚至專歡迎簡短的醫書,例如商務印書館所發行的幾種,就是犯這種病。所以個人和書舖都不能發行好的醫書。

由政府發行醫學教科書,本來很好,但是政局不穩定的我國,恐怕擔不了這樣繁重的責任。假如等到政府能擔負的時期才編譯,豈不是「河清難俟」緩不濟急嗎!

由醫學會編譯教科書,第一專家極多,易於著手;第二經費易籌,印刷能精;第三不以賺錢爲目的定價能廉。有此三利,所以最好由醫學會擔任編譯教科書的責任。

現在發行醫書的學會有兩個,一個是博醫會,一個是同仁會。但是同仁會發行的書截至現在,只有四種,尙在萌芽時期。好壞不論,只看他們仍然襲用日本名辭,且在東京印行,便可知他們確含有幾分文化侵略的意味。

博醫會發行的醫書,共計有四十餘種,由外國人迻譯者佔十之八九。試想外國人譯中文書是多麼艱苦;他們竟不辭勞瘁,爲人作嫁,這實在是可欽佩的事。在此我不能不代表中國醫學界向 Consland, Shields, McAll 這些人道謝。同時我認爲編譯中國醫學教科書是中國人自己應作的事,外國人代作,便是恥辱。所以我希望全國的各科專家絲毫不存苟安,怕難,取巧的心,趕快的毅然擔起這種工作。我們要知道將來中國醫學發達的遲速,全靠現在的人是否肯給他們一條直達的捷徑?也就是肯不肯給他們編完善的醫學教科書?

博醫會發行的醫書,最壞的地方是譯者不必是專家,甚至不是醫學家,所以很多的書去取不當,解釋不明。

其次各書都採用文言,往往辭不達意,尤其是非醫界人所譯的書,此種地方最多。固然此種責任有關執筆政者的能力,但是文言不能充分敍述精細的科學,已可證明。

還有插圖都不精美,這是因為以前中國印刷工業幼稚的原故,前已說明。但此層極易改善。

教科書的編譯辦法

醫學教科書由醫學會編譯,旣然適宜,現在的中華醫學會,又是中國博醫會和中華醫學會的結合體,自然還應該繼續擔任這種工作,完成以前重大使命,此就理論上說,毫沒有懷疑的餘地。不過以前的辦法,多有未當,應加改良罷了!

1. 應設出版部

出版部的職務:(a)擔任向各專科學會,或各科專家接洽編譯教科書。如請眼科學會擔任編眼科學,生理學會擔任編生理學。

(b)擔任潤色文字:醫學家的文學藝術,多半都很平凡;所以編譯的教科書,都應該由出版部潤色一遍,以期文從字順。

(c)擔任校勘:印刷教科書關係重要,如無相當經驗,必致錯誤百出,魯魚亥豕,誤人實甚。現在流行的醫書幾乎每頁都有錯字,讀者誤會,影響極大,所以校對者,必得內行才成。

2. 組織審查會:由各人送來發行的書,有沒有出版的價值,關係很重要,非加以審查不能冒昧出版。每書發印以前,應該臨時邀請三,五專家組織審查會,決定是否有發行的價值。至於審查標準,自然是按照上邊所說的六項了。

3.獎勵編譯教科書: 編譯教科書是最艱苦的工作,眞可說是費力不討好,所以多不樂爲。要打算教他們樂意編,應給他們種種便利,減輕他們不必要的痛苦,如謄寫,潤色,校對等,可由學會擔任。若是一人不能編譯的書,會中應設法集合多人分擔,以完成之。此外更可用金錢,名譽等等酬勞著作人,以引起各專家的興趣。

4.基金: 一本醫書的印行動需千元或數千元,非有雄厚基金,不能擔負發行的重任。前博醫會出版部的基金,既然很豐裕,仍舊請他們繼續擔負這種事,可說是駕輕就熟。

5.編譯的先後: 醫學書中無論編或譯,一本都未印行的科目,現在還很多。例如X光學,寄生物學,生物化學,精神病學,神經病理學,矯形學,傳染病學,黴菌學,新醫學史等等,自應先行著手。已有譯本的,無妨稍緩,以求各科平均發展。此外更可就人才便利上,酌定前後,例如有一位解剖家願意擔任這種工作,便可請其按照標準,編譯解剖學。編好,審查完畢,即可代爲發行。

發賣

教科書既以普遍爲目的,售價即宜從廉,首應顧及中國社會的經濟狀況,務必使定價適合學生購買力方可。成本過昂的書,可定特別優待學生的購置法。此外代賣的商店,應遍及全國各省,至少每個醫學校所在地都應有一處代賣,如此才能流傳的廣,消售的多。博醫會書現在北平竟沒有正式代售的商店,所以銷路不暢。據現在統計全國有醫學校的地方共十六七處,計有二十個以上的醫學校,除去幾個用外國語的學校,每學校一班以三十學生計,每年每種書至少可銷五百册。如果每種書一次印一千册,二年便可售罄,就教科書本身論,每二年改訂一次,也不至落伍。不過實際銷售是否能那樣速.那就要看會裏的宣傳和醫界的合作了!茲擬定全國代售醫書的地點如下:

北平　天津　保定　太原　南京　上海　杭州　長沙　南昌　廣州　貴州　成都　開封　濟南　瀋陽　哈爾濱　福州

結論

(一)醫學教育非有良好而且用國語編的教科書,不能發達,所以我國此時應急急的編輯。

(二)編輯標準有六:即由專家擔任,採用本國材料,精詳,審定名辭,插圖精美和語體六種。

(三)現有的醫學教科書,僅有五十餘種,都與教科書的標準不合,所以不能用。

(四)教科書最好由學會發行。中華醫學會應繼續努力。

(五)編輯辦法是:設立出版部,組織臨時審查會,奬勵編輯者和預籌基金。編譯的次序,是按著最缺少最需要的科目先行著手。

(六)教科書的定價宜廉,代賣處宜多,每二年應改訂一次。

醫學校衛生課程改進之商榷

國立上海醫學院衛生科

張 維

語云:「一兩之預防,勝於一磅之治療」。又云:「聖人不治已病治未病」。此足證養身之道,預防尚焉。今之言衛生者,尤注重如何而始足以保持其身心健康,增加其工作效能,並使其得享受人生福樂。今之行醫者,無論其制度爲私爲公,而對於病家除診斷治療外,應同負有指導保健之責。與其稱爲特約家庭醫師,毋寧改稱常任衛生顧問。英國醫學泰斗紐曼氏常舉一般病人對於醫師之發問之詞如下:

(一)予所患之病症如何?………此診斷也。

(二)可望治愈否?約需幾何時?………此治療及預防也。

(三)如何及因何故而致攖此疾?………此病原也。

(四)必如何而始可避免之?………此亦預防也。

以上諸端,無論病人詢問時固應逐一解答;即其自甘緘默,亦當詳爲剖示。不僅此也,假使患者爲傳染病,如白喉,天花,傷寒等等,應招致其業經接觸或勢必不可避免接觸之戚友,施以實際預防,如接種疫苗,注射抗毒素;或勸令就衛生行政機關行之,俾收預防之實效。換言之,凡屬醫師,均應具有社會觀念,竭其技能躋民衆於健康之域。在採用公醫制度及公共衛生發達之國家,尚有諉卸之餘地,揆之我國情形,則宜切實力行,無可置辯也。

顧近代執行業務之醫家,僅斥斥於診斷與治療,甚且以吸取多金爲主要之目的。其能運用科學方法,以盡其診治之能事者,已不多覯。其克盡指導衛生實施預防之責者,尤屬絕無僅有。不僅我國爲然,歐美諸邦,亦莫不類是。無他,醫學教育不健全,醫學課程不完善之結果耳!茲摘譯英國醫官評議會醫學課程審查委員會報告,以資考證。

「過去醫學教育之缺乏預防醫學訓練,已無可掩飾。例如健康保險,預防與治療並重。然制度產生垂二十年,顯皆偏重治療,漠視預防。近數年來,由於經營者之努力,始漸引起一般人士對於保健事業之注意。又如民衆對於保健知識之追求,與時俱切,常可於報紙或雜誌之醫藥衛生顧問欄見之。此類問題,實應由醫家於行業中答覆,不必他人代庖也。又近年來社會衛生機關,確有增加。但其目的不過在傳播單純之衛生常識而已。凡此種種,均暴露現代醫家之弱點,亦足以證明二十世紀醫學教育之失策。蓋一般學生,終日沈醉於解剖室實習室割症室病室之中,其意識則惟趨向病態,其思想則惟知有病人,一若醫家之於未病民衆毫無關係也者。故其結果,馴至毫無社會觀念。即或有之,亦極薄弱而不適當。誠然社會固應有若干公共衛生及預防疾病或傳染病之特殊組織及機關,而開業醫師亦當負指導個人保健促進社會衛生之責也。」

以上所述,對於現今醫界之缺點,可謂暴露無遺。溯本推原,自不能不歸咎於醫學教育之不良。况近代醫學積極傾向社會化。公醫制度,已逐漸推行於歐洲,勢將普及全球;我國自難例外。蓋我國人民,絕無購買醫藥能力者,達百分之二十五(城市)以至三十七(農村)。事實具在,豈容漠視。此種遺憾,既非慈善醫藥所能解決,商業式之醫學,更無論已。故公醫制度,即不從社會革命促其成功,亦必爲將來社會演進之結果。果爾,則今日之醫學教育,應爲他日施行公醫制度之準備,俾養成富有强烈社會觀念之人才,不僅能勝診斷治療之任,抑且能負指導預防之責。

醫學教育家,有鑒及此。故於近年來,力倡改善醫學課程及教育方法之議,以期預防醫學與治療醫學得平衡之發展。歐美各國,業已次第推行,漸著成效。惟課程標準,仍極參差不齊,尙有待於改進耳!(如欲知其梗概,可參考本誌第五期九〇九頁預防醫學在學醫課程中之地位)。我國則更漫無規定,國內醫學校之衛生課程,常被視爲隨意科,類多趨向簡陋。其較爲重視,組織健全,人員充實,課程緊嚴,足與基本臨證各系主要科目相媲美者,當首推北平協和醫學院。然其費用較大,以之列入其他醫學校之預算相差遠甚,則事實上必感困難,或竟不可能。國立上海醫學院,即前國立中央大學醫學院,於衛生課程素頗重視。雖其組織設備未臻完美,顧經營數載,亦已略具規模。茲特簡述其概況如次,一以求同道之匡導,一以供邦人士之商討,俾資借鏡。一方面深冀國內醫校均能移轉其重心,加緊預防醫學及公共衛生之訓練,使醫學校教育日就昌明,實我民族健康前途之福也。

一、組織設備

衛生一科之重要,已如上述,如在組織系統上不佔有相當位置或地位,則難求充分發展。故中大初成立時,即認定衛生爲醫學主要課程之一,單獨設科,與基本系之生理解剖,臨證系之內外各科,平等並立。今者改組爲國立上海醫學院,衛生科之系統未稍變更。更將內部略事擴充,並附設衛生模範區,作學生實習場所,另組統計室,瘧疾室,供研究之用。

二　教學人員

教學基本人員計有教授,副教授,講師各一人;助教三人;此外有服務於衛生模範區之公共衛生護士,助產士,試驗員及口腔衛生員,衛生稽查員等十餘人,襄辦關於學生實習之種種事宜。更自中央或地方衛生行政機關及學術團體函聘專家來院講學。

三　經費數額

全院經費處此緊縮預算之下,都爲三十餘萬,衛生科經費約占全部十二分之一,將來全院經費較爲擴充時,衛生科預算亦將隨之而增加至五萬元左右。

四　教學語文

醫學爲社會科學之一,衛生與民衆之關係尤爲密切,故其影響於文化者至大。然欲求其效能之充分發揮,必使其與社會無語言隔閡之弊,是衛生課程之應用國文講授也無疑。顧科學進步一日千里,若不廣涉新書,博覽外籍,勢必知識落後。故本科教學之原則,決以國文講授,而用英語參考,其能兼用德,法諸文參考者,亦在鼓勵之列。

五　研究設備

凡科學事業,缺乏研究,便無生機。且學制之年數有限,學問之發展無窮,醫學尤較深邃,數年之醫學課程,僅足視爲指示求學方法之途徑,其無窮學問之取得,方有待乎畢生之努力。故本科之組織,除將整個之衛生模範區作爲研究機關外,另設統計室,瘧疾室,並籌添設營養室,工業衛生室等,以供研究之用,藉資啓迪學生。至其他關於細菌,生理,寄生蟲,生物化學各方面衛生問題之探討,則隨時商借各該科之實習室爲之。徵之我人既往經驗,不僅組織可免重複,設備可資節省,而互助合作之精神,在教育上又有潛移默化之功也。

六　教學課程

衛生課程計可分三大程序,曰講授;曰考察;曰實習是也。各有其時,各有其序,各具其重要性,兹分述如左:

(甲) 講授　點讀式之教科書制,在一般教學法中,尤其在大學教學法中早已成爲過去。即課堂講授時間過多,亦常易蹈枯燥注入之弊,違反教學心理。本院衛生講授時間,原爲百四十四小時,現已縮改爲七十二小時,於三四年級行之。唯於雜誌之參閱及撮要之紀載,自修之成績等,特爲重視,務使學生明瞭公共衛生及預防醫學之原理,並養成其讀書自修之習慣。兹將所授題目及時間,列入附錄第一表。

(乙) 考察　第四年級之暑假期中,每一學生均須按教員之指定,考察其家鄉或其他城市之衛生狀況,編製詳細報告,附以改良意見,限期呈閱,作爲評判成績之標準。俾使明瞭我國社會及家庭衛生之眞實情形,以引起其社會觀念與責任心。哈佛大學衛生學教授羅森洛氏常將此項考察,列爲必要課程,故所有哈佛醫科學生無不有此巨册報告。羅氏且常爲洛氏基金社著爲論文,闡述其教學力量之洪大,其每因實地考察及編製報告所需之時間,至少爲六十小時。本院所規定之考察標準,係參酌羅氏之原表而編製者,兹特列爲附錄第二表,以示其範圍焉。

(丙) 實習　若眞欲養成醫學生正確而強烈之社會觀念及責任心,俾使其於執行醫師業務時,克盡天職,治療疾病外,猶能運用預防技術,廣播衛生福音,保障民族康健者,非僅恃上述講授及考察方法,所能奏效,必也,使其除接觸病人外尙有接近未病民衆之機會,練習一切保健衛生之重要方法。顧國內衛生行政,類多畸缺不完,且幾盡限於都市社會。我國農民旣占人口百分之八十五,勢非取得鄉村衛生,殊難適合學生實習之需求。故本院成立伊始,即商同上海市衛生局合辦吳淞鄉村衛生模範區,作爲鄉村衛生實習場所。自九一八事變發生,吳淞旣全被燬滅,乃於最近遷至浦東辦理高橋鄉村衛生模範區。計此區面積爲二百十方華里,人口爲三萬五千,純爲一農村社會。其中有一小鎭,約五千人,模範區之辦事處即設於此。另設分處於沙港,管橋,江心沙三處。舉凡生命統計,環境衛生,管理傳染病,預防接種,滅蠅,滅蚊,牲畜及肉品之檢驗,醫師及助產士之管理,醫藥物品之審查與取締,試驗工作,學校衛生,產婦及嬰兒衛生,兒童保健,工業衛生,衛生敎育等均在辦理之列,實爲一鄉村衛生之橫斷面。先是本院四年級學生須派往吳淞衛生模範區實習十星期,每星期十小時,共爲一百小時。現旣將講授時間減少,特增加實習時間爲一月,共爲百二十六小時,並改於舊制五年新制六年級分組,於高橋行之,並派往上海各衛生機關參觀行政設施及衛生工程。每人仍須將實習情形逐日記載具報,迨實習旣滿,再將全部報告裝訂成册。並附陳改良之意見,送交敎授評閱,並保存之。茲將實習課程列入附錄第三表。

七　參合教授

以上所述之教學方法,尙未能視爲滿意。蓋醫學教育年限舊制五年,新制六年,均爲五九五〇至六五四五小時,而衛生講授考察及實習時間總共爲二五八小時,僅占全部時間百分之四·三乃至三·九。使其餘時間均從事於治療醫學。時間之長短旣異,則功課之多寡懸殊,雖欲移轉預防醫學之重心,改進醫學教育之方略,其可得乎? 故欲達此目的,尙有賴於各科同致力於預防醫學之參合教授,美國哈佛大學即爲實行此項教學之一例,成績優越,足資楷模。華倫氏近著 Synopsis of the Preventive Medicine 一書,述該校基本臨證各系,自解剖以至內外各科,參照預防醫學之方案,洋洋大觀,發揮盡致。英國紐曼氏之言曰:「內外各科之最後目的,厥惟預防。預防精神,應參透全部醫學課程,各科教授應從而發揚之」。本院同人同此觀念,每於課堂或臨證上引申預防保健之義,更求此項之意旨具體化,提議各項病歷,添印衛生談話與預防設施二項,以便臨診醫師及醫學生之隨時記載,並由衛生科設置公共衛生護士,推行衛生教育,暫在婦產,小兒,肺癆,花柳,各科指揮之下,作必要之家庭訪問,以爲初學之實驗。雖創辦未久,尙無成績可言,然深信其必能逐漸發展也。

綜上所述,公共衛生之於醫學教育,旣如是需要,而國內醫校衛生課程,或因經費浩繁,設備簡陋;或則課目雖具,而不加重視,形同具文。故不揣譾陋,特將上海醫學院,衛生課程,述其梗概,以供同志諸君之討論。如醫校之公共衛生,是否應特設一科,其最低限度經費應爲若干,衛生課程之時間應爲幾何?講授考察與實習各項應如何分配等,深冀同志諸君各抒偉見,確定衛生課程在醫學教育中之地位。如是非特可爲國內各醫校之參考,兼使國內醫校悉知衛生課程之重要,力求設備完善,庶幾醫學教育前途,日趨光明之路焉。

參考書

Faber K. Medical Education in China.

Newman G. Medical Education in England.

Leagne of Nations Quarterly Report of the Health Section Vol. No. 7.

Place of Preventive Medicine in the Medicine Curriculum—Report of the Commettic Appointed by the Council of the Society of Medical Officiers of Health, London, England.

Rosenau M. J. The Sunitary Survey is an Instrument of Instraction in Medical Schools.

Wurren. Synopsos of the Practice of Preventive Medicine.

Medical Eduacation and related problems in Europe—The Rocksfoller foundition.

Methods ands problems of Medical Education 5th. and 6th Series.

Catalogue of Medical Schools in China, Europe and United States.

附錄一

國立上海醫學院衛生學講授課程

(一)概論 共四小時

公共衛生之定義及其重要性與範圍	一
醫學及公共衛生發達史	三

(二)環境衛生 共九小時

水	二	糞便	二
垃圾	一	光線與空氣	一
食品與營養	一	藥品管理,房屋衛生	一
衛生稽查	一		

(三)傳染病之管理 共二十小時

(甲)一般預防方法 共六小時

傳染病報告	一	疫症流行性之探討	一
隔離及檢疫	一	接觸與帶菌問題	一
免疫原理及方法	一	消毒法	一

日本的醫學教育

現在日本醫學教育的組織,可以分爲兩部,一部是按照大學制度組織的大學和學院;一部是按照專門制度組織的專門學校。計現有醫科大學十八所,醫學專門九所。

在早幾年以前的時候,够得上大學的實在很少,差不多全是專門的資格。不過近幾年來,因醫學教育升級運動的結果,許多醫學專門都升爲大學。

專門部分,如新瀉,岡山,千葉,金澤,長崎,都已停閉。若京都縣立專門學校,熊本縣立專門學校,慈惠專門學校,和南滿醫學專門學校,在最近幾年裏也都要停辦,並且都預備着按照大學標準改組。因此日本醫學校的大部,都屬於最高教育機關,按照大學組織法辦理。所有政府和公立的醫學校,現在全按大學制度組織。從另一方面言:私立醫學校的大部,都屬於專門一類,所以仍照專門制度組織。

女子醫學校,現在僅有兩個,即東京女子醫學校和帝國女子醫學校 (Tokyo and Teikoku Medical School),這兩個學校都按照專門制度組織(附注:日本婦女不准入男子的醫學校)。

醫師開業

凡欲在日本開業的醫師,必須有下列資格之一,並按照醫師開業法呈准內政部領有開業執照者方可。

1. 凡在正式醫學校肄業期滿得有醫學士 (Igakushi) 學位者。或國立公立和教育部認可之私立醫學校的畢業生。

2. 凡經開業考試及格者。

3. 在認可之外國學校畢業生,或在外國領有開業執照者以及合於政府所頒布之醫師開業法者。

凡在中學畢業,或四年女子高等學校畢業後,入外國醫學校修業四年以上者。或專門醫學校之畢業生,始可應醫生開業考試。

按照上開第三條規定取得開業權者,並須遵照以下之規定。

1. 凡內政部認可之外國人民,在該本國內取得開業權並經內政部認可者,便認其有完全資格。

2. 日本國人在外國畢業,或有外國醫師開業執照並經內政部認可者,便認其有完全資格。

關於醫師開業執照之認可,必須以同樣條件對待日本之國家始可。

醫學先修科

日本的初級教育是六年,中學五年,高等學校三年,由高等學校便可升入帝國大學醫科,或大學程度的醫學院。也有入大學預科三年畢業,一直升正科者。日本共有公私立高等學校二十八處,大學預科九處,加上 Peer 氏學校一處,共爲三十八處;都是醫學教育的預備學校。

學生的年齡

按東京帝國大學一九二三年的統計,醫學生的年齡,平均爲二十四歲零兩個月。畢業年齡,就一九二一,二二,和二三年的平均計算,爲二十七歲四個月。最近幾年來,更有日漸減小之勢,即如一九二一年爲二十八歲一個月,一九二三年之平均年齡,便只有二十六歲五個月。這是因爲有許多學生在小學第五年,便入中學,中學第四年,便入預科;無形中減去兩年的結果。

大學程度的醫學校

甲　帝國大學醫科

帝國大學是遵照帝國大學章程組織的國立大學校,此種國立大學共有六個。即東京,京都,東北,九州,北海道,和京城(朝鮮)。

帝國大學的財政,有特別的會計法;其第一條便規定云:各帝國大學有共同的特別會計和基金,學校的收入:如政府所發的經費,基金,學費,捐款等等,以支付其歲出。其基金包括政府給與和私人捐助的動產和不動產以及歲出的贏餘。總而言之,帝國大學的財政,完全以獨立爲原則。

1. 東京帝國大學　東京帝國大學最初由東京大學,工業專門學校,及農林專門學校合併而成立。一九一八年大學組織法頒布後,次年帝國大學的章程亦加修正。共設法律,醫學,工業,文科,理科,農業,經濟等七科。

醫科共有學生457,和畢業生3,651。一九一六年國立傳染病研究所,亦附屬於本大學醫科。一九二三年大地震,該醫科曾蒙極大的損失。

2. 京都帝國大學　於一八九七年成立,僅有理工科。二年後增加法科和醫科。一九〇三年另在福岡成立一醫學校,此醫學校於一九一一年爲九州帝國大學之一科。一九〇六年成立文科。一九一四年理工科分爲二科。帝國大學組織法修正後,共設法律,醫學,工業,文學,理科,農業,經濟等七科。

醫學生共有447名,畢業生1,444名。

3. 東北帝國大學　於一九〇七年成立,經古川宮城等氏捐助始僅成立。最初僅有在仙台的理科,和在札幌的農科。一九一二年附設一醫學專門和一工業專門。一九一五年始設醫科。而醫學專門學校,則於一九一八年停閉。同年在札幌之農科分離,另成立北海道帝國大學。一九一九年成立工科,一九二二年成立法科和文科。

醫科有學生226名,畢業生148名。

4. 九州帝國大學　原爲福岡醫學專門學校,於一九〇三年成立,附屬於京都帝國大學。九州帝國大學成立於一九一〇年,僅有工科一科。次年福岡醫學專門學校始來合併。一九二〇年增設農科,一九二四年增設法科和文科。

醫科共有學生295名,畢業生1,263名。

5. 北海道帝國大學　於一九一八年成立於札幌,以東北帝國大學農科作爲新大學的一科。其醫科於一九二二年成立。

學曆　每年以四月一日爲學年之始,次年三月三十一日爲學年之終。帝國大學裏邊,除去九州以外,都是一年分三學期:自四月八日至七月十日爲第一學期;九月十一日至十二月二十四日爲第二學期;一月八日至三月三十一日爲第三學期,九州帝國大學,則自四月一日至十月三十一日爲第一學期,自十一月一日至次年三月三十一日爲第二學期。

國家的例假,共十一日,學校自身的紀念日一日。春假自四月一日至四月十日。暑假自七月十一日至九月十日,寒假自十二月二十六日至一月七日。

入學資格　凡入帝國大學醫科者,必須在本校預科畢業,或高等學校畢業和教育部認可有同等學力者。入學後修習四年以上,畢業後得稱醫學士。

非正式學生

a. 選科生　凡指定某數科聽講,或實習者,稱爲選科生。

b. 旁聽生　有各科旁聽生之資格者,便可充旁聽生;但由日本政府外國政府保送之學生,不在此限。旁聽生須不妨碍正生,始得入校。並不考試。

c. 外國學生　如爲高等學校畢業生,經過考試,亦可給與學士學位。

d. 保送學生　乃政府或公共機關所保送者,如經過合法考試,一律可得學士學位。

考試　考試各大學校,彼此略有不同。東京帝國大學將考試分爲兩大類如下。

1. 解剖　生理　醫化　病理學和病理解剖學　藥物細菌學　內科　外科和產科

2. 婦科　眼科　精神病學和皮膚病學　泌尿科　兒科　耳鼻咽喉科　矯形科　牙科　衛生及法醫學

學生學畢一科,可以隨時請求考試。但基礎學科考試不及格,不能報考臨證各科。不過如基礎學科學畢,雖沒經過考試,如得教員允許,也能去聽他種課程。普通考期都在每學期之終。

學生在學校讀過四年以上,並所有各科皆考試及格,便算畢業。如修習八年,考試尙不能及格者,按照校規,便應斥退。

醫院　每個帝國大學,都有一附屬醫院,以供敎授及實習之用。住院病人,分爲兩種:一種是免費的,一種是收費的。門診病人,除了爲敎授上利用者外,一概都收費。

乙 國立醫學院

國立醫學院的程度,與大學相等,原是國家按照大學組織法設立的。日本共有五個醫學院。從前全都是專門學校,後來改組成爲大學。每個都有長久的歷史,尤其是長崎專門學校,爲日本新醫學校中最老的學校。

1. 新瀉醫學院　有很久的歷史。一八六九年由熱心家創立一合作醫院。一八七二年改爲第一地方合作醫院;始教授生徒。一八七六年成爲縣立醫院,三年後改稱新瀉醫學校。一八八三年,更行改組。

一八八八年縣立醫學校停辦,並且醫院改爲新瀉市立醫院。一九一〇年新瀉醫學專門學校始按專門學校組織法成立,而市立醫院又借與此新改組之醫學校使用。一九二二年更按醫學院組織法改組,於是專門學校遂於一九二四年停辦。此校共有學生九十四名。

2. 岡山醫學院　一八六九年先在岡山成立一醫學校和一醫院。請荷蘭醫師教授生徒和治療病人。一八七〇年成立一普通學校,附設一醫學校。一八七六年醫院改爲公共醫院。又三年後改爲縣立醫院。

一八八〇年岡山醫學校自醫院分離,成爲甲等醫學校。更三年後,附設一藥學研究所,但至一八九四年便行停辦。一九〇一年改爲岡山醫學專門學校。一九二二年改組爲岡山醫學院。

3. 千葉醫學院　一八七四年由熱心家捐助成立一合作醫院。一八七六年由縣政府建築醫院,稱爲千葉公立醫院,其中附設教育醫學生的一部。

一八八八年千葉公立醫院改組爲縣立醫學校及一附屬醫院。此時亦視爲甲等醫學校。千葉之第一高等學校成立醫科,於是此縣立醫學校遂行改隸。一八九〇年始附設藥科。一九〇一年改爲千葉醫學專門學校,一九二三年更改組爲千葉醫學院。

4. 金澤醫學院　初爲金澤醫館。一八九一年停辦,次年由金澤城的幫助,成爲半公立醫校。又次年改爲縣立,稱金澤醫院。

一八七六年醫學校部與醫院分離,稱金澤醫所。同時更設分院於濟山,福井,亦教授學生。一八七九年合併稱金澤醫學校。亦承認爲甲等醫學校。第四高等學校成立醫學部時,金澤醫學校便與之聯合。一九〇一年又分離成爲金澤醫學專門學校。一九二三年更改組爲金澤醫學院。

5. 長崎醫學院　一八六〇年松本亮順氏在長崎成立一醫學教育機關,爲日本最初之醫學校及醫院。日本自與西洋各國通商便有葡萄牙人帶西洋醫術至長崎傳播。後來因爲禁止葡人進口,只與荷蘭人通商,於是荷蘭醫師繼至。一八五七年,Pompe氏自Meerdervoort來長崎設立一醫院,並教授生徒,是爲現在長崎醫學校的起原。此校造就出來有千餘學生,並有若干有名譽的聞人,與新醫學的發展很有關係。一八六七年即成爲長崎醫學校。一八七三年停閉。一八七四年重行開辦醫院,並教授生徒,至一八七八年始成立醫學校。次年重行改組,歸爲縣辦。一八八七年第五高等學校開辦醫學部,於是長崎醫學校停辦。三年附設一藥學校。一九一〇年醫學部更分離成爲長崎醫學專門學校。一九二三年再改組成爲長崎醫學院。

學程　醫學院也分三學期,放假日大致與帝國大學相同。課程亦與帝國大學相仿。不過千葉多口腔外科一門。其餘如醫學史,法醫學,社會醫學,和物理治療各隨意科,彼此略有異同。

資格　高等學校理科的畢業生,在投考人多時,由競試法考取。少時有下列資格之一,便可入校。

1. 高等學校的文科畢業。

2. 政府立的醫學專門學校畢業,

3. 經考試認爲與高等學校畢業有同等程度者。

4. 由其他醫科大學轉來者,或休學若干時間再來入學者。

修業八年,仍不及格者,例行斥退。此外因病或其他原因不能完成學業者,亦得離校。

考試和醫院的辦法,都與帝國大學相仿。

丙　公立醫學院

公立醫學院的課程與國立醫學院相當。他的成立和停辦,都得經過教育部認可。計現在共有四個公立醫學院,即大阪,愛知,京都和熊本。

修業期限都是四年。課程與國立醫學院相仿。不過隨意科略有出入。入學資格:(一)本院預科畢業;(二)高等學校畢業;(三)入學考試及格。關於考試,基礎,臨證考試之外,有的學校另有畢業試。外國學生(如中國,台灣等)入學資格如有不符時,也可進入,但畢業後只給文憑,不得稱醫學士。

丁　私立醫學院

關於私立醫學院之設立,依日本大學組織法規定:必須有充足的基金,購置必需的設備,和基金的收入能敷醫學院的一切開支始可。計現在共有三個私立醫學院,即慶應大學,慈惠,和南滿醫科大學是。

1. 慶應義塾　在一八五八年卽行成立。但是醫學部到了一九一七年開辦,一九二〇年按照大學規模重新組織。每一學年,分爲三學期。四年畢業。入學資格,是本校的預科。遇有缺額時,高等學校的畢業生,也可進入。考試分年考畢業考兩種。各年考及格後,始得參與畢業考。畢業考及格後,便可稱醫學士。

2. 慈惠醫學院　一八八一年成立。一八九一年稱爲慈惠醫學專門學校。一九〇三年改組爲慈惠醫學院。爲日本第一個私立醫學校。入學資格:(一)大學預科畢業;(二)慈惠醫學專門學校畢業;(三)高等學校畢業。考試也分爲兩期:第一期考試及格後,始准應第二期考試;第二期考試及格後,便算畢業。

3. 南滿醫科大學　南滿醫科大學設立於我國遼寧,由南滿鐵路出資辦理,於一九二二年成立。入學資格:須大學預科畢業,和高等學校畢業或有同等程度者。也是四年畢業。畢業後得稱醫學士。

二　專門程度的醫學校

醫學專門學校是次於大學一等的醫學校。日本國立和公立的專門醫學校,因爲前幾年的升格,都已次第停辦。現在存留的差不多都是私立。凡是中學畢業,或女子高等學校畢業,或經試驗認爲有同等程度者,皆可入學。全學程必須在三年以上。

1. 朝鮮京城醫學專門學校　於一八九九年開辦,歸朝鮮政府教育部直轄。一九〇九年朝鮮併入日本,改隸朝鮮總督。從前完全官費,一九一一年改爲自費。入學資格,規定在十七歲以上中學畢業,或經入學試驗及格者。考試分爲學期考,年考,二種。並設有特別班,以便朝鮮人不能操日語者之備入學習。凡本校畢業者,無須受開業試驗卽可開業。

2. 台灣醫學專門學校　於一八九九年開辦。目的完全爲造就開業醫師。入學資格:年齡至少在十七歲以上,中學畢業或有同等程度者。考試分學期考,年考,和畢業考三種。畢業考又分爲前後兩期:前期考在第二學年終了時舉行;後期考在第四學年終了時舉行。

熱帶病研究班　台灣位於熱帶,適於研究熱帶病;所以特設研究班於醫學校內。

此外私立的醫學專門學校:有日本醫學專門學校;東京醫學專門學校,東京女子醫學專門學校,南滿醫學專門學校,

Severance氏協和醫學院(Severance Union Medical College),帝國女子醫學專門學校。

其中東京女子醫學專門學校,於一九〇〇年成立,從此日本女子,纔有地方去學醫。學程定爲預科一年,本科四年。

醫學進修教育

醫學畢業後,打算研究某一科目者,可以進帝國大學研究室;或在實驗室內或臨證方面充當助教或候補助教(Sub-assistant);或在大醫院實驗室內或研究所內去研究。此外日本另設海軍和陸軍軍醫學校,醫學畢業後可以進入。此外各醫學校,研究所,還有專爲開業醫師等設立的各種進修班,使於醫學方面,有更高深的進步。

現在日本最有名的研究所,爲國立傳染病研究所和北里傳染病研究所;其餘大小還有十幾個研究所;由此可見他們企求深造的研究精神。

學位

醫學畢業後得稱醫學士;再在研究所內或實驗室內研究二年,提出一篇論文,經教授會議通過,教育總長認可,便授與醫學博士學位。但提出論文時,須交納論文評定費。此項費用,東京帝國大學規定爲一百元,其他學校多少不等

牙醫,藥劑師和看護

日本牙科教育發達的很晚。一八九〇年牙科學校才成立。但是新的,有系統的牙科教育,僅有十幾年。日本現在所有牙科學校都是私立,共有九個。其中七個按着專門學校組織。此七個專門之中,已有四個經教育部認可;他們的畢業生,開業時,無須經過試驗。其餘未立案學校的畢業

生,非經試驗及格,不得領取開業執照。

日本藥科學校屬於帝國大學者一校;屬於國立醫學院者三校;縣立者一校;私立藥學專門已立案者四校;未立案者一校;此外還有三個藥學校,以及朝鮮的一個藥學校。所以總算起來,共有十四個藥學校。

造就助產士和看護的學校,近幾年來增加的很多。現在日本助產學校已達一百八十一處;看護學校已達二百四十二處。這些學校中,有的已立案,其中畢業生,無須考試便可領取開業執照;有的未立案,必須經過考試始准開業。計助產學校已立案者佔全數五分之一;看護學校立案者,約佔二分之一。

日本的醫學校

校名	成立年	校名	成立年
東京帝國大學醫科	1877	金澤醫學專門學校	1923
京都帝國大學醫科	1897	長崎醫學專門學校	1923
東北 Tohoku 帝國大學醫科	1907	大坂醫學專門學校	1919
九州 Kyushu 帝國大學醫科	1911	愛知醫學專門學校	1920
北海道帝國大學醫科	1918	京都醫學專門學校	1922
京城(朝鮮)帝國大學醫科	1926	熊本醫學專門學校	1922
新瀉醫學專門學校	1922	慶應醫學專門學校	1920
岡山醫學專門學校	1922	慈惠醫學專門學校	1921
千葉醫學專門學校	1922	南滿醫學專門學校	1922

右譯自宮川米次,The Medica History and Medical Education in Japan. 1925,第六回極東熱帶醫學會。

蘇俄的醫學教育

蘇俄在一九三〇年秋季,才實行醫學教育的合理改革。一九二二年醫育改革特別委員會即告成立,開始研究,並經公共衛生委員會,教育委員會,大學團,教授團,學生團,黨會議和政府最高機關,等等的審議,共經八年,才決定這個方案。

改革的一般方針

醫學的發達和醫學教育的方式,必須與國內社會和經濟的發展相並進,如果教授和學生不能順應時代,便談不到進步。今日世界各國的醫業前途,無不發生危機,其最大原因,即由於時代的認識力不足。

蘇俄自一九一七年革命,到了一九二三年後,經濟暴然復興,和工業積極發展等,遂促進國民生活各方面的改革。現在社會上和教育上已漸漸形成新的式樣。今日之蘇俄,正按着五年計劃求多方面的發展,因之醫育組織,也按着五年計劃中的兩大方針進行,茲舉其二大方針如下:

(一)全國工業化,(二)農村共同化。近因俄國的經濟,政治及社會上之變化,個人開業的舊組織,已破壞無遺,不過俄國的個人開業醫,要與歐洲其他各國較比,本來尚未發達,所以影響還不甚大。現在都市中開業的醫師,只知道注意病人方面,毫無農村觀念。可是實在說起來,鄉村人民,實佔全人口的百分之八十。

自從革命以來,醫術社會化的聲浪很高,基於社會保險組織,豫防醫學的應用,大規模的疾病預防組織,職業病的增加,勞動社會的基本改革等事實,遂認定開業醫無存在之必要。在新社會組織上,開業醫已無存在的餘地;類似經濟充分的國家托辣斯與個人工商業競爭,則個人商店和工業自不能存在。

同理,蘇俄國內,雖然對於醫師之開業,未曾禁止或取締,但是根本反對開業醫的制度。因社會保險制度盛行,所以開業醫失去多數患者。僅有富商大賈和特有資產的人,才能就診於開業醫師,但這種患者也不過少數,國內除少數大都市外,已看不見就醫於開業醫師的病人。但革命以前之醫師,其心目中僅有病人。

大革命時期,與從前大異,醫師不喜個人開業,且無開業興趣。但是這種醫師,是舊醫學校所養成,不適於新社會。革命以後,醫育組織,未全變更,仍然講授現代醫師不必要的課程,而應該習知的最新科學,反不够用。

新社會中醫師數目的不足,較比醫師程度的不充分,尤其顯著;所以醫育組織不得不大加改革。一九三〇年一月二十八日人民委員會特就此問題加以討論。例如醫學校及醫學生能否增加?醫學校的夜校能否設置?醫學課程和修業年限的改正等等。結果第一採用給費生的制度,以招致學生來學醫,預算在一九四〇年給費生能佔全醫學生的百分之四十八。其次於一九三〇年至一九三一年間擬增設醫學校六處,其計劃中的一部,於一九三〇年內已見實行。革命以前,俄國僅有十個醫學校,截至一九三〇年終了,已增至二十四個。此外還有一重要現象,即醫學生中,女子數目激增。例如一九二六年至二七年,女生佔51%,一九三〇年佔62%,一九三一年佔72.6%。

驟然增加若干醫學校,最感困難的問題,即聘請適當的教授,增設校舍,研究室,和臨證各科的種種設備等。

一九三〇年六月十九日命令曾指出從前醫學教育的缺點如下:(一)醫師數目較實際需要者過於短少,其原因一由於志願入醫學之學生較少,一由於醫學課程為期過長;(二)一般醫學校在組織上不能應付公衆衛生家的希望,以副現代必要的要求;(三)現在醫學校養成的醫師,實際方面的練習,尚感不足。

蘇俄共和國醫育調查委員會委員長V. M.Bronnen教授批評一八八四年以來的醫育,謂只知養成治療醫,不注意"疾病的豫防和社會事業等。氏更謂:「現代醫師應充分習知以生活現象為基礎的科學,如物理學,化學等;更應有自然科學的知識,精通社會科學;能了解人類的環境,念及病人的職業及社會狀態;研究各種疾病和治療病人的技術」。

人民委員會關於改良醫師素質,宜先改革各科目的獨立教授,課程上應互相關聯教授,縮短講義時間至最小限度,注重實地練習,主張物理,化學,生物學等講義與醫學保持聯絡,省略應用上不必要之部分,避免醫學各科一律教授。無論何科的疾病,凡與職業,社會,經濟狀態有密切關係者,都應教以治療和豫防。

蘇俄的五年計劃,每年應養成一萬一千餘醫師;五年間應共養成五萬六千醫師。但照蘇俄現在實際的醫育設施,每年只可養成二千五百乃至三千五百醫師。然而新社會組織之下,如共同農業組織,新工業組織等處的工作醫師;母性及乳兒保護事務員,農村的防疫醫,全國保健機關的保健員,小兒科醫,泌尿科醫,和X光線技師等,需要尤切。舊醫學校所養成的一般醫師,已不合時代。所以爲應上述要求起見,醫學敎育應採用新組織。

醫師數目和醫師的分配

蘇俄全國醫師數,比之全國人口數,其比例非常之小。試與美,奧,意,日本等國相比,則不及遠甚。歐洲大戰前,醫師數不過二萬六千,一九三〇年的總數,增至六萬三千四百。但是他們的分配,很不平均,大多數都在都市。例如一九三〇年和三一年統計,醫師全數的70%在都市,僅有其餘少數在農村。農村中平均一萬二千至一萬五千人口合醫師一人　反之,都市中人口,五千乃至八千,合醫師一人。歐美諸國醫師過剩的聲浪很盛,但是實際上,只治療醫過剩而已,至於衛生及豫防醫師,到處均感不足。今假定人口每一千至八千需要醫師一人,則法德等國尙未達到如是程度。按法國人口總數,爲四千萬,醫師數則爲二萬六千。德國人口總數爲六千萬,醫師數則爲四萬八千。

醫育的科別及其課程

一九三〇年春間開全國醫學敎育會議,曾詳細研究敎育方案,採用學生自動修學法。講義時間在可能範圍內竭力減少,將實習時間增多,廢止學年試驗。督察學生在實習時出席,常時考察學生的能力。關於醫學上術語,從前襲用拉丁語,此際一律廢止,改用俄語。一九三〇年之初,醫學校之監督權,復由人民敎育委員會移歸衛生人民委員會。同時各種專門學校統通移歸各該人民委員會管轄。

醫學校向來不另分科,蘇俄現在却分爲三科。一治療及豫防科;二公衆衛生科;三母性及乳兒保護科。且各科更設專門部。例如治療及豫防科更設治療部,齒科部,小兒部等。

一九三〇年九月醫學校之課程,實行下列之規定,並以五日爲週。

第一 治療及豫防科

修業年限爲四年,實習一年,一學年分爲三十六旬,包有二五六工作日,一五三六工作時。

甲 一般醫學部

第一學年——第一及第二學期

科目		時間
1. 醫用物理學		120.
2. 一般生物學		180.
3. 礦物學及分析化學		138.
4. 生物化學		210.
有機化學	90.	
物理化學	60.	
膠體化學	60.	
5. 人類形態學 (解剖,組織,胎生,人體測定)		198.
6. 醫學史(主要爲蘇維埃醫學)		60.
7. 唯物論理		90.
8. 外國語		120.
9. 軍事科學		100.
10. 經濟學		80.
	共計	1296.
11. 實習 五旬		240.
12. 軍事教練 二旬		
13. 體操 每旬三小時		87.

第二學年——第三及第四學期

科目		時間
1. 人體形態學		120.
2. 生理學		198.
3. 生物化學		96.
4. 藥物學及毒物學		102.
5. 病理解剖學		72.
6. 病理生理學		120.
7. 微生物學		120.
8. 實驗衛生學		132.
9. 心理學大要		48.
10. 唯物論理		90.
11. 軍事科學		30.
	共計	1128.
12. 實習 四旬		192.
13. 軍事教練 四旬半		216.
14. 體操 每旬三時		70.

第三學年——第五及第六學期

1.	內科臨證		120.
2.	外科臨證		120.
3.	產婦科臨證		120.
4.	皮科及梅毒科臨證		114.
5.	神經科臨證		120.
6.	小兒科臨證		72.
7.	眼科臨證		90.
8.	病理解剖		48.
9.	社會衛生及教育衛生		180.
10.	蘇維埃行政及經濟學		60.
11.	軍事科學		96.
12.	列寧主義		60.
		共計	1200.
13.	製造與管理之實習	七旬	336.
14.	軍事教練　四旬半		
15.	體操　每旬三時		75.

第四學年——第七及第八學期

1.	物理治療及體育		72.
2.	局部解剖學		60.
3.	內科臨證		204.
4.	外科臨證		190.
5.	產婦科臨證		96.
6.	小兒科臨證		90.
7.	精神病科臨證		90.
8.	耳鼻咽喉科臨證		72.
9.	淋病講習		60.
10.	口腔科臨證		42.
11.	勞工衛生及病理學		72.
12.	勞工鑑定及法醫學		90.
13.	軍事科學		110.
		共計	1248.
14.	實習　六旬		288.
15.	軍事教練　四旬半		
16.	體操　每旬三時		78.

上述學業修習完畢,再實地練習一年

乙　口腔醫學部

第一及第二學年之課程與一般醫學部之課程相同。修業年限共爲三年又四分之三,或一二一旬。

第三學年——第五及第六學期

1.	內科臨證		120.
2.	外科臨證		120.
3.	口腔醫學(治療及豫防)		192.
4.	口腔外科臨證		180.
5.	口腔整形外科(義齒)		250.
6.	皮膚及性病科臨證		48.
7.	眼科臨證		24.
8.	病理解剖學		48.
9.	軍事學		146.
10.	實習　四旬		192.
		共計	1320.
	體操　每旬三時		68.
	軍事教練　四旬半		216.

第四學年——第七及第八學期

1.	口腔醫學(治療及豫防)		105.
2.	口腔外科臨證		105.
3.	社會衛生(齒科的)		150.
4.	神經及精神病科臨證		60.
5.	小兒科臨證		60.
6.	耳鼻喉科臨證		60.
7.	婦人之生理及病理		48.
8.	列寧主義		60.
9.	蘇維埃經濟學		60.
10.	軍事學		60.
11.	實習		432.
		共計	1200.
	體操　每旬三時		48.
	軍事教練　四旬半		

上述課程修了後,再實地練習一年

第二　公衆衛生科

修業年限四年，一學年三十二旬，二五六日，一五三六時。

第一學年——第一及第二學期

1.	醫用物理學	120.
2.	一般生物學	180.
3.	礦物化學及分析化學	138.
4.	化學（有機生物，物理和膠體化學）	154.
5.	人類形態學（解剖，組織，胎生，人體測定，人類學）	158.
6.	醫學史（蘇維埃公共衞生組織大要）	60.
7.	高等數學（幾何，作圖，統計等）	156.
8.	經濟學	80.
9.	外國語	120.
10	軍事學	40.
11.	唯物論理	90.
	共計	1296.
	實習　五旬	240.
	軍事教練　二旬	
	體操　每旬三時	

第二學年——第三及第四學期

1.	化學	150.
2.	生理學	198.
3.	建築學大要	48.
4.	地文，氣象學，及水文學講習	36.
5.	心理學大要	48.
6.	病理解剖學	120.
7.	病理生理學	120.
8.	微生物學	168.
9.	唯物論理	90.
10.	軍事科學	90.
	共計	1068.
	實習　五旬又四分之一	252.
	軍事教練　四旬半	216.
	體操　每旬三時間	66.
		1602.

第三學年——第五及第六學期

科	目	時　間
1.	藥理學及毒理學	72.
2.	機械及化學工業學大意	102.
3.	診斷學	110.
4.	臨證科（內科，外科，小兒結核科，精神病科，皮科，及梅毒科）	240.
5.	傳染病及寄生虫學（包括流行病學，消毒和家畜傳染病學）	120.
6.	水及土地之衞生（下水道等）	84.
7.	空氣，氣候及社會衞生	84.
8.	建築衞生學（包括光線和通氣）	108.
9.	列寧主義	60.
10.	軍事科學	106.
11.	蘇維埃行政及經濟學	90.
	共計	1176.
	實習　七旬半	360.
	軍事教練	
	體操　每旬三時間	74.

第四學年——第七及第八學期

科	目	時　間
1.	產科臨證	60.
2.	體育	48.
3.	外科（救急術）	108.
4.	勞工病理及衞生（附職業選擇及職業討論實習）	168.
5.	社會衞生及衞生法規	104.
6.	榮養及飲食衞生（與實地見習）	46.
7.	各地工場視察	54.
8.	軍事科學	102.
9.	教育衞生	96.
10.	交通衞生（講習）	24.
11.	蘇維埃農業及共同事業之衞生（講習）	24.
	共計	984.
	實習　十一旬半	952.
	體操　每旬三時	
	軍事教練　旬半	

第三　母性及小兒保護科

修業年限四年，實習一年，一學年三二旬，二五六日，一五三六時。

第一學年——第一及第二學期		第二學年——第三及第四學期	
1. 醫用物理學	120.	1. 人類形態學	150.
2. 一般生物學	180.	2. 生理學	204.
3. 礦物化學及分析化學	138.	3. 生物化學	96.
4. 醫學史（蘇維埃衞生組織大要）	60.	4.	120.
5. 唯物論理	90.	5. 病理生理學	144.
6. 人類形態學	198.	6. 徵生物學	120.
（解剖，胎生，組織，人體測定）		7. 藥理學及毒理學	102.
7. 生物化學	210.	8. 唯物論理	90.
（有機，生物，物理和膠體化學）		9. 衞生學實驗	144.
8. 外國語	120.	10. 軍事科學	30.
9. 經濟學	80.	11. 實習（二旬半）	120.
10. 軍事科學	100.	共計	1320.
11. 實習　五旬	240.	體操　每旬三時	75.
共計	1536.	軍事教練　四旬半	216.
體操　每旬三時			
軍事教練　二旬			

第三學　——第五學期

1. 體育	90.	5. 內科（病理及臨證）	72.
2. 兒童心理學及兒科學大意	90.	6. 傳染病學	66.
3. 社會衞生（衞生統計，小兒生長衞生）	180.	7. 蘇維埃經濟學	60.
4. 一般與實驗心理學	90.	8. 實習　二旬半	120.

共計　768.

第六學期以後,學科分二種,選修。

第三學年——第六學期

甲. 母性及乳兒部

1.	產科	78.
3.	婦科	60.
3.	外科總論	48.
4.	兒科臨證	90.
5.	關於母性及幼兒之社會衛生	108.
6.	小兒之實驗的研究與小兒教育法	120.
7.	母性及乳兒的看護談話	60.
8.	軍事科學	60.
9.	實習 三旬	144.
	共計	768.
	體操 每旬三時	

乙. 兒童及青年部

1.	婦人之生物學(姙娠之學理)	60.
2.	婦科學	60.
3.	外科總論	48.
4.	小兒科臨證	90.
5.	小兒之實驗的研究及教育法	180.
6.	小兒之社會衞生(兒童工業衞生,包括兒童衞生教育)	108.
7.	軍事學	78.
8.	實習 三旬	144.
	共計	768.

第四學年——第七及第八學期

甲. 母性及乳兒部

1.	小兒科臨證(視力不全,發育不全,沐浴學,氣候學,物理治療,耳鼻咽喉學)	234.
2.	乳兒科臨證(乳兒傳染病及乳兒結核)	280.
3.	母性及幼兒談話	72.
4.	產科	60.
5.	神經及精神病科(青年)	48.
6.	成年人結核	48.
7.	工業衞生	60.
8.	皮膚科(包括性病)	78.
9.	小兒外科(矯形學及口腔學)	120.
10.	法醫學	30.
11.	軍事學	146.
12.	列寧主義	60.
13.	實習 六旬半	300.
	共計	1536.

乙. 兒童及青年部

1.	小兒科臨證眼病,耳,鼻,喉,皮膚科,結核,乳兒發育,沐浴學,氣候學,物理治療。	498.
2.	兒童之神經及精神病科臨證	96.
3.	兒童外科臨證(矯形學及齒科學)	90.
4.	兒童職業談話	90.
5.	成年神經及精神病	42.
6.	成年結核	48.
7.	體育	42.
8.	職業選擇及指導	48.
9.	皮科及性病	64.
10.	法醫學	30.
11.	軍事學	128.
12.	實習 七旬半	360.
	共計	1536.
	體操 每旬三時	73.

上述課程修了後,再實習一年。

四　關於教職員的規則

一九三〇年八月二十日發布教育課程的改革和關於教職員規則的修正之命令,同年十月一日施行。即分教職員爲教授,助教授及助手三種。教授數與講席數一致。教授擔任講義,更負有講義外的研究和研究生指導的責任。擔任講義的教授所擔任的時間,一年定爲二百四十時。不擔任講義的教授定爲三百六十時。助教授的勤務時間,定爲三百六十時,助手定爲四百八十時。教授月俸定爲三百盧布,助教授二百五十盧布,助手二百一十盧布。甲科教員不得兼任乙科,但甲校教員可以兼任乙校講義,惟所得薪金,則按原額減少百分之七十五。

五　改革的要點

關於醫學課程,已如前述。試與歐美各國相較,則大相懸殊。第一,課程是活動的,例如普通對於生理學較解剖學重視,然外科醫則特別充分習學解剖學。第二,各科的關聯教授,例如解剖學,組織學,胎生學和局部解剖學,彼此保持密切的連絡;又各種疾病的臨證講論,不獨講授診斷和治療,同時並講授豫防;且訓練學生使知考察社會的環境。因爲要不能考究各種疾患及與此有關各方面的事項,便不能達到充分治療和豫防的目的。新醫育組織,對於此點,頗爲重視。近來有人對此制度加以批評,謂:不適於養成實地的醫家,僅能養成衛生人員。其實不然。舊制度不過養成無社會觀念,僅有金錢思想的一種技工,新制度則一面養成實地醫家,一面養成眞正社會上的醫師,所以較舊制度强的多。即就教授科目和授業時間來論,新醫育制度較從前舊制度,亦毫無遜色。而且修業四年完畢,尙有一年實習,如果不實習,便不准從事診療。如此,醫學畢業生個個皆受實地的指導和監督,自能磨練出相當技能於是所有因技能不充分而引起的危險,便完全可以避去了!

右譯自宮島幹之助,醫海時報,1954-55,1932.